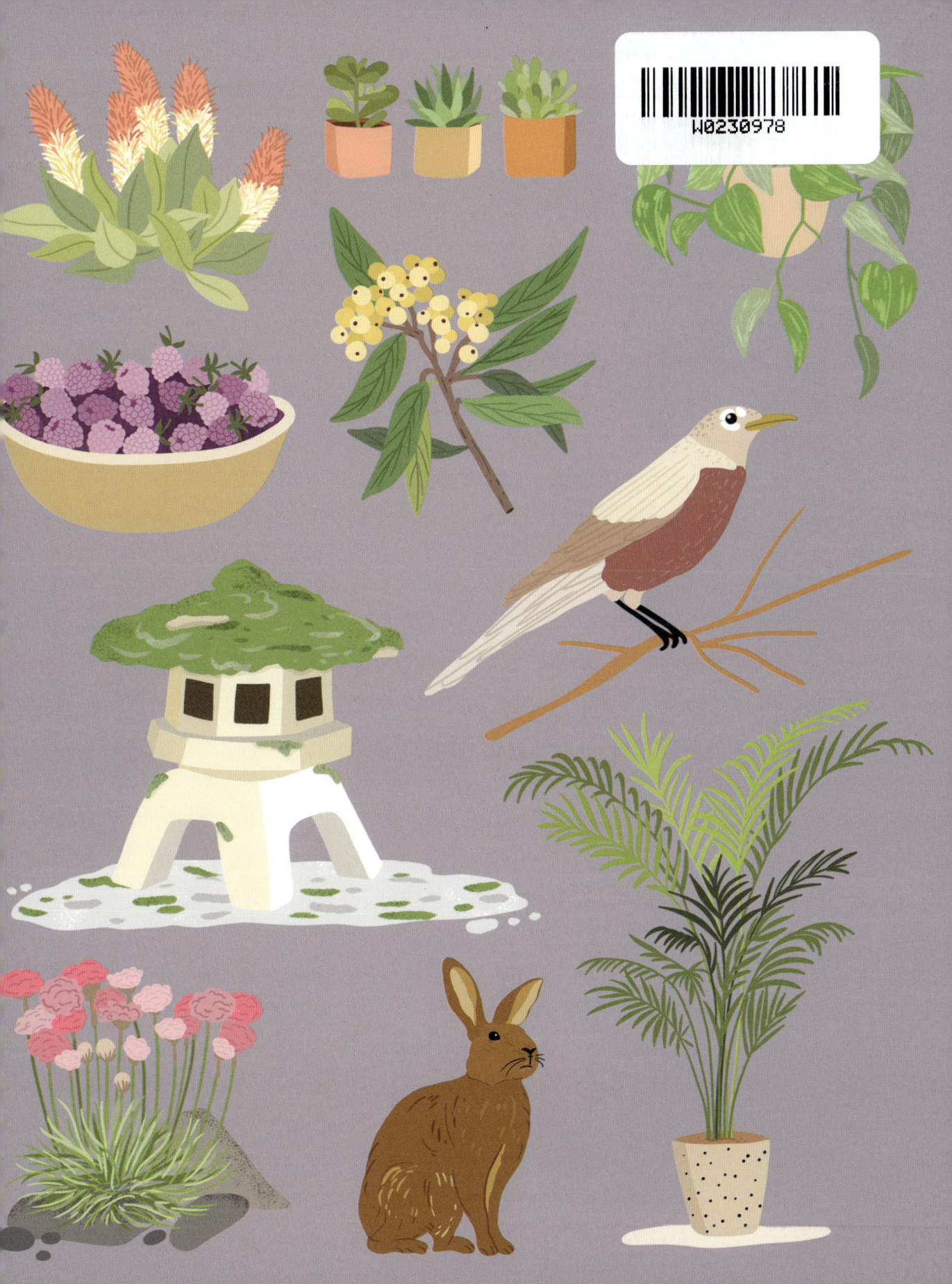

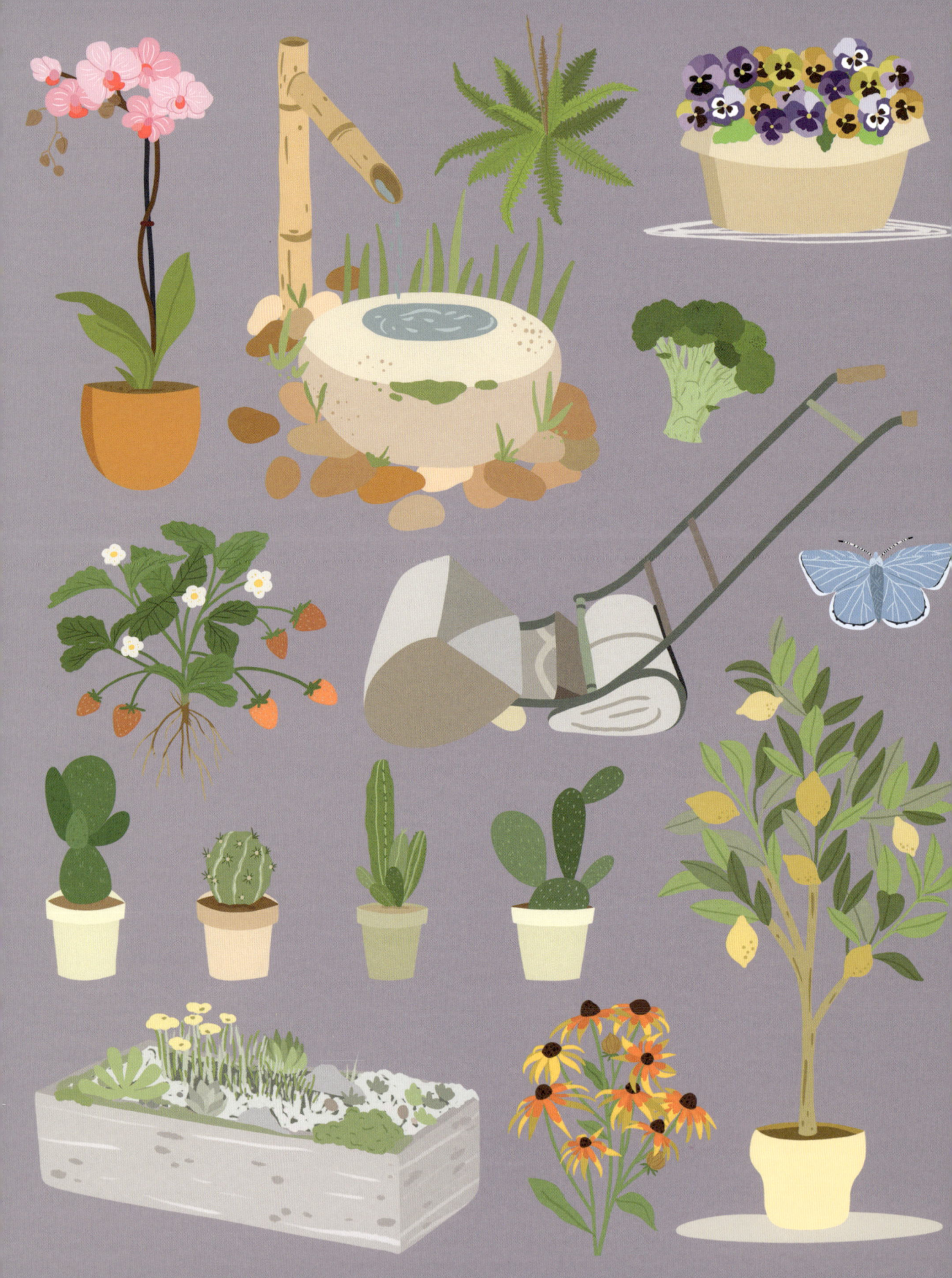

Mit Pflanzen besser leben

50 GANZHEITLICHE IDEEN VON GESUNDER ERNÄHRUNG BIS ZU BESSEREM KLIMA

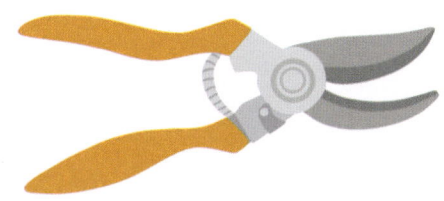

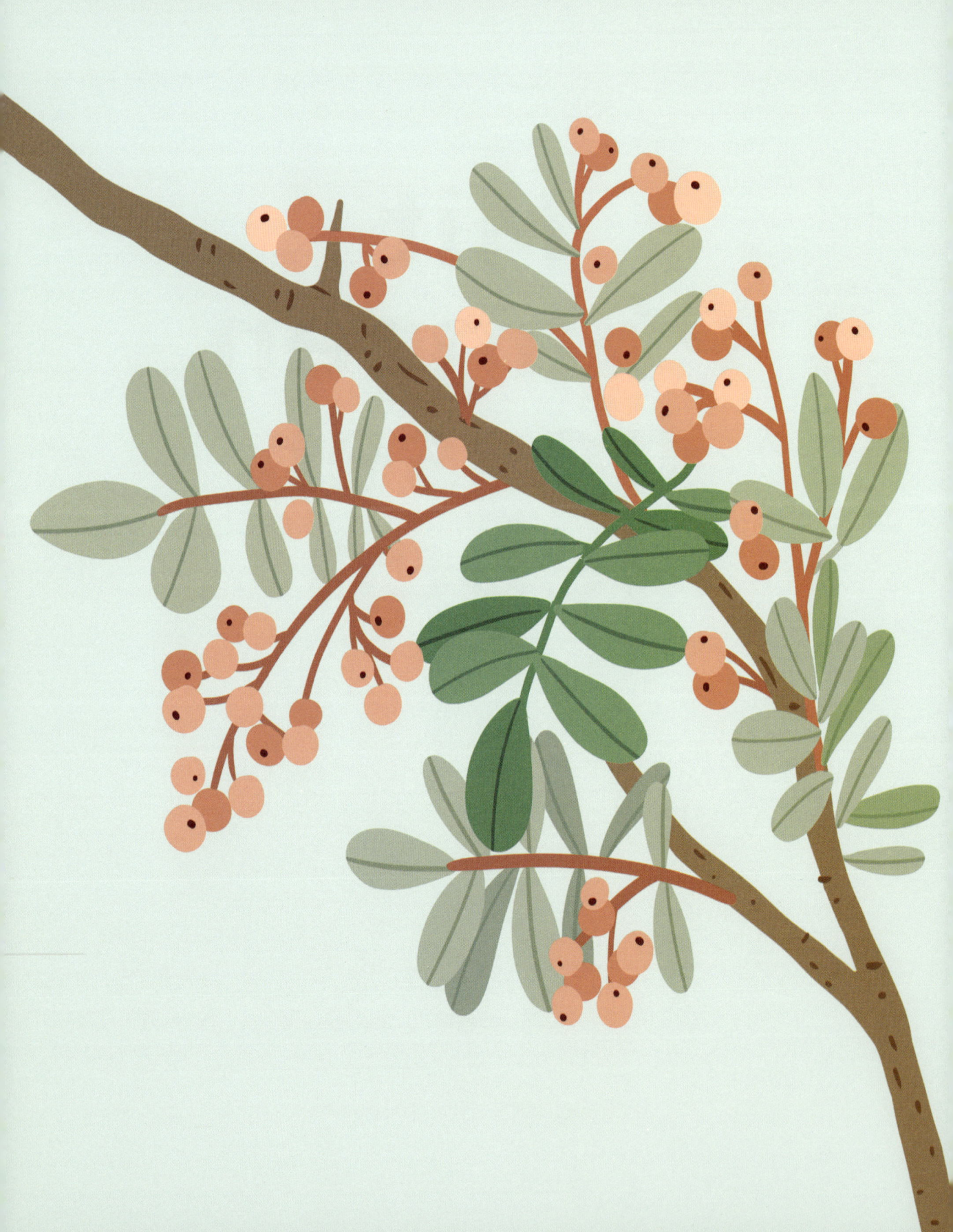

Mit Pflanzen besser leben

50 GANZHEITLICHE IDEEN VON GESUNDER ERNÄHRUNG BIS ZU BESSEREM KLIMA

ROSS CAMERON
aus dem Englischen von Wiebke Krabbe

LAURENCE KING VERLAG

Inhalt

Vorwort   6

Natur und Wohlbefinden   8

Pflanzen und Gärtnern: Wohltat statt Last   10

50 grüne Ideen für die Gesundheit

1 Neues Leben sprießen lassen   14
Pflanzen ziehen aus Samen und
Stecklingen

2 Weile an dieser Quelle   18
Plätscherndes Wasser
zum Entspannen

3 Pflanzen aus der Vorzeit   22
Jurassic-Park-Feeling
mit Palmfarnen und Farnen

Im Fokus: Gute Luft   24

4 Frische Luft atmen   26
Pflanzen gegen das
Sick-Building-Syndrom

5 Joghurtbäumchen   28
Zitronenkern im Recyclingtopf

6 Gesunde Mittelmeerküche   32
Mediterrane Kräuter
im Blumenkasten

7 Flugshow   34
Teich oder Miniwiese für Insekten

8 Exotische Pracht   38
Orchideen im Haus

9 Früchte aus den Anden   40
Tomaten auf der Fensterbank

Im Fokus: Lärmschutz   42

10 Ruhe und Frieden   44
Mit lebendem Grün
gegen störenden Lärm

11 Natürliches Gleichgewicht   46
Für mehr Artenvielfalt

12 Tiefgründig   52
Umgraben oder hacken

13 Kühler Schatten   54
Kleiner Baum mit großen Blättern

14 Halloweenfarbe   56
Lila Möhren: voller
sekundärer Pflanzenstoffe

15 Die schönen Dicken   60
Sukkulenten im Haus

Im Fokus: Positiver Affekt   62

16 Farbe in Bewegung   64
Sommerflieder für Schmetterlinge

17 Vom Kap der Guten Hoffnung   68
Duftblattpelargonien
aus Südafrika

18 Kühle Farben zum Beruhigen   72
Pflanzen in Blau, Weiß und Grün

Im Fokus: Gesunde Ernährung   76

19 Superfoods aus dem Garten   78
Kohl & Konsorten

20 Irdische Symmetrie   82
Pflanzen mit regelmäßigen
Formen

Im Fokus: Stressabbau   84

21 Hebt die Stimmung   86
Die majestätische Iris

22 Gedächtnisstützen   88
Mit Blütenduft den Geist anregen

23 Angenehme Mitbewohner   92
Zierpflanzen in der Wohnung

24 Der grüne Schwamm   94
Einen Regengarten anlegen

Im Fokus: Bewegung   98

25 Muskelkraft   100
Rasenmäher – bitte ohne Motor

26 Schnell, bunt, essbar   104
Multitalent Kapuzinerkresse

27 Beerenlese   106
Bunter Genuss im Herbst

**Im Fokus:
Temperaturausgleich**   110

28 Große und kleine grüne Wände 112
Vertical Gardening

29 Kleine Gesichter   116
Stiefmütterchen & Verwandte

30 Luftfilter   118
Lebende Wände für saubere Luft

Im Fokus: Aufmerksamkeit 122

31 Gefiederte Freunde   124
Pflanzen, die Vögel anlocken

32 Farbe macht mobil   128
Pflanzen in heißen Farben

33 Farbfackeln   132
Tulpen gegen den Winterblues

Im Fokus: Das Mikrobiom   136

34 Fabelhafte Früchte   138
Rotes Obst an unerwarteten
Plätzen

35 Der Natur Raum geben   142
Unkraut tolerieren und
Gras wachsen lassen

36 Rückzugsort   146
Intimes Plätzchen mit Bank

37 Verwandtschaften   150
Pflanzen sammeln und
vergleichen

38 Ein Sack Kartoffeln   154
Anbau in Kübel oder Sack

Im Fokus: Biophilie   156

39 Vogelperspektive   158
Auf einen Baum klettern

40 Den Horizont erweitern   160
Blüten aus fernen Ländern

41 Naturklänge   162
Dem Garten zuhören

42 Augenweide   164
Mit Laubfarben spielen

43 Wie geht es dir?   168
Mit Pflanzen sprechen

44 Familiengeschichten   170
Pflanzenverwandtschaften
kennenlernen

Im Fokus: Ätherische Öle   172

45 Ferner Osten   174
Ein kleiner japanischer Garten

46 Miniaturlandschaften   180
Alpinum im Trog

47 Flüsternde Halme   184
Gräser, die im Wind tanzen

48 Der Lenz ist da   188
Die ersten Blüten des Jahres

49 Im Flow   190
Einen kleinen Kanal anlegen

50 Bienenweide   192
Einjährige Blüten
für fleißige Bestäuber

Schlusswort   196
Fußnoten/Bibliografie   200
Register   202
Der Autor/Dank   207

Vorwort

Wenn ich im Gespräch beiläufig erwähne, dass »Pflanzen Leben retten können«, stoße ich auf zweierlei Reaktionen. Viele Leute schauen unbehaglich auf ihre Füße oder auf die Uhr und flüchten so schnell wie möglich vor dem verrückten Baumumarmer. Andere schauen mir in die Augen und fragen streng: »Wie viel Fördermittel haben Sie bereits verschwendet, um zu beweisen, was ohnehin jeder weiß?« Wenn Sie in die zweite Kategorie fallen, ist dieses Buch möglicherweise gar nichts für Sie.

Wir wissen längst, dass unser Leben von Pflanzen abhängt. Ohne den von ihnen produzierten Sauerstoff könnten wir nicht länger als zwei Minuten überleben. Ohne sie würden wir alsbald verhungern, denn sie bilden die Grundlage unserer Nahrung. Pflanzen tragen dazu bei, die Wasser-, Nährstoff- und sogar Klimazyklen der Welt zu regulieren. Und viele würden vor Scham im Boden versinken, weil sie keine Kleidung hätten. Wie vielschichtig unsere Abhängigkeit von Pflanzen ist, wird noch immer unterschätzt.

Bei den generellen Überlegungen geht es immer um die Beziehungen zwischen Pflanzen und der Weltbevölkerung. In diesem Buch hingegen möchte ich mich auf die intime Beziehung jedes Einzelnen zu Pflanzen konzentrieren, und ich hoffe, selbst gut informierte Leser hier und da überraschen zu können. Meine Ausführungen stützen sich auf den neuesten Stand der Forschung und die Erkenntnis, wie wertvoll Pflanzen als Lebensgrundlage, aber auch für unsere individuelle Lebensqualität sind.

Als ich Ende der 1990er-Jahre begann, mich intensiver mit Pflanzen zu beschäftigen, war ich erstaunt über ihre vielfältigen Vorzüge. Jeder weiß, dass Pflanzen die Grundlage einer gesunden Ernährung bilden. Nicht jedem ist aber bekannt, dass Pflanzenprodukte und die mit ihnen zusam-

> Jeder Atemzug, den wir nehmen, und jeder Bissen, den wir essen, kommt aus der Natur. Mancher könnte sagen, dass auch unser geistiges Wohlbefinden von ihr abhängig ist.
> *Sir David Attenborough*

menhängenden Mikroben eine wichtige Rolle für die Verdauung unserer Nahrung spielen. Einen gesunden Darm brauchen wir nicht nur, um unsere Nahrung zu verwerten, sondern auch, um unseren Hormonhaushalt auszugleichen, Abwehrkräfte gegen Krankheiten zu entwickeln und unsere geistige Gesundheit zu schützen (über die sogenannte Darm-Hirn-Achse). Pflanzenstoffe und mikrobielle Gemeinschaften, die in der Natur zu finden sind, üben ganz direkt einen positiven Einfluss auf die Funktionsfähigkeit des Darms aus.

Darüber hinaus brauchen wir Grünflächen, um uns zu entspannen, um uns an der Natur zu erfreuen, über sie zu staunen oder selbst gärtnerisch kreativ zu werden. Man weiß bereits einiges über die wohltuende Wirkung von Pflanzen. So werden beispielsweise Straßenbäume heute gezielt von Stadtplanern eingesetzt, um Autofahrern die Möglichkeit zu geben, die Anspannung im Stau zu verringern. Ähnliches können wir auch im privaten Rahmen mit nur wenigen Pflanzen erreichen. In einer Studie haben meine Kolleg*innen und ich einigen Nichtgärtner*innen bepflanzte Blumenkübel zur Verfügung gestellt, die sie so vor ihren Häusern aufstellen sollten, dass sie ihnen beim Weggehen und Heimkommen ins Auge fallen. Nach einigen Wochen konnten wir feststellen, dass diese Menschen deutlich gesündere Werte des Stresshormons Cortisol aufwiesen (Hinweis auf weniger chronischen Stress) als die Mitglieder der Vergleichsgruppe, die keine Pflanzen erhalten hatten. Manche Forscher vermuten sogar, dass bei Menschen, die einen Ausblick ins Grüne oder leichten Zugang zu Grünflächen haben, ein geringeres Risiko für häusliche Gewalt besteht. Es gibt offenbar ungeahnte Möglichkeiten, wie Pflanzen Leben retten können.

Pflanzen und die vielen kleinen Lebewesen, die sie anlocken, bereiten uns ganz unmittelbar Freude, und wenn sich solche Momente regelmäßig wiederholen, stärken sie die Widerstandskraft gegen Beeinträchtigungen der psychischen Gesundheit. Gärtner wissen das nur zu gut. Pflanzen verbessern ferner die Luftqualität, reduzieren Lärm, kühlen im Sommer und verringern das Risiko, dass Häuser durch Überschwemmungen Schaden nehmen. Lesen Sie, wie wir Pflanzen nutzen können, um von ihren vielfältigen Vorzügen zu profitieren.

Natur und Wohlbefinden

Es gibt immer mehr Beweise dafür, dass eine stabile Beziehung zur Natur für unsere Gesundheit und unser Wohlbefinden von entscheidender Bedeutung ist. Wir haben nicht immer die Zeit oder die Mittel für eine erholsame Auszeit am Meer oder in den Bergen, also müssen wir Wege finden, die Natur zu uns zu holen.

Der Anbau von Pflanzen und das Anlegen eines Gartens (selbst eines winzigen) macht Spaß und ist eine gute Möglichkeit, sich regelmäßig mit der Natur zu beschäftigen und sich von ihr faszinieren zu lassen. Außerdem können Gartenarbeit und andere Formen der »Ökotherapie« dazu beitragen, unsere Stimmung zu verbessern, uns zu entspannen, uns von unseren Alltagsproblemen abzulenken und positive Gefühle zu fördern.

Konkret können Pflanzenpflege und Gartenarbeit Folgendes bewirken:

- Verringerung der Häufigkeit oder der Schwere von Depressionen
- Verringerung von Anspannung und Stress
- Verzögerung des Ausbruchs von Demenz
- Steigerung des Glücksgefühls
- Verbesserung der körperlichen Fitness
- Steigerung des Selbstwertgefühls
- Verbesserung der Kommunikationsfähigkeit
- Verbesserung der Ernährung

Es gibt verschiedene Ansätze, die den Gesundheitsnutzen von Pflanzen und Gartenarbeit zu erklären versuchen. Darauf werde ich später in diesem Buch genauer eingehen. Hier möchte ich sie nur kurz zusammenfassen:

 Luftqualität Pflanzen können Schadstoffe aus der Luft binden und neutralisieren.

Aufmerksamkeit 1989 versuchten Forscher, den Entspannungswert der Natur zu erklären, und benannten dafür verschiedene Faktoren. Die Natur ermöglicht uns, Stressoren zu entkommen (weg sein) und uns ablenken zu lassen (Faszination). Sie bietet uns etwas, mit dem wir uns beschäftigen oder in das wir eintauchen können (Ausdehnung) und das wir interessant finden (Kompatibilität).

Liebe zum Lebendigen (Biophilie) Die Beziehung zur Natur ist uns in die Wiege gelegt. Die Evolution hat beeinflusst, wie wir die Natur(gewalten) wahrnehmen und auf sie reagieren.

Gesunde Ernährung Pflanzliche Lebensmittel sind unverzichtbar für eine ausgewogene, gesunde Ernährung und sie regulieren die Zellfunktion.

Mikrobiom Die natürlichen Mikroben im Darm beeinflussen unsere Darmaktivität und darüber hinaus auch andere Aspekte unserer Gesundheit.

Lärmdämmung Pflanzen können störenden, Stress verursachenden Lärm dämmen und Schall reduzieren.

Körperliche Bewegung Gartenarbeit an der frischen Luft hält den Körper beweglich.

Ätherische Öle Pflanzen setzen Duftstoffe frei, die auf verschiedene Weise positiv wirken und sogar Krebs vorbeugen sollen. Wir können sie etwa beim Waldbaden aufnehmen.

Positiver Affekt In der Natur erleben wir Glücksmomente, die unsere psychische Gesundheit verbessern.

Stressabbau Der Anblick von Grün beeinflusst unsere Physiologie und entspannt nachweislich.

Thermische Wirkung Pflanzen spenden Schatten, der bei Hitze angenehm kühl ist.

Pflanzen und Gärtnern: Wohltat statt Last

Pflanzen machen Freude. Pflanzenpflege und Gartenarbeit können die Gesundheit fördern – aber nur, wenn die Umstände stimmen. Wichtig ist vor allen Dingen, den Umgang mit Pflanzen als angenehme und sinnvolle Beschäftigung und als Gelegenheit zu körperlicher Betätigung oder Entspannung zu betrachten. Gartenarbeit kann durchaus anstrengend sein, aber sie sollte nie eine lästige Pflicht sein. Wenn Sie zum Sklaven des Rasenmähers geworden sind, stimmt etwas nicht. Überlegen Sie, wie viel Zeit Sie erübrigen können und möchten, und richten Sie Ihren Garten danach aus. Wer schon ein hektisches Leben führt, hat nichts davon, einen Garten anzulegen und ihn anschließend aus Zeitmangel nicht genießen zu können.

Auch im Umgang mit Pflanzen kommt es auf die Einstellung an. Überlegen Sie einmal, warum Sie Zimmerpflanzen oder einen Garten haben. Es muss um Sie und Ihre ganz individuellen Interessen gehen, nicht darum, vor den Nachbarn gut dazustehen. Gärtnern Sie nicht, weil es von Ihnen erwartet wird oder weil es eine Art moralische Verpflichtung ist. Tun Sie es, weil Sie glauben, dass es Ihnen Spaß machen könnte und dass es faszinierend sein könnte, mehr über Pflanzen zu erfahren – oder weil Sie einfach nur ein begrüntes Plätzchen zum Sitzen und Entspannen suchen.

Eine Umfrage des Gartenbaueinzelhandels aus dem Jahr 2011 ergab, dass viele Menschen nicht gärtnern, weil sie es sich nicht zutrauen und infolgedessen befürchten, vor Freunden, Nachbarn oder Familie als Versager angesehen zu werden. Gärtnern ist kein Wettbewerb. Sie sollten sich allenfalls mit sich selbst messen, und zwar auf eine angenehme Weise. Wer gärtnert, um sich besser zu fühlen, sollte all die empfohlenen »Pflichtaufgaben« vermeiden und sich stattdessen den »Wohlfühlaufgaben« zuwenden. Schließlich geht es um Spaß und Freude.

Andere Menschen trauen sich nicht ans Gärtnern heran, weil sie meinen, zu wenig Kenntnisse zu haben: »Ich kann mir all die komplizierten lateinischen Namen nicht merken.« »Ich weiß nicht, wann ich meine Clematis zurückschneiden muss.« »Ich möchte im Gartencenter keine dummen Fragen stellen«. Nicht viel zu wissen, macht erst einmal gar nichts. Man sollte sich von Anfang an darüber im Klaren sein, dass Misserfolge – auch für Profis – nicht zu vermeiden sind. Es kommt immer auf den Versuch an. Gartenarbeit ist eine Reise, die angenehm und erfüllend sein kann, aber man kommt niemals an einem finalen Ziel an. Selbst im vermeintlich perfekten Garten breitet sich immer aufs Neue unerwünschte Spontanvegetation aus.

Sie müssen kein Experte sein! Es kann Spaß machen, Fakten und Zusammenhänge zu recherchieren und etwas über Pflanzen zu erfahren, aber es ist keine Voraussetzung. Was kann schlimmstenfalls passieren, wenn man einen Fehler macht? Die Natur reguliert sich meistens selbst und füllt jede Lücke. Mag sein, dass eine edle Rose eingegangen ist, aber stattdessen sind eine Menge Vergissmeinnicht gewachsen. Wer Freude an der Gartenarbeit finden und etwas für seine Gesundheit tun will, sollte versuchen, eine bodenständige, unverkrampfte Haltung einzunehmen und mit der Natur zu arbeiten, statt sie beherrschen zu wollen. Erfolge und Misserfolge gehören dazu.

Sie finden in diesem Buch zwar einige Pflanztipps, doch die spielen eher eine Nebenrolle. Mir geht es vor allem darum, Sie zu begeistern und Möglichkeiten aufzuzeigen, das eigene Wohlbefinden mithilfe von Pflanzen selbst zu steigern. Ich möchte die Lust auf eigene Entdeckungen wecken. Seien Sie neugierig, forschen und experimentieren Sie, aber vor allem genießen Sie die Reise und finden Sie in der Umgebung, die sie sich schaffen, Entspannung und Geborgenheit – das ist der Sinn der Sache!

50 grüne Ideen für die Gesundheit

In diesem Buch präsentiere ich eine breite Auswahl von Ideen mit Pflanzen, die sich positiv auf Gesundheit und Wohlbefinden auswirken. Damit möchte ich allen, die noch nie eine Zimmerpflanze gepflegt haben, noch nie gegärtnert haben oder noch nie die Schönheit einer frisch aufgeblühten Rose bewusst erlebt haben, eine einfache Einführung in die wunderbare Welt der Pflanzen an die Hand geben. Und denen, die sich bereits für Pflanzen begeistern, möchte ich erklären, warum genau sie daraus so viel Freude und Entspannung schöpfen.

Ich habe 50 Themen oder Impulse zusammengestellt, mit denen ich Ihr Interesse wecken und Ihnen Lust machen möchte, sich mit Pflanzen zu beschäftigen. Die ausgewählten Projekte und Pflanzenarten sind bewusst vielfältig. Damit möchte ich zeigen, dass es für Menschen aller Interessensgebiete und mit unterschiedlichen Zeitbudgets etwas Passendes gibt. Praktische Gartenbauratgeber gibt es bereits in großer Auswahl. Dieses Buch reiht sich nicht in diese Kategorie ein. Es soll stattdessen zeigen, wie die Arbeit mit Pflanzen oder der Aufenthalt in einem Garten Erholung und Freude schenken kann. Zwischen den Projekten eingestreut finden Sie einige Abschnitte, die sich konkreter mit dem Nutzen von Pflanzen für unsere Gesundheit und unser Wohlbefinden beschäftigen. Hier wird erklärt, wie es zu den vielfältigen Auswirkungen der Pflanzen und zu unseren Reaktionen darauf kommt. Jedes dieser 50 Projekte steht direkt mit einem oder mehreren Gesundheitsvorteilen in Zusammenhang.

Die Projekte in diesem Buch kosten weder viel Zeit noch viel Geld. Dennoch ist ihre Wirkung auf das Wohlbefinden nicht zu unterschätzen. Der regelmäßige Umgang mit Pflanzen ist kein Luxus oder netter Bonus im Leben, sondern etwas, das grundlegende Bedeutung für eine gesunde Lebensweise hat.

Es ist aber nicht so, dass nur der Mensch von der Beschäftigung mit Pflanzen und der Natur immens profitiert. Vielmehr haben wir es mit einer Wechselbeziehung zu tun. Die Natur braucht uns auch, damit unser Planet und seine Ökosysteme gesund bleiben. Der Umgang mit Pflanzen kann ein erster Schritt sein, eine erste behutsame Kontaktaufnahme mit einer größeren natürlichen Welt. Wenn wir Pflanzen und Gärten lieben, ist es viel wahrscheinlicher, dass wir auch die Urwälder, Wiesen und Korallenriffe der Welt lieben. Und wenn wir etwas lieben, kümmern wir uns darum oder schaden ihm wenigstens nicht. Die Zukunft des Planeten Erde liegt auf Gedeih und Verderb in unseren Händen. Wir müssen sie verstehen, uns auf sie einlassen, sie wertschätzen und vor allem gut für sie sorgen. Fangen wir mit den Pflanzen an!

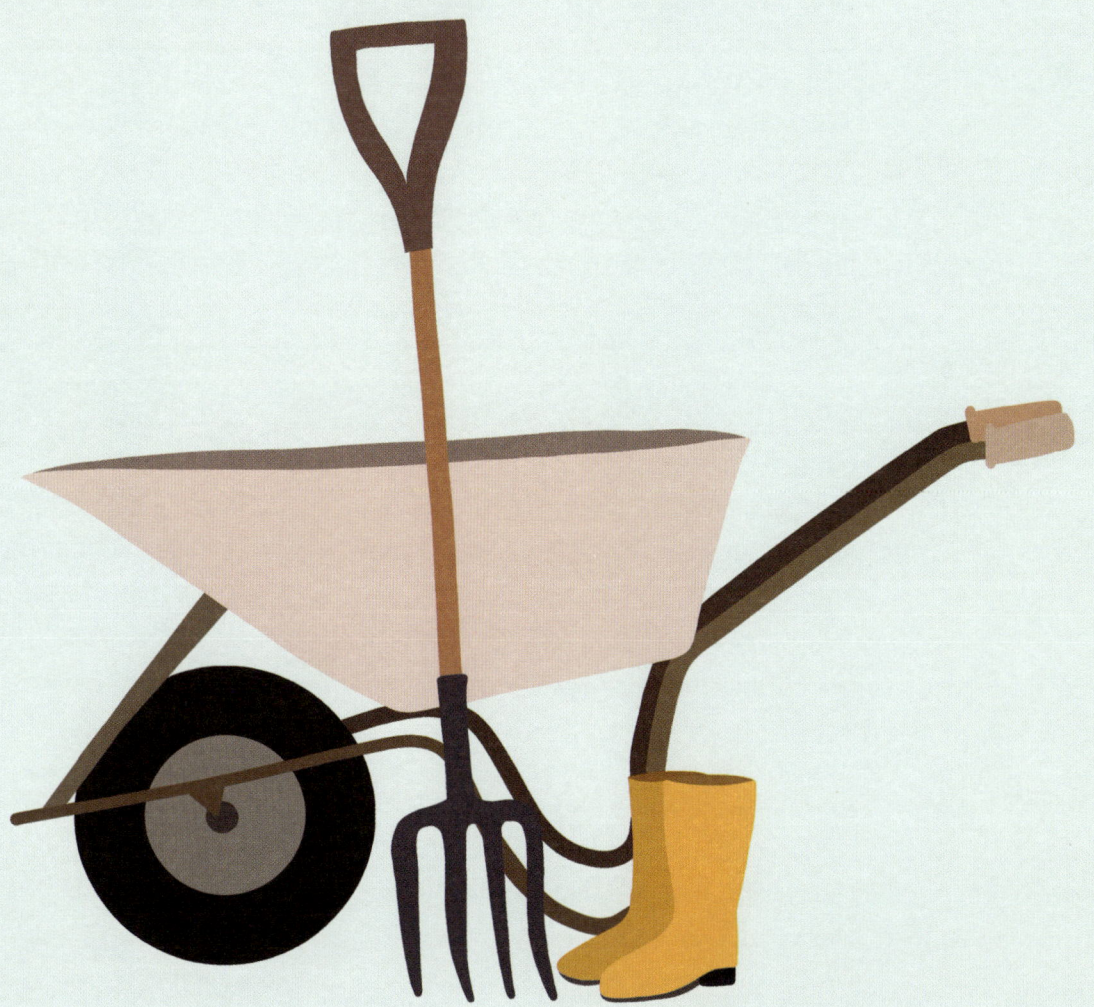

Neues Leben sprießen lassen
Pflanzen ziehen aus Samen und Stecklingen

1

Es ist kein Zufall, dass die Aussaat und die Anzucht neuer Pflanzen aus Stecklingen in Garten-Fernsehsendungen so oft thematisiert werden. Das Entstehen neuen Lebens ist einfach faszinierend. Man schneidet ein kleines Stück Stängel von einem Trieb einer Mutterpflanze ab (ein sogenannter Weichholzsteckling), stellt es in ein Glas Wasser oder steckt es in einen Topf mit gut durchlässiger Erde (Substrat), und schon nach drei Wochen hat der Steckling neue Wurzeln gebildet. Selbst nach 50 Jahren Gartenarbeit bin ich immer noch verblüfft, dass ein kleines Stück Pflanzenstängel neue Zellen bilden und sich in eine eigenständige Pflanze verwandeln kann.

Samen sind nicht minder faszinierend: Unter der harten Schale des winzigen Samenkorns steckt eine ganze Pflanze, sozusagen in der Warteschleife. Die Samenzellen überleben im getrockneten Zustand und haben ihre eigene »Speisekammer« (das Endosperm) an Bord, das sie am Leben hält, bis die richtigen Bedingungen zur Keimung eintreten. Sie sind auf eine lange Wartezeit vorbereitet – vielleicht eine Wintersaison, vielleicht zehn –, bevor die Keimung starten kann. Man könnte ein Samenkorn mit einer Raumkapsel auf Langzeitmission vergleichen, in der alle Voraussetzungen für das Leben auf engstem Raum untergebracht sind.

Die Anzucht von Pflanzen aus Samen macht Freude und kann von den Stressoren im Alltag ablenken. Es ist schon etwas Besonderes, ein junges, zartes Lebewesen zu hegen und Zeit und Mühe in dessen Wachsen und Gedeihen zu investieren. Wichtig ist, die wachsenden Samen an einem Ort zu platzieren, der für die Pflanze und seinen Besitzer gleichermaßen geeignet ist. Eine Fensterbank, an der Sie häufig vorbeikommen – vielleicht in der Küche oder im Badezimmer – ist ideal, denn dort können Sie das junge Grün im Auge behalten.

Jede Pflanzenart hat ihre spezifischen Bedürfnisse, darum ist es wichtig, die Hinweise auf der Samentüte genau zu befolgen. Viele Samen benötigen eine bestimmte Temperatur. Das Anzuchtsubstrat sollte feucht, aber nicht zu nass gehalten werden. Manche Samen brauchen Licht zur Keimung, andere keimen nur bei Dunkelheit. Wenn Sie unsicher sind, legen Sie einfach ein Stück Zeitungspapier über die Saatschale oder den Topf. Dadurch ist es für die Dunkelkeimer nicht zu hell, aber für die Lichtkeimer noch hell genug.

Die Anzucht von Jungpflanzen aus Stecklingen ist eine kleine Wissenschaft für sich. Die meisten natürlichen Organismen wollen leben. Man muss ihnen nur die halbwegs richtigen Umweltbedingungen bieten, um diesen angelegten Überlebenstrieb zu fördern. Biologisch gesehen lassen sich die Stecklinge in zwei Gruppen einteilen. In die erste Gruppe fallen Pflanzen mit bereits angelegten Wurzelzellen, die in den Stän-

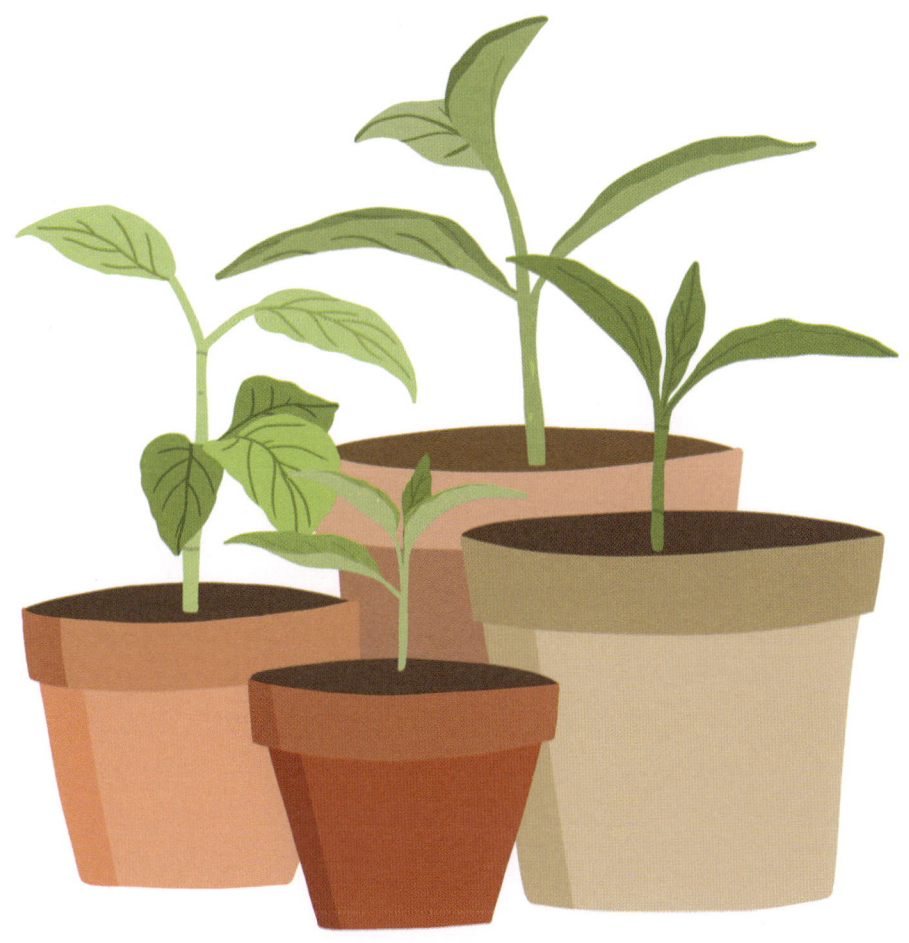

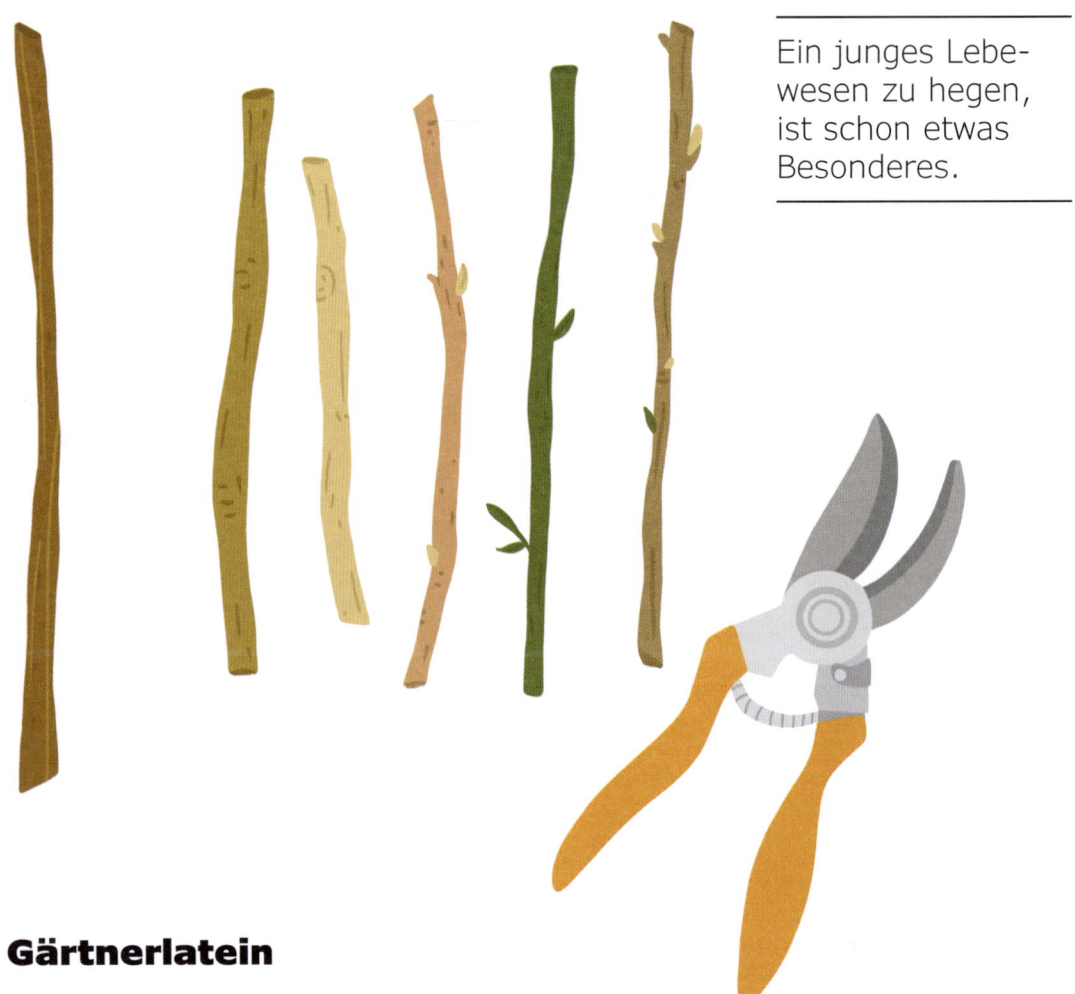

Gärtnerlatein

Es gibt vier Arten von Stecklingen: Weich-
holzstecklinge werden aus grünem Pflanzenmaterial geschnitten. Halb verholzte Stecklinge schneidet man aus Trieben, die bereits
begonnen haben, Lignin (Holz) zu bilden.
Hartholzstecklinge werden aus »harten«,
vollständig verholzten Trieben geschnitten.
Dies sind die stärkeren Stämme oder Triebe,
die es holzigen Pflanzen ermöglichen, ein
robustes Gerüst zu bilden. Hartholzstecklinge, auch Steckhölzer genannt, werden
üblicherweise im Winter bewurzelt, indem
man die verholzten Triebstücke in den Boden
steckt und bis zum Frühjahr nicht mehr
bewegt. Diese Methode eignet sich beispielsweise für Hartriegel *(Cornus),* Johannisbeeren *(Ribes)* und Strauchrosen.

Schließlich gibt es noch die Wurzelsteck-
linge. Für diese Form der Vermehrung
graben Sie ein Stück der Wurzel aus, schneiden Sie es in kleine Stücke und legen diese
knapp unter der Oberfläche in Kultursubstrat. Gleichmäßig feucht halten, dann werden
sich binnen einiger Wochen Triebe bilden –
neue Jungpflanzen aus alten Wurzeln! Mit
dieser Methode werden u. a. der Türkische
Mohn *(Papaver orientale)* und der prächtige
Kalifornische Baum-Mohn *(Romneya coulteri)*
vermehrt.

geln eingebettet sind. Um sie zu aktivieren, muss man den Steckling in Wasser stellen oder in ein feuchtes Substrat stecken. Pflanzen wie Weide *(Salix)*, Pappel *(Populus)*, *Fuchsia* und Tomate *(Lycopersicon esculentum)* fallen in diese Kategorie.

Bei der zweiten Gruppe erfolgt die Wurzelbildung als Reaktion auf eine Verletzung (das Schneiden des Stecklings). Als Wundreaktion entstehen zunächst undifferenzierte Zellen, die das Potenzial haben, jeden Teil der Pflanze zu bilden. Sie werden durch das feuchte Anzuchtsubstrat dazu veranlasst, Wurzelzellen zu bilden. (Im medizinischen Kontext werden Zellen, die das Potenzial haben, jede Art von Organ zu bilden, als »Stammzellen« bezeichnet. Mediziner denken allerdings nicht an Pflanzen, wenn sie von Stammzellen sprechen.)

Stecklinge müssen so lange mit Feuchtigkeit versorgt werden, bis sie ihre eigenen Wurzeln bilden und ihre Wasserversorgung selbst übernehmen können. Sie müssen vor direkter Sonneneinstrahlung geschützt werden, aber dennoch genügend Licht erhalten, damit sie durch Fotosynthese Zucker herstellen können. Eine hohe Luftfeuchtigkeit ist ebenfalls hilfreich, darum ist eine nach Norden ausgerichtete Fensterbank im Badezimmer ein sehr guter Platz. Alternativ können Sie die Töpfe mit den Stecklingen auch mit einer durchsichtigen Plastiktüte oder -folie abdecken, um die Luftfeuchtigkeit hoch zu halten.

Die meisten Pflanzen wurzeln innerhalb von drei Wochen, manche brauchen aber auch viel länger. Im Allgemeinen steht die Bewurzelungsgeschwindigkeit in umgekehrtem Verhältnis zur Größe der Pflanze. Kurze, weichstämmige Beet- und Staudenpflanzen sind am einfachsten zu bewurzeln, dann folgen holzige Sträucher. Bäume sind am schwierigsten (mit einigen Ausnahmen; siehe Weide und Pappel oben). Bäume werden häufig veredelt (d. h. es werden zwei verschiedene Arten – eine sogenannte Unterlage und ein Edelreis – miteinander verbunden), weil die Vermehrung durch Stecklinge schwierig oder langwierig ist.

2 Weile an dieser Quelle
Plätscherndes Wasser zum Entspannen

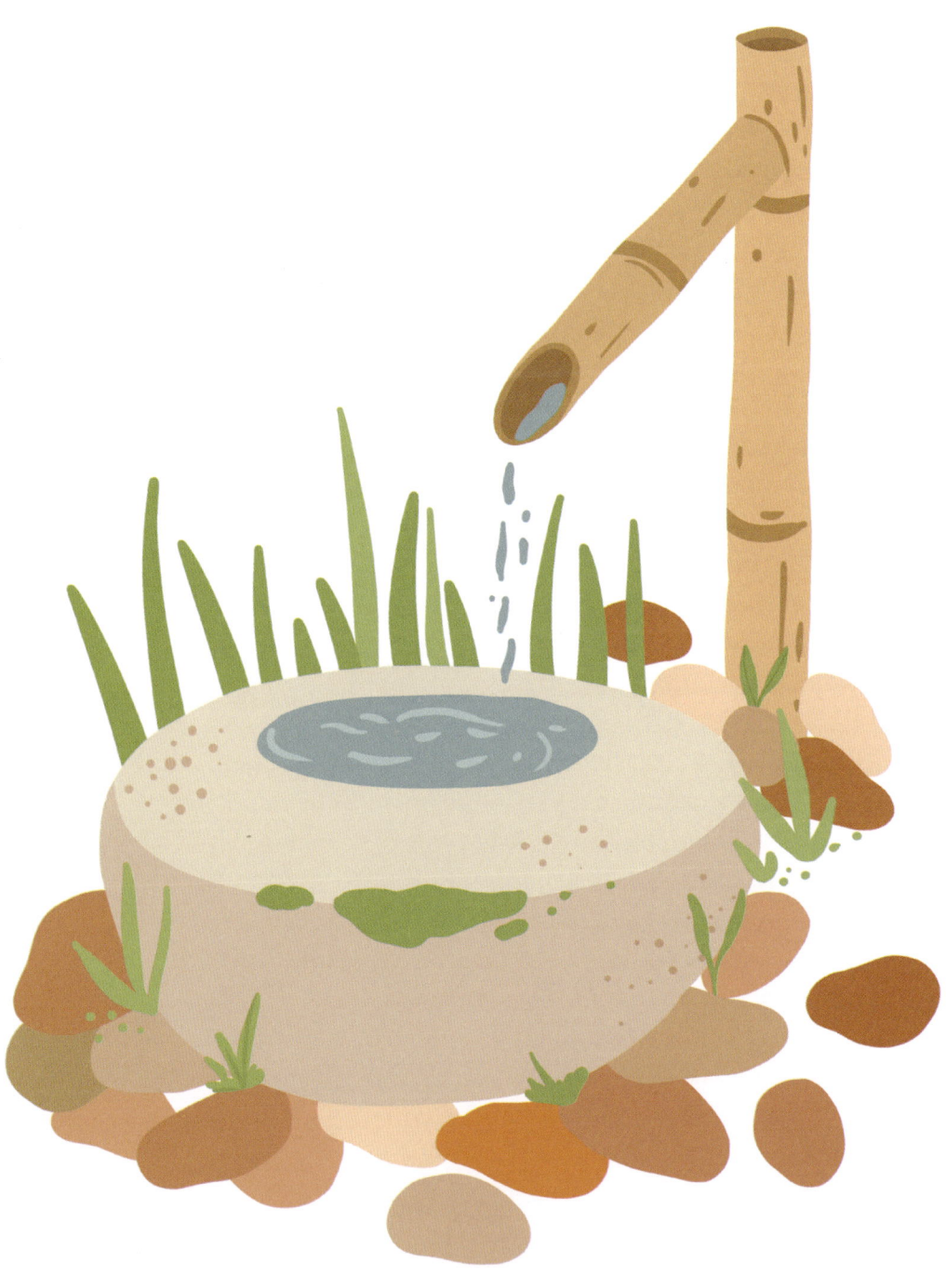

Viele Menschen finden den Anblick von Wasser attraktiv oder faszinierend. Wasser verändert die Atmosphäre. Wir spüren die höhere Luftfeuchtigkeit an einem Fluss oder See oder riechen das Salz im Wind,
wenn wir uns in der Nähe des Meeres befinden. Wir erkennen auch, dass
sich in der Nähe von Wasser die Landschaft sowie die Art und Vielfalt
der Tierwelt verändern.

Unsere Vorfahren, die Jäger und Sammler waren, fanden an Teichen und
Flüssen nicht nur Wasser, sondern auch Nahrung. Meeres- und Küstenlandschaften boten neue und leicht zugängliche Nahrungsquellen
(wie Muscheln), oft aber auch gute Aussichtspunkte. Gleichzeitig waren
sie die »Autobahnen« ihrer Zeit, denn sie ermöglichten im Gegensatz
zu den undurchdringlichen Wäldern, die den größten Teil des Landes
bedeckten, eine relativ einfache Fortbewegung. Kleine Familiengruppen
zogen an der Küste entlang oder die Flusstäler hinauf und hielten von
Zeit zu Zeit an, um miteinander in Kontakt zu treten. Manche Psychologen meinen, dass wir uns darum noch heute oft zum Wasser hingezogen
fühlen.

Wichtige Aspekte bei der sinnlichen Wahrnehmung von Wasser sind sein
Klang, seine Farbe, seine Klarheit, seine Bewegung und seine Umgebung. Das Geräusch von Wasser zieht den Menschen in seinen Bann –
mit all seinen Nuancen vom ruhigen Plätschern bis zum temperament-
vollen, wilden Rauschen. Sowohl der Klang als auch der Anblick von
fließendem Wasser wirken auf uns beruhigend und erholsam.

Die wenigsten haben einen Garten mit Meerblick, aber fast jeder kann
das entspannende Geräusch von fließendem Wasser genießen: mit
einem kleinen Wasserspiel. In Gartencentern und im Internet findet
man eine große Auswahl verschiedener Produkte, darunter:

• der klassische Teich mit einem Springbrunnen in der Mitte
• ein natürlich wirkender Miniwasserfall, der über drei oder vier
  Steinstufen plätschert
• Sonderanfertigungen wie ein Kieselsteinbecken oder ein Quellstein
  mit eingebautem Sprudelbrunnen

- Wasser, das aus einer Amphore in ein mit Steinen verdecktes Reservoir fließt, oder ein Wasserspeier an der Wand
- ein formales Wasserbecken mit Behälter, aus dem das Wasser zurück ins Becken rinnt

Jedes Wasserspiel mit einer Pumpe muss über eine sichere Stromquelle verfügen. Viele Modelle werden mit Solarzellen betrieben und können auch von Laien installiert werden. Eine Außensteckdose für Netzstrom sollte unbedingt von einem qualifizierten Elektriker verlegt werden.

Wer ein Grundstück mit ausreichendem Gefälle hat, kann sogar einen plätschernden Bachlauf oder einen rauschenden Wasserfall anlegen. Dafür wird einfach ein Schlauch von einer Teichpumpe, die sich in einem Becken am unteren Ende des Wasserlaufs befindet, zum oberen Ende verlegt und unter Erde oder Steinen versteckt. Für den Bachlauf selbst verlegen Sie eine stabile Teichfolie bis zum Teich oder Becken am unteren Ende, befestigen die Ränder mit größeren Steinen oder Fels-brocken und füllen das künstliche Bachbett mit Kieseln. Für ein moder-nes Ambiente könnten Sie auch farbige, glatte Glasnuggets verwenden. Wasser, das als Kaskade über Schieferplatten oder Granitsteine fließt, hat eine besondere Anziehungskraft, sowohl visuell – durch die Art und Weise, wie das Wasser sich seinen Weg durch das Bachbett bahnt – als auch akustisch durch die Geräusche, die dabei entstehen. Schließt man die Augen, fühlt man sich in ein walisisches Bergtal oder eine einsame Schlucht im Himalaya versetzt.

Wo kein natürliches Gefälle vorhanden sind, empfiehlt sich ein anders gestaltetes Wasserspiel. Ein Wasserspeier, der aus einer Wand kommt, oder ein Wasserhahn, der mit einem antiken Wassertrog verbunden ist, wirkt hier passender.

Pflanzen am Wasser

Durch eine geschickte Begleitbepflanzung wird die Wirkung eines Wasserspiels im Garten noch gesteigert.

Für ein »walisisches Tal« könnten Sie gelbem Wald-Scheinmohn *(Papaver cambricum)* erlauben, sich zwischen den Schiefersplittern selbst auszusäen. Auch ein oder zwei Straußenfarne *(Matteuccia struthiopteris)* wirken an einem Bachlauf sehr überzeugend. Mit der Zeit wird sich in der feuchten Zone um das Gewässer herum zusätzlich Moos ansiedeln.

Für einen »Himalaya-Wassergarten« pflanzen Sie asiatische Primeln Ihrer Wahl (wie *Primula pulverulenta, P. japonica, P. bulleyana, P. beesiana, P. florindae* und *P. vialii),* die im Frühjahr in vielen schönen Rosa-, Rot-, Gelb-, Orange- und Violetttönen blühen. Sie könnten die Ränder des Wasserlaufs auch mit kleinblättrigen Funkien *(Hosta)* bepflanzen, deren abgerundete Blätter zur Form der Steine passen. Und damit der Wasserlauf auch im Winter einen schönen Anblick bietet, könnten Sie einen niedrig wachsenden *Rhododendron* oder eine Lavendelheide *(Pieris)* ans obere Ende pflanzen.

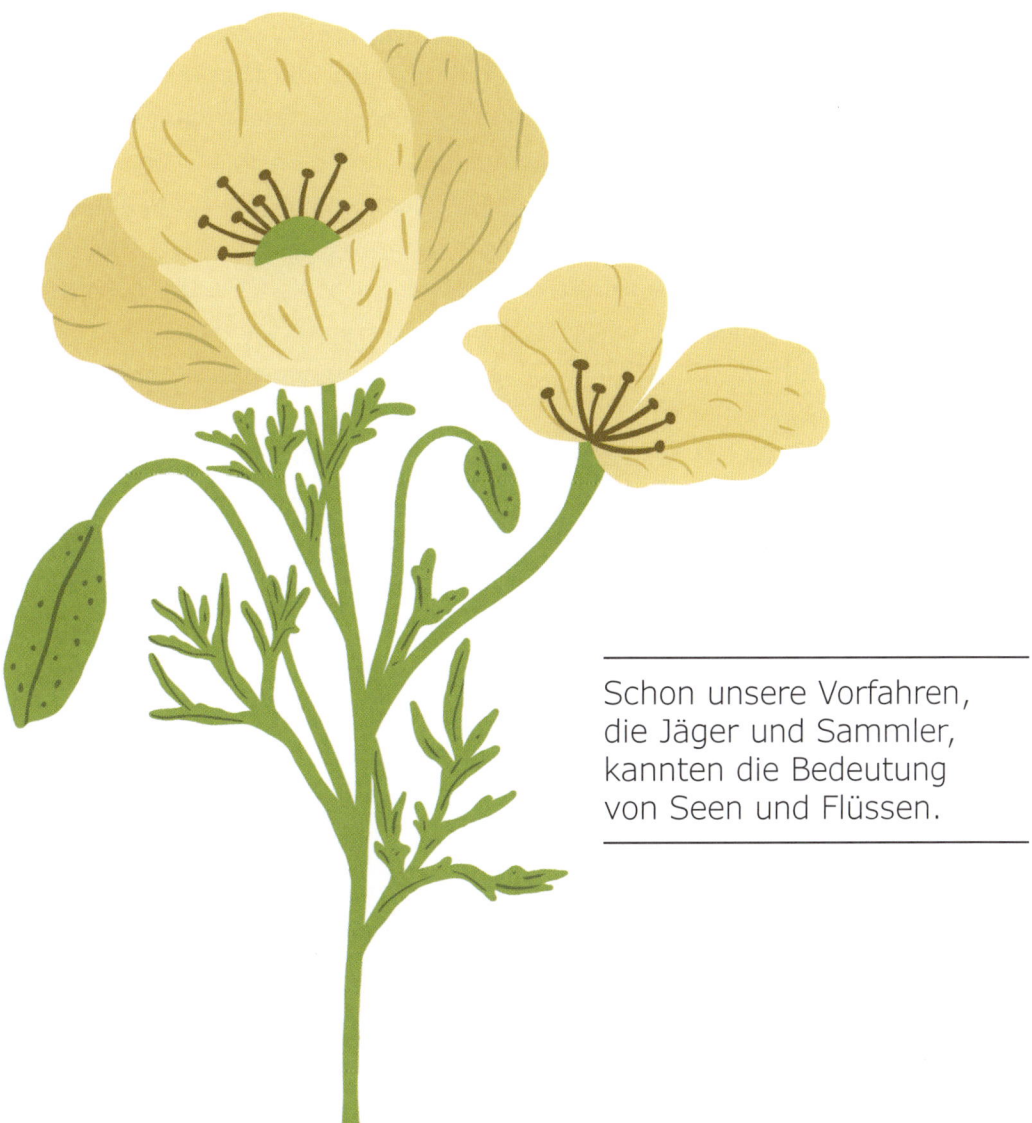

Schon unsere Vorfahren, die Jäger und Sammler, kannten die Bedeutung von Seen und Flüssen.

Pflanzen aus der Vorzeit
Jurassic-Park-Feeling mit Palmfarnen und Farnen

3

Es ist so wohltuend, dem Alltag zu entfliehen. Wie wäre es mit einer Zeitreise in die Welt der Dinosaurier? Nehmen Sie das nicht wörtlich, sondern nutzen Sie die besonderen Fähigkeiten Ihres Gehirns. Der Mensch ist in der Lage, sich vorzustellen, wie die Vergangenheit aussah. Wir können unsere Kenntnisse und unsere Erfahrung nutzen, um andere Welten zu erschaffen, die zeitlich oder räumlich weit von uns entfernt sind. Mit großer Wahrscheinlichkeit haben solche Fantasiereisen auch einen therapeutischen Nutzen. Zur Aufrechterhaltung der Konzentration und Aufmerksamkeit brauchen wir Momente der Abgeschiedenheit, des Abstands (siehe Seiten 9 und 122–123) von der Quelle unserer gerichteten Aufmerksamkeit, also von mentalen Aufgaben, die Konzentration erfordern und unseren Stress verstärken können. Um diesen Abstand herzustellen, können wir uns auch rein »virtuell« von diesen intensiven geistigen Aufgaben entfernen. Eine physische Entfernung ist gar nicht notwendig. Unterschätzen Sie keinesfalls die Vorstellungskraft: Sie kann den Weg frei machen für kleine Fluchten aus dem Alltagsstress.

Viele Menschen sind von einem bestimmten Gartenstil fasziniert, sei es ein wilder Garten, ein Dschungelgarten, ein Wüstengarten, ein Bauerngarten, ein formal gestalteter Garten oder eine andere Art. Man könnte aber auch einen Ausflug in die Vorgeschichte unternehmen und einen urzeitlichen Garten nach dem Vorbild der Jurazeit anlegen. Die ersten Pflanzen entwickelten sich vor etwa 870 Millionen Jahren. Im Jura (vor 200 Millionen Jahren) war der Planet mit Wäldern aus Nadelbäumen wie der Chilenischen Araukarie (*Araucaria araucana*) und dem Urweltmammutbaum (*Metasequoia glyptostroboides*) bedeckt. Außerdem gab es andere sogenannte Nacktsamer, wie z. B. *Ginkgo biloba,* Steineiben (*Podocarpacea*) und Palmfarne (*Cycadeae*). Es gab Wälder mit Baumfarnen, auf deren Boden Moose, Schachtelhalmarten und andere Farne wuchsen. Blühende Pflanzen und Bienen gab es noch nicht.

Setzen Sie auf ein oder zwei Pflanzen mit Blickfangwirkung.

Im Juragarten sollten markante grüne Formen vorherrschen. Viel Platz ist nicht nötig, aber Sie sollten auf ein oder zwei Pflanzen mit Blickfangwirkung setzen, um den Eindruck zu erwecken, dass der Betrachter sich am Rand eines tieferen Urwalds befindet. Dafür eignen sich beispielsweise Palmfarne *(Cycas)*, deren große Wedel sich in schönen symmetrischen Kurven wölben. Palmfarne sind nur beschränkt winterhart. Der Sago-Palmfarn *(Cycas revoluta)* kann in milderen Lagen das ganze Jahr über im Freien stehen. In Regionen, in denen die Temperaturen unter –5 °C fallen, wird sie am besten in einem Gefäß gehalten und über Winter an einen hellen Platz im Haus gebracht.

Mein Favorit ist der Urwaldmammutbaum. Die uralte Art war nur aus Aufzeichnungen über Fossilien bekannt, bis 1941 einige Exemplare in Zentralchina entdeckt wurden. Die Art selbst kann sehr groß werden, aber die hübschen gelbnadeligen wie 'Gold Rush' und 'Amber Glow' können durch einen jährlichen Rückschnitt im Zaum gehalten werden. *Ginkgo biloba* mit seinen olivgrünen, entenfußartigen Blättern lässt sich ebenfalls mit einem jährlichen Rückschnitt gut bändigen. Den Boden unter den Urzeitbäumen könnten Sie mit Farnen begrünen. Die Wedel des Nepal-Schwarzschuppenfarns *(Dryopteris wallichiana)* ähneln denen der Palmfarne. Hirschzungenfarn *(Asplenium scolopendrium)* stellt mit seinen ungeteilten Wedeln dazu einen schönen Kontrast dar. Für einen echten Dinosaurier wird vermutlich in Ihrem Garten kein Platz sein, aber Sie könnten eine Terrassenplatte durch einen selbst gegossenen Fußabdruck eines räuberischen Ceratosaurus ersetzen.

Im Fokus
Gute Luft

Jeder kennt die Redensart »raus an die frische Luft«. Sie impliziert, dass der Aufenthalt im Freien gesundheitsfördernd und erfrischend ist. Aber ist unsere Luft wirklich so frisch? Vor allem in Großstädten sieht es vielfach ganz anders aus. Luftverschmutzung ist in den meisten Städten der Welt ein gravierendes Problem, das größtenteils auf die Emissionen von Fahrzeugen, Fabriken, Kohlekraftwerken und – vor allem in den Entwicklungsländern – auf die Verbrennung von Holzkohle, Holz und Tierdung zum Kochen zurückzuführen ist. 6,67 Millionen Menschen sterben jedes Jahr weltweit an schlechter Luftqualität, davon etwa 500 000 Babys, was besonders erschütternd ist. Selbst in Ländern mit gesetzlichen Emissionsgrenzen sind vorzeitige Todesfälle auf verschmutzte Luft zurückzuführen. In der Europäischen Union beispielsweise sind sie für 630 000 Todesfälle pro Jahr verantwortlich.

Zu den Schadstoffen in der Luft gehören gasförmige Elemente wie Stickstoff- und Schwefeloxide, Kohlenmonoxid, Ozon und flüchtige organische Verbindungen (VOC). Nebenprodukte der Verbrennung verursachen ebenfalls Probleme, und die »Rußpartikel« bilden Feinstaub, der nach seiner Größe klassifiziert wird. Diese Rußpartikel können auch Schwermetallmoleküle, etwa Blei, enthalten. Diese Stoffe schädigen nicht nur direkt unsere Lungen und verursachen später Atembeschwerden, sondern die kleineren Partikel und Moleküle werden sogar in den Blutkreislauf aufgenommen, was zu Herz-Kreislauf-Erkrankungen und anderen chronischen Beeinträchtigungen führt.

Die Antwort auf schlechte Luftqualität ist die Verringerung der Emissionen, aber wo dies nicht möglich ist, kann durch Pflanzen zumindest punktuell eine Abmilderung erreicht werden. Die Wirkung ist besonders gut, wenn Pflanzen als Barriere zwischen der Verschmutzungsquelle, z. B. einer Straße, und den betroffenen Menschen stehen.

Pflanzen filtern Schadstoffe aus der Luft, binden einen Teil der Partikel mit ihren Blättern. Einige der chemischen Verbindungen können sie absorbieren und/oder biologisch deaktivieren.

Die Wirksamkeit von Pflanzen beim Abfangen und Neutralisieren von Schadstoffen in der Luft hängt von der Pflanzung, der Position zur Hauptverschmutzungsquelle sowie der Dichte oder Komplexität der Bepflanzung ab. Breitere Vegetationsbarrieren und solche mit Pflanzen unterschiedlicher Höhe und Dichte funktionieren am besten. Pflanzen mit einer großen Oberfläche (z. B. viele kleine, dicht beieinanderliegende Blätter) oder Blattformen oder -eigenschaften, die zum Abfangen von Partikeln beitragen, sind besonders vorteilhaft.[1] So fangen Blätter mit einer stark runzligen, behaarten oder klebrigen Oberfläche mehr schädliche Partikel ab als Blätter mit glatter Oberfläche.

Mit Luftverschmutzung ist nicht zu spaßen, und Pflanzen können ihr nur bis zu einem gewissen Grad entgegenwirken. Letztlich müssen wir das Problem grundsätzlich lösen und zu saubereren Energiequellen übergehen.

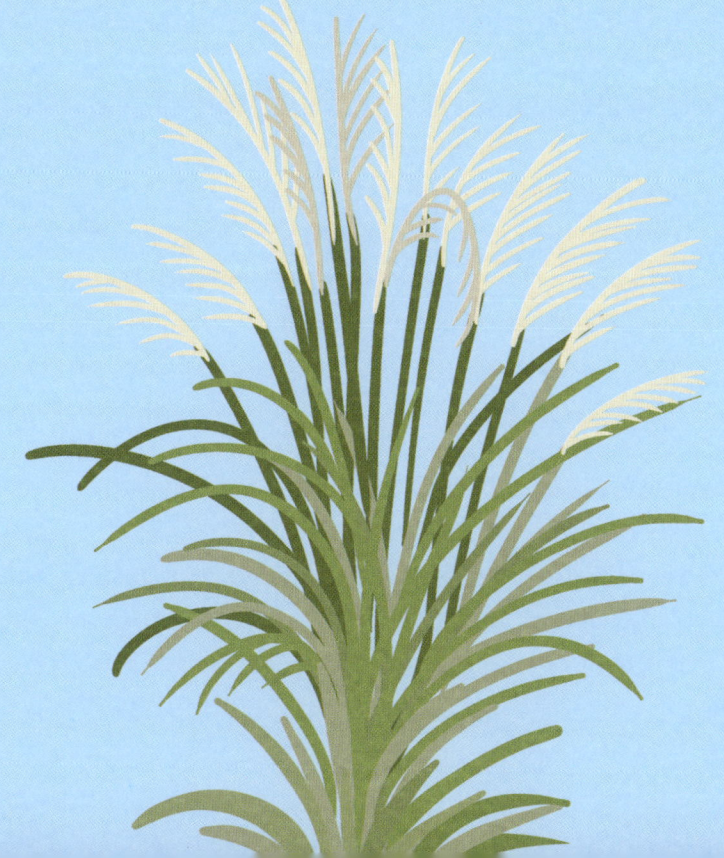

4 | Frische Luft atmen
Pflanzen gegen das Sick-Building-Syndrom

»Sick-Building-Syndrom« ist eine irreführende Bezeichnung, denn tatsächlich sind die Bewohner krank, nicht das Gebäude. Der Begriff beschreibt das Phänomen, dass Menschen in Gebäuden – häufig Bürogebäuden – unter Reizung der Nasenschleimhäute, trockenem Hals und trockenen Augen, Kopfschmerzen und Übelkeit leiden. Die genaue Ursache ist unklar, aber solche Symptome treten auffallend oft in Gebäuden auf, die eine schlechte natürliche Belüftung oder Probleme mit Heizungs- und Klimaanlagen haben. Auch private Wohnräume können manchmal übermäßig trocken oder stickig sein. Durch Öffnen eines Fensters lässt sich Abhilfe schaffen, aber in modernen Gewerbeimmobilien ist das oft gar nicht möglich. Und wenn man an einer Hauptverkehrsstraße wohnt, kann das Öffnen eines Fensters die Luftqualität eher noch herabsetzen und den Lärmpegel ansteigen lassen.

Ob im Büro oder zu Hause: Schon wenige Zimmerpflanzen verbessern das Raumklima. Pflanzen erhöhen die Luftfeuchtigkeit in ihrer unmittelbaren Umgebung durch Transpiration, das heißt, ihre Blattunterseiten geben bei der Fotosynthese Wasserdampf ab. Idealerweise sollte die relative Luftfeuchtigkeit in Innenräumen zwischen 40 und 70 Prozent liegen. Pflanzen mit großen Blättern und einer starken Transpiration – wie der Kletterphilodendron (*Philodendron hederaceum*) oder das Fensterblatt (*Monstera deliciosa*) – können dazu beitragen, dieses Niveau zu halten. Außerdem sehen sie fantastisch aus. Mein Fensterblatt begleitet mich nun schon seit 27 Jahren. Zurzeit breitet es sich auf der Fensterbank des Schlafzimmers aus und bewacht mit seinen gezackten Blättern die Schranktür. Bei größeren Zimmerpflanzen ist es sinnvoll, den Topf in einen Untersetzer zu stellen, der regelmäßig mit Wasser gefüllt wird. So spritzt kein Gießwasser auf die Möbel, und von der erhöhten Luftfeuchtigkeit durch die Verdunstung aus dem Untersetzer profitieren Mensch und Pflanze.

Ein weiterer häufiger Grund für schlechte Raumluft sind flüchtige organische Verbindungen (VOC). Dabei handelt es sich um kleine organische Moleküle, die sich in der Luft verflüchtigen und somit leicht in unsere Atemwege gelangen. Einige davon sind Ihnen vielleicht namentlich bekannt, z. B. Aceton, Trichlorethylen, Formaldehyd und Benzol. Solche und ähnliche Verbindungen werden von Alltagsgegenständen wie Druckern, Teppichen, Farben und Reinigungsmitteln freigesetzt. Pflanzen nehmen diese Verbindungen auf und neutralisieren sie, sowohl direkt (z. B. über ihre Blätter) als auch indirekt, indem sie nützliche mikrobielle Gemeinschaften unterstützen, die auf ihren Blättern und Wurzeln vorkommen.

Die Idee, dass Pflanzen die Luft »reinigen«, wurde erstmals von der amerikanischen Raumfahrtbehörde NASA erforscht. Sie suchte nach Pflanzen zur Verbesserung der Raumluft für Astronauten, die lange Reisen unter beengten Verhältnissen unternehmen, aber auch Haushalte und Büroangestellte haben von ihren Erkenntnissen profitiert. Ein schönes Arrangement aus Einblatt *(Spathiphyllum wallisii)*, Schwertfarn *(Nephrolepis exaltata)*, Bogenhanf *(Sansevieria trifasciata)* und Königsfarn *(Osmunda japonica)* könnte einen Arbeitsbereich aufwerten. Wenn Sie Stellplatz auf dem Boden haben, könnte es auch ein Gummibaum *(Ficus elastica)* in einem dekorativen Gefäß sein. Oder Sie entscheiden sich für die ersten Versuchskandidaten der NASA: Grünlilie *(Chlorophytum comosum)* und Goldene Efeutute *(Scindapsus aureus)*.

5 | Joghurtbäumchen
Zitronenkern im Recyclingtopf

Obst wächst zu unserem Vergnügen. Deshalb ist es süß wie die Erdbeere, herzhaft wie die Tomate oder sauer wie die Zitrone, denn all das kitzelt unsere Geschmacksknospen. Seit Jahrtausenden verführen uns Pflanzen dazu, ihre Früchte zu essen und dabei (oft aus Versehen) ihre Samen in der Landschaft zu verteilen, sodass sie neue Kolonien gründen können. Auch heute noch sieht man gelegentlich einen Apfelbaum am Rande einer Straße oder eines Weges. Niemand hat diesen Baum gepflanzt, sondern jemand hat vor einigen Jahrzehnten ein Apfelkerngehäuse an dieser Stelle weggeworfen – wahrscheinlich. Nicht nur wir tragen so zur Verbreitung von Pflanzen bei, sondern auch Vögel, Affen und Fledermäuse.

Es macht Spaß, aus Pflanzenteilen neues Leben zu schaffen (siehe Thema 1), aber noch besser ist es, wenn man dafür Schalen oder Kerne verwendet. Es ist befriedigend, aus etwas, das man normalerweise wegwerfen würde, eine neue Pflanze zu züchten. Übrigens kann man auf diese Weise auch Kindern etwas über den Kreislauf des Lebens und das Wunder der Natur vermitteln.

So ziehen Sie ein Zitronenbäumchen:

- Sie brauchen eine unbehandelte Zitrone (bio) aus dem Lebensmittelgeschäft.
- Die Zitrone wie geplant verwenden – vielleicht die Schale für Kuchenteig oder Scheiben in einem Drink. Die Kerne aufbewahren.
- Die Kerne einen Moment ablutschen (am besten, wenn niemand zuschaut), dann sehr gründlich unter fließendem Wasser abspülen oder über Nacht in ein Schälchen mit Wasser legen. Dadurch werden nicht nur Reste vom Fruchtfleisch entfernt, sondern auch alle natürlichen Keimhemmer. Diese verhindern, dass die Samen zu früh oder an der falschen Stelle keimen: Es wäre schließlich

nicht wünschenswert, wenn die Kerne in der Frucht selbst oder in Ihrem Magen keimen. Diese Keimhemmer werden auch entfernt, wenn die Samen durch den Darm wandern oder einen anderen »Verwitterungsprozess« durchlaufen.

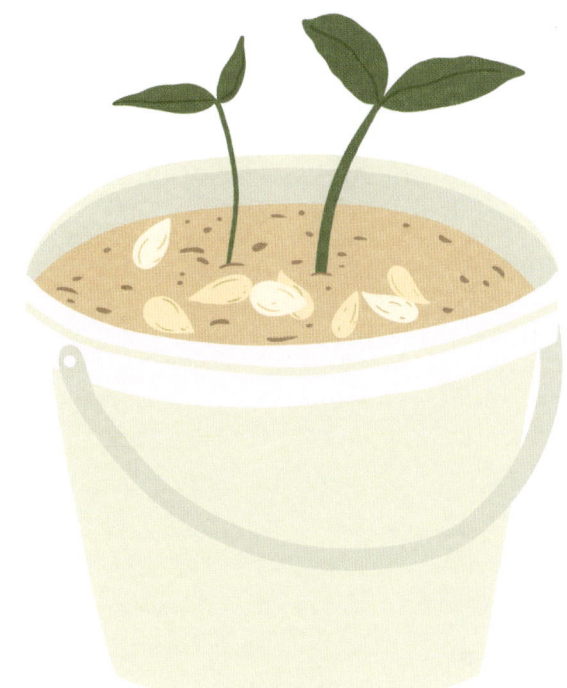

- Die Samen sorgfältig mit Küchenpapier abtrocknen.
- In den Boden eines sauberen Joghurtbechers fünf oder sechs Löcher stechen. (Der Becher muss peinlich sauber sein, sonst bilden sich Schimmelpilze, die dem jungen Sämling an den Kragen wollen.)
- Den Joghurtbecher mit einem handelsüblichen Anzuchtsubstrat füllen. (Substrat mit Torf sollten Sie meiden.)
- Die Samen auf das Substrat legen und etwa 2 cm tief hineindrücken, sodass sie bedeckt sind.
- Den Joghurtbecher mit Klarsichtfolie abdecken und auf einer Untertasse auf eine helle Fensterbank stellen (bei 15–22 °C, kein direktes Sonnenlicht).
- Jetzt müssen Sie 3–6 Wochen warten, bis die neuen grünen Triebe erscheinen. Die genaue Keimdauer hängt davon ab, wie gründlich Sie die Keimhemmer entfernt haben.

Wichtig ist, dass die Zitrone voll ausgebildete Samen enthält. Diese Wahrscheinlichkeit ist bei Früchten aus Bioanbau größer. In der konventionellen Landwirtschaft werden oft parthenokarpe Sorten gezüchtet, bei denen Fruchtbildung ohne (Befruchtung und) Samenbildung stattfindet. Dieses Verfahren wird beispielsweise eingesetzt, wenn es zu kalt ist, um die Bestäubungsinsekten zu aktivieren, oder wenn – wie bei kernlosen Trauben – Samen in den Früchten beim Konsumenten unerwünscht sind.

Kältebehandlung

Die Samen von Bäumen, die in gemäßigtem Klima heimisch sind, benötigen oft eine Kälteperiode, um keimen zu können. Diese Kälteeinwirkung wird Stratifizierung genannt. Äpfel, Kirschen, Birnen und Pfirsiche fallen in diese Kategorie. Das Verfahren zur Keimung dieser Samen ist das gleiche wie bei der Zitrone, allerdings werden die Samen nicht frisch aus der Frucht verwendet, sondern 2 bis 3 Monate gekühlt, um die Keimruhe zu brechen. Dafür die Samen in leicht feuchtes Küchenpapier wickeln, in einen Gefrierbeutel packen und in den Kühlschrank (nicht in den Tiefkühler) legen. Am besten kleben Sie einen Zettel mit Datum an die Kühlschranktür, damit Sie sie nicht vergessen.

Die Jungpflanze entspricht wahrscheinlich nicht dem, was Sie aufgrund der Frucht erwarten. Ein Samen einer Zitrone der Sorte Meyer enthält möglicherweise nur die Hälfte der Gene der Mutterpflanze, weil diese von einer anderen Zitrone in der Nähe bestäubt wurde. Jeder Samen enthält Erbinformationen von beiden Elternpflanzen, das Fruchtfleisch dagegen nur die der Mutterpflanze. Aus diesem Grund werden Obstbäume meist veredelt, d. h. auf eine Unterlage wird ein Edelreis einer anderen Sorte aufgepfropft, sodass ein Klon entsteht.

In jedem Fall ist der Zitronenbaum, den Sie da heranziehen, Ihr ganz eigenes Produkt. Je nachdem, wo Sie leben, können Sie ihn im Haus halten, ihn auspflanzen (in den mildesten Klimazonen) oder ihn im Winter drinnen halten und ihn im Sommer auf eine warme Terrasse stellen. Zitronenbäume haben sehr schöne, glänzend grüne Blätter, weiße Blüten mit Zitrusduft und gelbe, grüne oder manchmal auch rosafarbene Früchte, die sich ideal für die Herstellung von Limonade eignen. Alle sind reich an Vitamin C.

> Es ist faszinierend,
> neues Pflanzenleben
> heranzuziehen.

Vitamin C

Obst – insbesondere Zitronen – ist reich an Vitamin C (Ascorbinsäure). Dieses Vitamin ist unerlässlich für den menschlichen Stoffwechsel, für die Energiegewinnung aus der Nahrung und zur Stärkung des Immunsystems. Darum überrascht es nicht, dass viele Erkältungs- und Grippemittel mit Zitrone aromatisiert sind. Vitamin C fördert auch die Aufnahme von Eisen, das ebenfalls für ein starkes Immunsystem von Bedeutung ist. Außerdem spielt Vitamin C eine Rolle bei der Synthese von Kollagen, das für das Bindegewebe und die schnellere Wundheilung benötigt wird.

Gesunde Mittelmeerküche
Mediterrane Kräuter im Blumenkasten

6

Die Mittelmeerküche gilt als sehr gesund, nicht zuletzt wegen der großzügigen Verwendung von Kräutern. Die mediterranen Küchenkräuter produzieren eine Reihe von chemischen Stoffen, die als ätherische Öle bekannt sind. Sie dienen dem Schutz der Pflanze, indem sie Schädlinge und Krankheitserreger fernhalten und dafür sorgen, dass ihre Blätter für Weidetiere ungenießbar sind. Das ist besonders wichtig für Pflanzen, die in eher trockenem Klima wachsen und darum nicht so schnell neue Blätter bilden können. Allerdings empfinden wir Menschen diese ätherischen Öle als angenehm und nutzen die Pflanzen gern, um unsere Nahrung zu würzen. Dadurch haben wir indirekt zur Verbreitung dieser Kräuter auf der ganzen Welt beigetragen.

Kräuter verbessern nicht nur Duft und Geschmack unserer Speisen, sondern schützen uns auch vor Krankheiten. Ihre Blätter enthalten Antioxidantien, die unsere Zellen vor freien Radikalen schützen, jenen unberechenbaren Verbindungen, die Teile unserer Zellen und deren Membranen schädigen. Außerdem sind Kräuter reich an Alkaloiden, phenolischen Diterpenen, Flavonoiden und Polyphenolen. Alle diese Substanzen wirken entzündungshemmend und können die Fehlfunktion von Zellen und die Bildung von Tumoren verhindern. Als ob das noch nicht genug wäre, verbessern diese Verbindungen die Gehirntätigkeit, regulieren die Stimmung und den Cholesterinspiegel. Es sind also echte Multitalente.

Wir Menschen empfinden Kräuterdüfte oft als angenehm und beruhigend, darum werden sie in der Aromatherapie verwendet. Ernährungswissenschaftler gingen ursprünglich davon aus, dass wir diese Kräuter essen müssen, um in den Genuss ihrer Wirkung zu kommen. Inzwischen weiß man, dass schon das bloße Einatmen des Aromas (der ätherischen Öle) wirksam sein kann (siehe Seiten 172–173).

Parsley, sage, rosemary and thyme ...

... heißt es in einem englischen Volkslied aus dem späten Mittelalter (»Petersilie, Salbei, Rosmarin und Thymian«). Allerdings haben die Botaniker nun erkannt, dass die Bezeichnung *Rosmarinus officinalis* nicht korrekt ist, da die Pflanze zur Gattung Salbei gehört. Seitdem heißt sie *Salvia rosmarinus*. Das wird aber an der Popularität des Volkslieds wohl nichts ändern.

Unabhängig von den Feinheiten der botanischen Benennung und des Musikgeschmacks: Wie wäre es mit einem Kräuterkasten in der Nähe der Küche, damit Sie beim Kochen stets frische Blätter zur Hand haben? Eine beliebte Kombination sind Oregano *(Origanum vulgare)*, Petersilie *(Petroselinum crispum)* und Dill *(Anethum graveolens)*.

Alternativ könnten Sie Kübel mit Basilikum *(Ocimum basilicum)*, Salbei *(Salvia officinalis)*, Rosmarin *(Salvia rosmarinus)* und Lavendel *(Lavandula angustifolia)* neben die Terrassentür stellen. Wer einen empfindlichen Geruchssinn hat, stellt Knoblauch *(Allium sativum)* und Gewürznelken *(Syzygium aromaticum)* lieber in etwas größerem Abstand auf. Die Gartenwege könnten Sie mit Thymian *(Thymus)* flankieren. Matten- und teppichbildende Sorten wie *T. vulgaris*, *T.* 'Dartmoor' und *T. serpyllum* 'Petite' können sich in Pflasterfugen ausbreiten, während sich höhere Sorten wie *T. citriodorus* 'Variegatus', *T. pulegioides* 'Bertram Anderson' und *T. serpyllum* 'Elfin' eher als Rand- und Beetbepflanzung eignen.

> Kräuter verbessern nicht nur Duft und Geschmack von Speisen, sondern schützen auch vor Krankheiten.

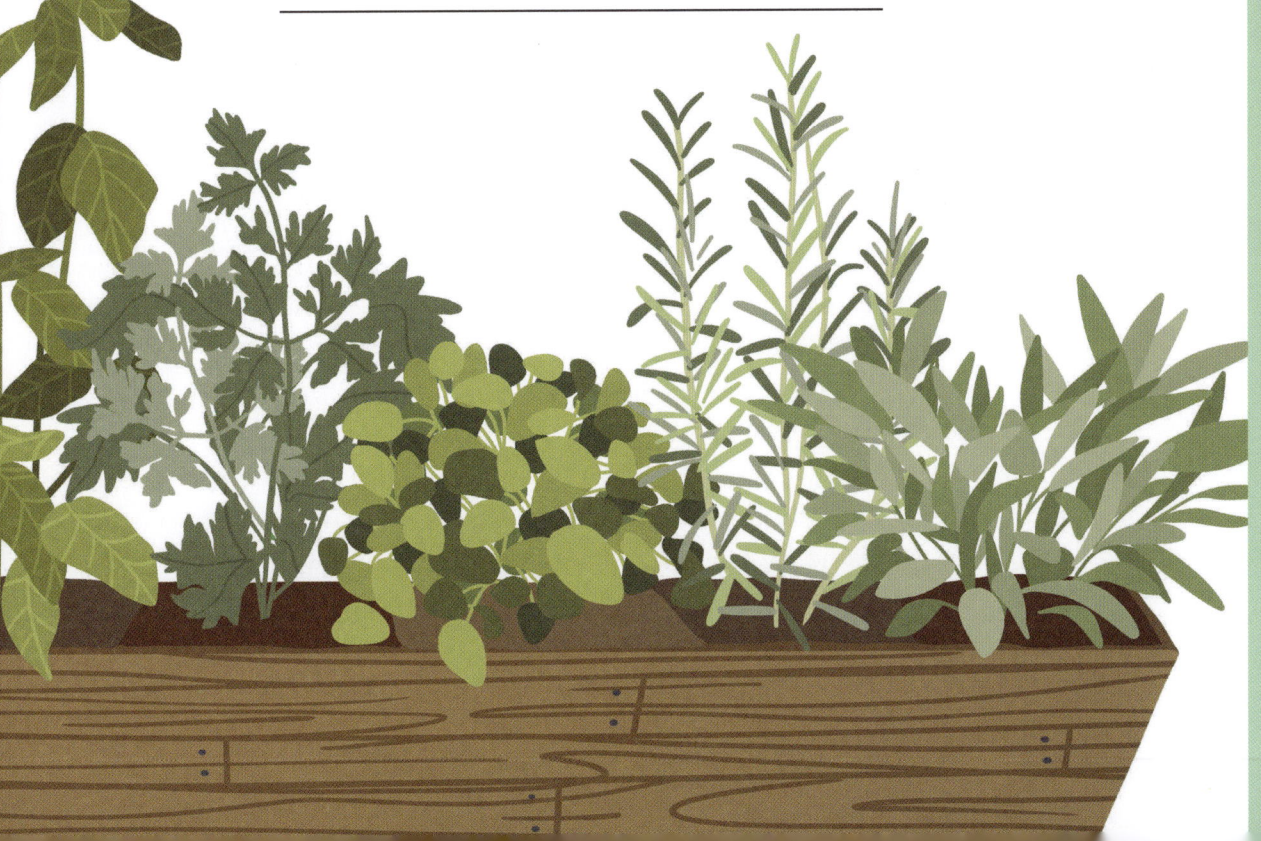

7 Flugshow
Teich oder Miniwiese für Insekten

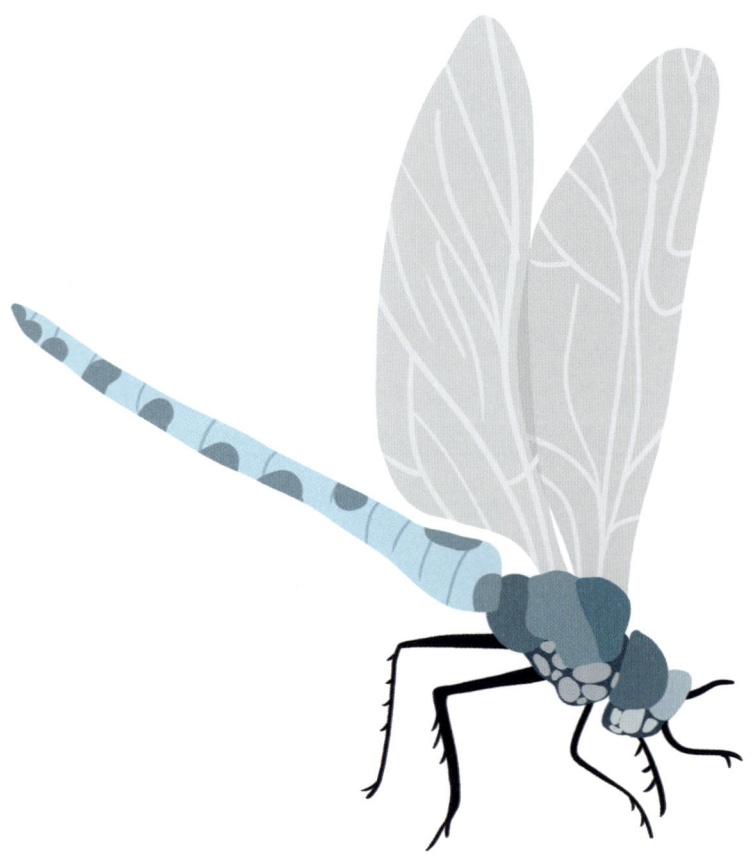

Ziel der Beschäftigung mit Pflanzen und der Gartenarbeit ist, der Natur ganz grundsätzlich näher zu kommen. Ich habe Freude an der Schönheit meiner Gartenpflanzen, aber ich sehe sie auch als Lebensraum für andere Kreaturen. Erfolg beim Gärtnern heißt für mich, schöne und gesunde Pflanzen zu kultivieren und gleichzeitig die Tierwelt zu unterstützen. Über Blattläuse auf meinen Rosen rege ich mich beispielsweise nicht auf. Sie beeinträchtigen die Blüte normalerweise nicht, und wenn ich keine Blattläuse habe, habe ich auch keine Schwebfliegen und Blaumeisen, und wo diese nicht leben, finden sich keine Schwalben und

Sperber ein. Ich betrachte meinen Garten nicht als mein privates Refugium, sondern als Teil der Nahrungskette der Natur. Wenn die Blattläuse auf einer Pflanze einmal überhandnehmen, kann ich sie einfach mit den Fingern abreiben, statt zu Pestiziden zu greifen. Drastische Maßnahmen sind selten nötig, wenn es gelingt, das ökologische Gleichgewicht im Garten zu erhalten.

So eine gelassene Einstellung hilft, die kleinen Krabbel-, Wühl- und Brummtiere im Garten schätzen zu lernen. Blühende Pflanzen erfreuen nicht nur uns Menschen mit ihren Farben, sondern auch Admiral-Schmetterlinge, Großlibellen und Hummeln in ihren lustigen Ringelpullis. Gerade Libellen in schillernden Farben sind faszinierend zu beobachten, wenn sie miteinander interagieren oder ihre dramatischen Kunstflüge vollführen.

Wer Leben in den Garten locken will, sollte einen kleinen Teich anlegen. Schon innerhalb weniger Tage werden sich einige Teichläufer einstellen, um ihn zu erkunden. Obwohl diese Insekten mit ihren schmalen, beinahe zweidimensionalen Körpern und gespreizten Beinen nicht unbedingt wie die geborenen Flieger aussehen, sind sie offenbar geschickt darin, aus der Luft neue Teiche (und damit neue Lebensräume) aufzuspüren. Die Teichläufer sind kulinarisch an kleinen Mücken und Schnaken interessiert. Mit ihren sensiblen Härchen an den Beinen nehmen sie die feinsten Vibrationen auf der Wasseroberfläche wahr und machen sich auf die Suche nach ihrer Beute.

Nach den Teichläufern siedeln sich die einzelligen Algen an, die in den warmen oberen Bereichen des Teichs das Phytoplankton bilden und das Wasser oft tief erbsengrün färben. Bald danach machen sich die Kleinstlebewesen, die das Zooplankton (tierisches Plankton) bilden, an die Arbeit und fressen die mikroskopisch kleinen Pflanzen. Ihnen sollte daher klar sein, dass das Wasser in einem naturnahen Teich nie wieder ganz klar sein wird.

Mit der Zeit wird sich der Teich zu einem voll funktionsfähigen kleinen Ökosystem entwickeln. Kein Teich gleicht dem anderen, denn Faktoren wie der pH-Wert des Wassers, die Sonneneinstrahlung und der Nährstoffgehalt bestimmen, welche Pflanzen und Tiere sich hier wohlfühlen. Typische Bewohner sind die gefräßigen Libellenlarven. Ausgewachsene Larven größerer Libellenarten sind durchaus in der Lage, mit ihren ausfahrbaren Mundwerkzeugen einen kleinen Fisch oder eine Kaulquappe zu packen.

Legen Sie sich ein gutes Buch über naturnahe Teiche zu und amüsieren Sie sich damit, die winzigen, aber erstaunlichen Lebewesen in Ihrem Teich zu bestimmen. Halten Sie Ausschau nach den glänzenden Flügeldecken des Gelbrandkäfers und anderer Schwimm- und Tauchkäfer, wenn sie zum Atmen vom Teichboden an die Oberfläche kommen. Interessant sind auch Gemeine Taumelkäfer *(Gyrinus substriatus)*, die sich auf der Wasseroberfläche drehen. Praktischerweise haben sie zwei Paar Facettenaugen: ein Paar zum Sehen unter Wasser, das andere für die Sicht über der Wasseroberfläche. Die kleinen Kreaturen, die wie untergetauchte Ruderboote aussehen, werden Ruderwanzen genannt. Sie tauchen zum Teichgrund ab, sobald ein Schatten auf das Wasser fällt.

Mit einer Miniwiese (nicht Rasen!) können Sie bestäubende Insekten und andere Wirbellose in den Garten einladen. Einjährige Wildblumenwiesen aus Klatschmohn *(Papaver rhoeas)*, Kornblumen *(Centaurea cyanus)*, Saat-Wucherblumen *(Glebionis segetum)* und anderen sind sehr farbenfroh und bieten Pollen und Nektar für eine Vielzahl von Bestäuberinsekten. Normalerweise müssen solche Saatmischungen jedes Jahr neu ausgesät werden, nur auf sehr durchlässigem, sandigem Gartenboden vermehren sie sich willig durch Selbstaussaat. Vor der Aussaat entfernen Sie im Winter die abgestorbenen Pflanzenteile und entfernen mehrjähriges Unkraut im zeitigen Frühjahr mit der Hacke.

Einjährige Blumenwiesen sind nützlich, um wichtige Bestäuber wie Schmetterlinge, Bienen und Schwebfliegen anzulocken. Eine echte Wiese, die eigentlich aus Gräsern und verschiedenen ein- und mehrjährigen Kräutern besteht, lockt ein noch breiteres Spektrum an Insekten an, darunter Heuschrecken, Blattwanzen, Marienkäfer und verschiedene Laufkäfer. Zahlreiche Schmetterlingsarten benötigen Wiesengräser als

Nahrung für ihre Raupen, auch das ist ein Grund, eine mehrjährige Wiese anzulegen. Das Ziel einer solchen Wiese ist, dass die Gräser blühen dürfen und lebensfähige Samen bilden. Nur einmal im Jahr, im Spätsommer, wird die ganze Vegetation auf eine Höhe von 10 cm zurückgeschnitten.

Erwarten Sie jedoch keine sofortige Blütenpracht. Echte Wiesen sind ökologische Versuchslabore, in denen Pflanzen miteinander konkurrieren, bis sich schließlich einige durchsetzen. Dabei sind sie variierenden Umwelteinflüssen ausgesetzt. So kann eine Wiese in einem trockenen Jahr ganz anders aussehen als in einem fechten. Um zu verhindern, dass die kräftigeren Gräser und Kräuter andere Pflanzen verdrängen, sollten Sie den halbparasitischen Kleinen Klappertopf *(Rhinanthus minor)* einsetzen. Er kann einige der kräftigeren Gräser und Kräuter in die Knie zwingen, indem er deren Wurzeln anzapft und ihnen Zucker entzieht, sodass andere Arten sich ausbreiten können. Der Klappertopf ist einjährig, darum sollten Sie über den Winter einige kleine kahle Stellen schaffen (einfach kräftig die Harke durch die Wiese ziehen), damit seine Samen im Frühjahr keimen können. In Nordamerika erfüllt das Kanadische Läusekraut *(Pedicularis canadensis)* eine ähnliche Aufgabe, indem es die wüchsigeren Präriegräser in Schach hält.

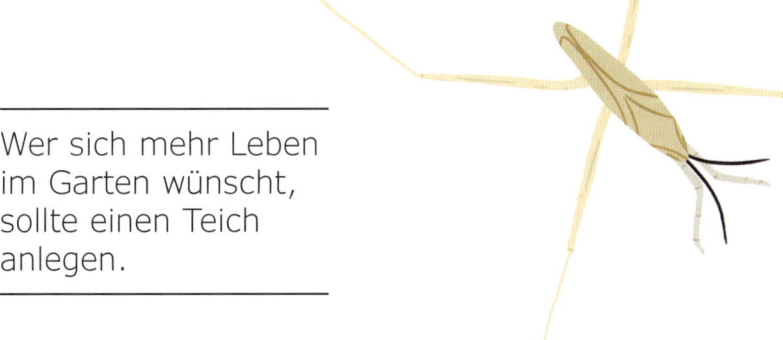

Wer sich mehr Leben im Garten wünscht, sollte einen Teich anlegen.

Exotische Pracht
Orchideen im Haus

8

Orchideen sind in unserem Haus allgegenwärtig, sogar im Bad stehen zwei. Das Haus sieht also aus wie ein Baumarkt kurz vor Weihnachten, wenn massenhaft Orchideen für Menschen auf Geschenksuche angeboten werden. Die tropische Pracht ist allerdings nicht mein Verdienst, um sie kümmert sich meine Lebensgefährtin.

Wenn sie blühen, verzaubern diese exotischen Schönheiten jeden Raum. Im Schlafzimmer steht eine Schmetterlingsorchidee *(Phalaenopsis)* 'Kung's Green Star' mit riesigen Blüten in zartem Grün. *P. grandiflorum* 'Rio Grande' prunkt im Gästezimmer mit ihrer exquisiten kirschrosa Blüte, und einer der Badbewohnerinnen ist *P.* 'Elegant Polka Dots' mit rosa-weiß gefleckten Blüten. Im Wohnzimmer steht ein *Cymbidium* 'Loch Lomond' (zitronengelbe Blüten mit rot geränderter Lippe), der im Sommer an einen halbschattigen Platz im Freien gestellt wird, weil er für die Blütenbildung gutes indirektes Sonnenlicht braucht.

Im Handel findet man hauptsächlich Schmetterlingsorchideen *(Phalaenopsis)*, die erstaunlich pflegeleicht sind. Es sind Epiphyten, das pflanzliche Äquivalent zum Faultier: In der Natur wachsen sie als sogenannte Aufsitzer an den Bäumen der tropischen Regenwälder. Das gibt Hinweise darauf, wie sie zu pflegen sind. Sie leben unter den Baumkronen großer Bäume, brauchen also gefiltertes, kein direktes Sonnenlicht. Eine hohe Luftfeuchtigkeit, aber keine Staunässe hält sie fit, denn ihre Wurzeln hängen normalerweise nackt in der Luft oder winden sich durch verrottende Blattabfälle in den Zweigen ihres Wirtsbaums. Orchideen werden in durchsichtigen Töpfen verkauft, damit das Licht die Wurzeln erreichen kann. Da die Wurzeln Fotosynthese betreiben, sollten Sie auch beim Umtopfen stets transparente Töpfe verwenden. Wenn Sie sie dann in ein Badezimmer, wo die Luftfeuchtigkeit am höchsten ist, ohne direkte Sonneneinstrahlung stellen, werden sie sich wohlfühlen.

> Orchideen sind die artenreichste Pflanzenfamilie der Erde.

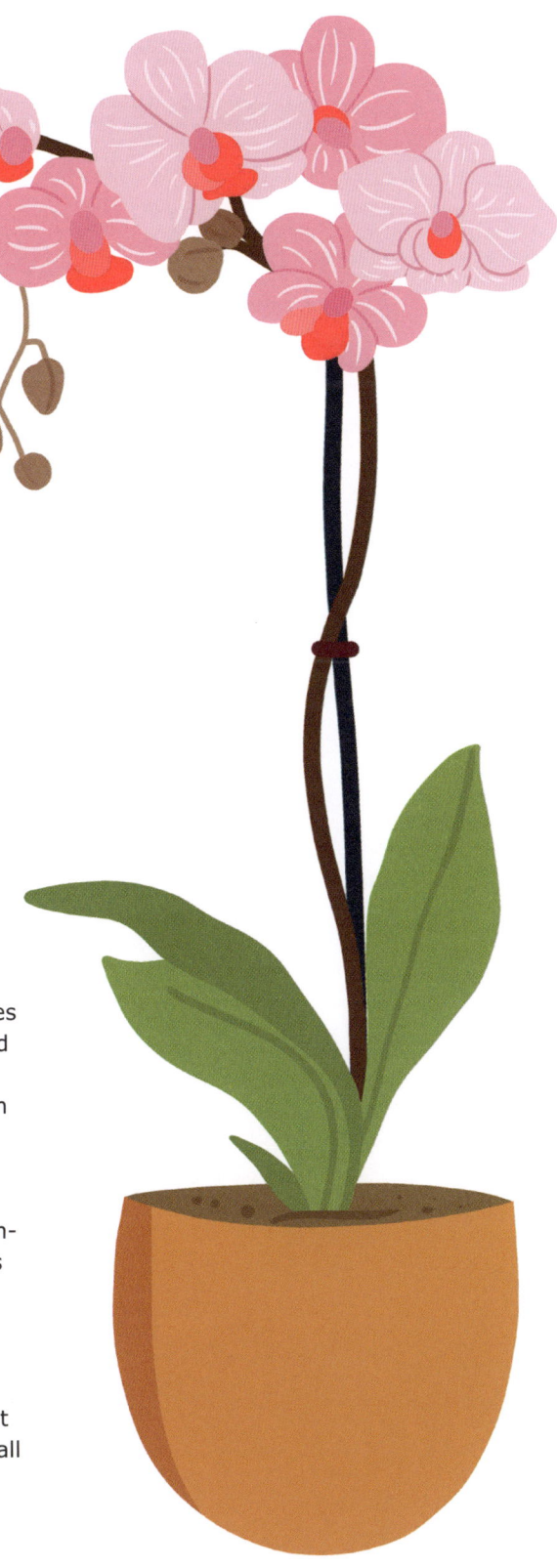

Orchideen: Musterbeispiel für Artenvielfalt

Orchideen bestechen mit einer immensen Vielfalt an Blütenfarben, -formen und -größen. Mit mehr als 30 000 Arten bilden sie die artenreichste Pflanzenfamilie der Erde. Einige davon kommen in der Natur nur in winzigen, isolierten Populationen vor. Weil sich Orchideen leicht untereinander kreuzen lassen, konnten viele Zuchtformen als Zimmerpflanzen entstehen. Diese Vielfalt hat – neben ihrer Schönheit – die Orchideen berühmt gemacht.

Das ist auch der Grund, warum manche Menschen ihnen verfallen. Es ist leicht, sich von der enormen Vielfalt faszinieren zu lassen. Diese Versenkung in ein faszinierendes Hobby kann als Ablenkung von der Arbeit und den anderen Herausforderungen des Alltags dienen. Das ist eine gute Sache, solange man es nicht übertreibt (siehe Thema 37). Das gilt übrigens auch für die Orchideen, deren Bestände in der Natur durch übermäßiges Sammeln und die Ausbeutung durch die Nachfrage von Hobbyzüchtern, die etwas Seltenes besitzen wollen, dezimiert wurden. Glücklicherweise werden die meisten im Handel erhältlichen Orchideen heute massenhaft durch Mikrovermehrung gezüchtet. Es gibt jedoch noch immer einen illegalen Handel mit Wildpflanzen. Kaufen Sie darum im Zweifelsfall nur Sorten mit Kultivarnamen.

9 | Früchte aus den Anden
Tomaten auf der Fensterbank

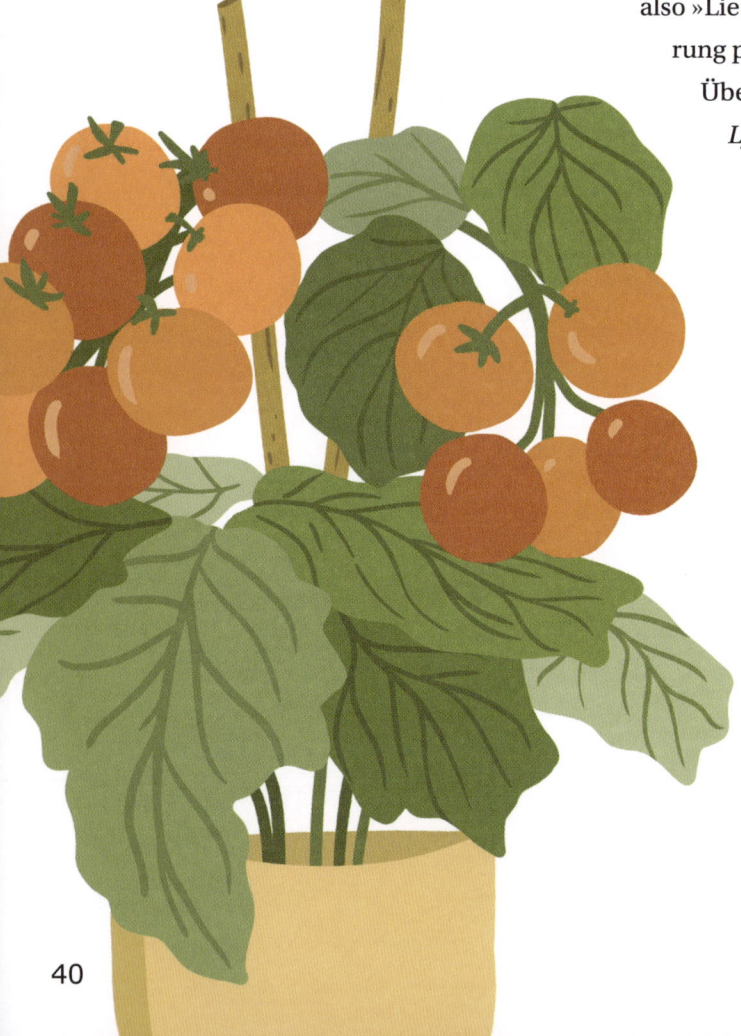

Die Tomate ist eigentlich eine Frucht, wird aber wegen ihres herzhaften Geschmacks als Gemüse behandelt. Früher nannte man sie auch »Liebesapfel«, wohl weniger aufgrund aphrodisierender Eigenschaften, sondern wegen einer sprachlichen Verwirrung im 16. Jahrhundert. Die Pflanze wurde in Mittelamerika entdeckt und von den Spaniern in die Alte Welt eingeführt. Die Mauren brachten sie aus Spanien nach Marokko, wo man sie *mala aethiopica,* »Apfel der Mauren«, nannte. Die Italiener gaben ihnen denselben Namen, *pomi dei mori,* was die Franzosen fälschlicherweise als *pommes d'amour*, also »Liebesäpfel« übersetzten. Um die Verwirrung perfekt zu machen, lautet die wörtliche Übersetzung des botanischen Namens *Lycopersicon esculentum* (»essbarer Wolfspfirsich«) – von Apfel keine Spur mehr. Noch rätselhafter wird es, wenn man bedenkt, dass der »Liebesapfel« auch mit aztekischem Kannibalismus in Verbindung gebracht wird (Tomaten waren vermutlich die Sättigungsbeilage) und dass die Früchte zwar essbar sind, der Rest der Pflanze aber giftig ist. Kein Wunder, dass die Europäer der Tomate anfangs Misstrauen entgegenbrachten.

Aufgrund vieler wertvoller Inhaltsstoffe gilt die Tomate heute als sehr gesund.

Trotz aller ethnobotanischen Verwirrungen ist die Tomate heute zweifelsfrei als gesundes Lebensmittel anerkannt. Tomaten enthalten Lycopin, das krebshemmende Eigenschaften besitzen und Herz-Kreislauf-Erkrankungen entgegenwirken soll. Sie liefern Ballaststoffe, Kalium und die Vitamine A, B, C, E und K – Letzteres ist wichtig für die Blutgerinnung und Wundheilung. Sie sollen auch helfen, Makuladegeneration vorzubeugen und Wechseljahresbeschwerden zu lindern. Frauen mittleren Alters, die acht Wochen lang Tomatensaft tranken, hatten weniger Wechseljahresbeschwerden und weniger Angstzustände, waren körperlich aktiver, hatten eine höhere Herzfrequenz und niedrigere Triglyceridwerte (hohe Triglyceride stehen im Verdacht, Herzkrankheiten zu begünstigen) als Frauen, die keinen Tomatensaft tranken.[2] Im Gegensatz zu anderen Gemüsesorten, die am besten roh verzehrt werden, scheinen Tomaten einen größeren Nutzen zu haben, wenn sie gekocht werden, da das Kochen die antioxidative Wirkung des Lycopins noch verstärkt.

In warmen Klimazonen können Tomaten im Freien angebaut werden, aber in kühleren Gegenden ist ein Gewächshaus oder eine sonnige Fensterbank zu bevorzugen. Für Anfänger empfehlen sich Kirschtomaten und andere kleine Tomatensorten, weil sie schneller reifen als Sorten mit großen Früchten. Es gibt Zwerg- oder Terrassensorten, die mit wenig Platz auskommen und im Gegensatz zu hohen Sorten auch keine Stützen benötigen. Sorten wie 'Totem', 'Balconi', 'Vilma', 'Rosella Crimson' und 'Sweet 'n' Neat' sind entweder kompakt oder hängend und sind optimal für die Fensterbank. Später könnten Sie auch einige der herkömmlichen, größeren Sorten ausprobieren. Aber Vorsicht: Als Teenager habe ich einige 'Ailsa Craig'-Tomatenpflanzen an Schnüren an der Gardinenstange meines Zimmers festgebunden. Die Ernte am Ende des Sommers war beachtlich, aber die Gardinenstange war verbogen. Meine Eltern waren nicht so begeistert.

Nicht nur tomatenrot

Tomaten stellen wir uns normalerweise rot vor, aber die ursprünglich nach Europa gebrachten Pflanzen hatten wahrscheinlich goldgelbe Früchte. Auch heute gibt es Tomaten in verschiedenen Farben: Grün ('Green Envy'), Hellgelb ('Cream Sausage'), Zitronengelb ('Limoncito'), Orange ('Sungold'), Violett ('Rosella') und fast schwarzes Dunkelrot ('Black Opal'). Auch gestreifte ('Tiger Red') und gesprenkelte Sorten ('Midnight Snack') sind erhältlich. Bedenkt man noch die große Formenvielfalt der Früchte, kann man das gesunde Gemüse getrost als Zierpflanze betrachten.

Im Fokus
Lärmschutz

Lärm ist nicht nur lästig, er kann gesundheitsschädlich, schlimmstenfalls tödlich sein. Anhaltender oder lauter Umgebungslärm, etwa durch Straßenverkehr oder Flugzeuge, beeinträchtigt die Schlafqualität und die Herz-Kreislauf-Gesundheit. Die Weltgesundheitsorganisation schätzt die Zahl der in den EU-Staaten durch Lärmbelastung verlorenen Lebensjahre auf 61 000 (durch Herzkrankheiten) und 903 000 (durch Schlafstörungen). Menschen reagieren unterschiedlich auf Lärm. Manche leiden darunter und entwickeln eine chronische nervöse

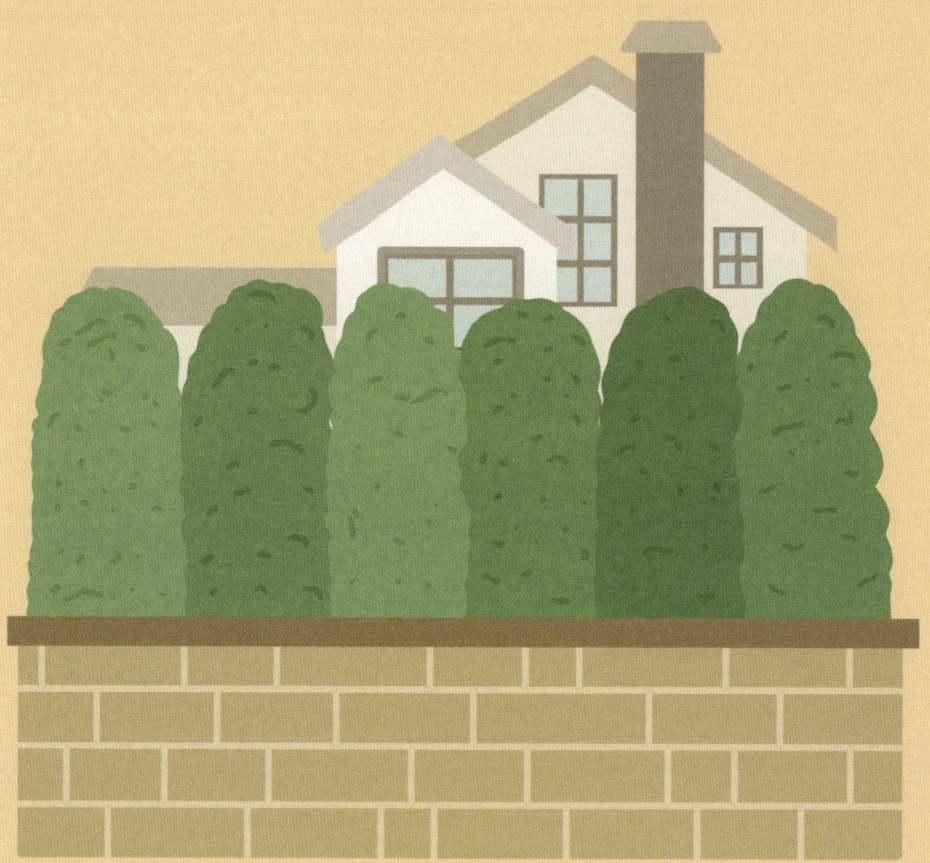

Anspannung. Das bedeutet, dass Lärm die täglichen Aktivitäten, Gefühle, Gedanken, Ruhe oder Schlaf beeinträchtigen kann und mit emotionalen Reaktionen wie Reizbarkeit, Erschöpfung, Kummer und anderen stressbedingten Symptomen einhergeht. Lärmbelästigung kann nicht nur durch vorhersehbare, gleichbleibende Geräusche ausgelöst werden, sondern auch durch spontan auftretende oder seltene Geräusche, wie bellende Hunde und Lärm von Nachbarn. Man geht davon aus, dass diese Art der Lärmbelästigung zusätzlich 654 000 verlorene Lebensjahre verursacht.

Pflanzen können helfen. Ein paar Pflanzen werden den Lärm in der Nähe zwar nicht vollständig stoppen, aber sie können die Lautstärke reduzieren, indem sie den Schall absorbieren, reflektieren, brechen und beugen, also die Schallwellenmuster unterbrechen.[3] Durch diese lärmdämmende Wirkung werden Geräusche als weniger störend empfunden. Je breiter und dichter die Bepflanzung zwischen Mensch und Lärmquelle ist, desto besser natürlich.

Interessanterweise lassen Pflanzen einen Ort auch akustisch ruhiger erscheinen, wenn er es faktisch nicht ist. Eine bepflanze, natürlich wirkende Umgebung suggeriert uns »mentale Ruhe«, selbst wenn sich die Dezibel, mit denen das Ohr malträtiert wird, nicht verändert haben. Die Wahrnehmung von Lärm und die daraus resultierende körperliche oder emotionale Beeinträchtigung sind also nicht nur physisch, sondern auch psychisch bedingt. Dies ist ein wichtiger Punkt, den wir bei der Gestaltung grüner Rückzugsorte bedenken sollten.

10 | Ruhe und Frieden
Mit lebendem Grün gegen störenden Lärm

Wer in der Stadt lebt, ist vielen Geräuschquellen ausgesetzt: Autos, startenden und landenden Flugzeugen, Bau- und Handwerksarbeiten oder dem leisen Brummen von Klimaanlagen. Aber auch im Garten oder auf dem Balkon können wir ihm nicht unbedingt entkommen. Die Alltagsgeräusche können auf Dauer zu einer erheblichen Belastung werden. Dagegen lässt sich mit den richtigen Pflanzen etwas tun, denn die Blattform beeinflusst, welche Wellenlängen am besten neutralisiert werden. Nadelgewächse wie Zedern und Tannen (z. B. *Cedrus deodara* und *Cryptomeria japonica*) sind wirksam gegen die niederfrequenten Schallwellen des Straßenverkehrs, während immergrüne Laubpflanzen wie Glanzmispel (*Photinia × fraseri*) und Kirschlorbeer (*Prunus laurocerasus*) hochfrequenten Lärm von Elektrogeräten besser absorbieren.

Doppelt gedämmt

An Homeofficetagen sitze ich gern mit dem Laptop im Garten. Dort kommt es mir ruhiger vor, vor allem, wenn die Familie zu Hause ist. Unser Garten grenzt an eine Ackerfläche. Dort haben wir eine doppelte Hecke angelegt, um den Lärm der landwirtschaftlichen Maschinen zu reduzieren. Es sind nicht viele, aber während der Erntezeit kann der anhaltende Geräuschpegel störend sein. Der Abstand von etwa einem Meter zwischen den beiden Hecken wirkt wie eine zusätzliche Dämmschicht. Die Hecken bestehen aus verschiedenen Arten mit unterschiedlich geformten Blättern, darunter Hartriegel (*Cornus sanguinea*), Feldahorn (*Acer campestre*), Buche (*Fagus sylvatica*), Weide (*Salix alba* subsp. *vitellina* 'Willow Gold'), Hainbuche (*Carpinus betulus*), Liguster (*Ligustrum ovalifolium*), Heckenkirsche (*Lonicera nitida*) und Kirschlorbeer (*Prunus laurocerasus* 'Marbled White'), außerdem Hunds-Rose (*Rosa canina*) wegen der schönen Blüten und Schneeball (*Viburnum opulus*) wegen der leuchtend roten Beeren im Herbst.

Wichtig ist auch die richtige Platzierung: Die Pflanzen müssen sich zwischen der Person und der Lärmquelle befinden, was nicht unbedingt einfach ist, wenn eine Straße komplett parallel zu Ihrem Haus verläuft. Aber auch andere Standorte können hilfreich sein. Kletterpflanzen an den Hauswänden beispielsweise verhindern, dass der Schall wie ein Echo zurückgeworfen wird.

Manchmal empfehlen Ingenieure massive Wände und Zäune, um störende Geräu-

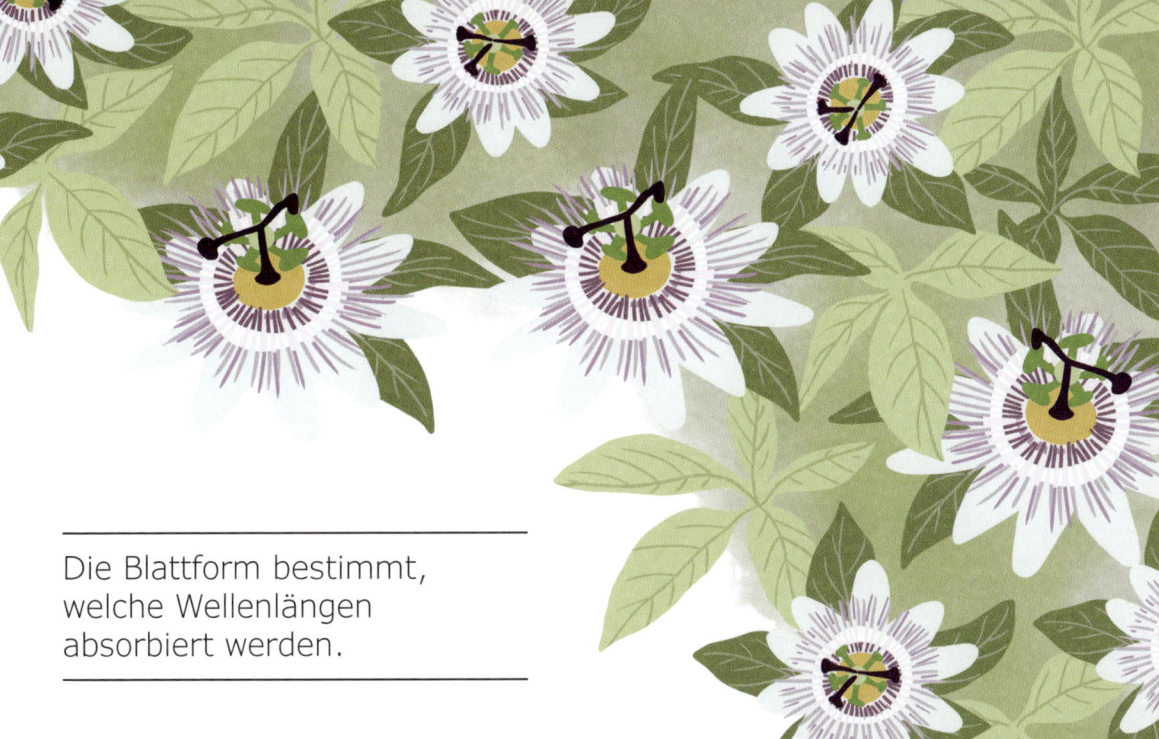

> Die Blattform bestimmt, welche Wellenlängen absorbiert werden.

Ruhiger Sitzplatz

Rings um meinen »Arbeitsplatz« im Freien stehen mehrere Zitrusbäumchen, Lavendel (*Lavandula officinalis*) und einjährige *Cosmos* 'Sensation' in Kübeln. An der Hauswand hinter dem Sitzplatz wachsen verschiedene Säckelblumen (*Ceanothus* 'Puget Blue' und *C.* 'Skylark'), *Cistus* 'Sunset' und *Rosa* 'Eden' (zauberhafte Blüten mit rosa Zentrum und blassgrüner Außenseite). Sie verhindern, dass die Mauern allzu viel Lärm reflektieren.

sche abzuschirmen. Sie sind zweifellos wirksam, aber wenn sie mit Kletterpflanzen begrünt werden, dämmen sie den Lärm noch wirkungsvoller und sehen viel besser aus. Holzzäune und Ziegelmauern bieten sich für *Clematis* an. Wer einen Blickfang wünscht, könnte Sorten mit leuchtenden Blüten wählen, etwa 'Doctor Ruppel'.

Ein anderer Ansatz besteht darin, störende Geräusche durch angenehmere Klänge zu überlagern, etwa durch das sanfte Rascheln von Bambus oder das heitere Plätschern eines Springbrunnens oder eines anderen Wasserspiels.

11 | Natürliches Gleichgewicht
Für mehr Artenvielfalt

Es ist unbeschreiblich aufregend, ein frei lebendes Tier im Garten zu sehen, vor allem, wenn es sich um eine seltene oder wenig bekannte Art handelt.

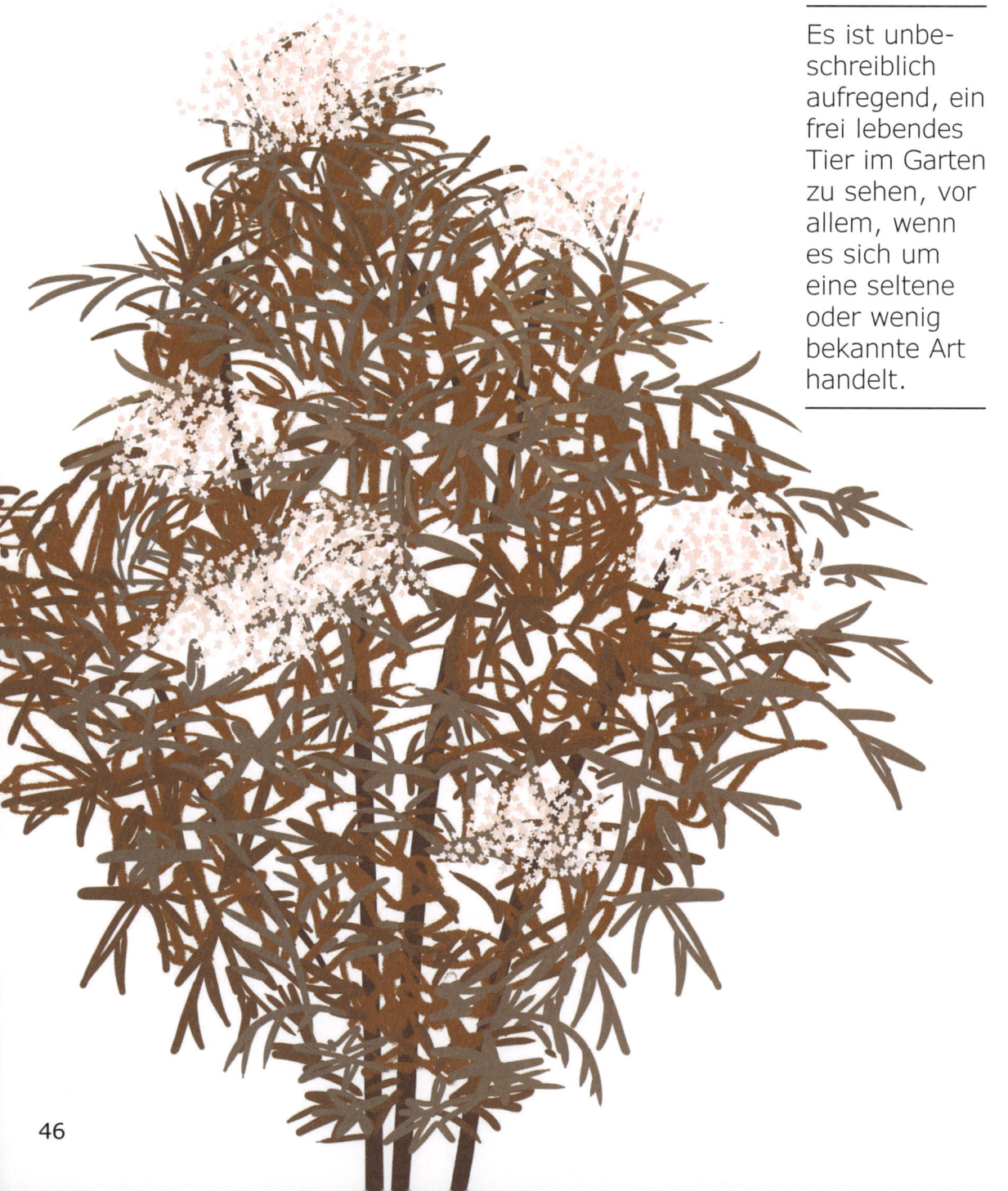

Mein Garten gehört nicht mir, sondern den wild lebenden Tieren in meiner Umgebung – und das, obwohl ich sieben Jahre lang im konventionellen Gartenbau gearbeitet habe. Dort war man der Meinung, dass der Mensch die Landschaft kultiviert und beherrscht. Heimische Tiere und Wildpflanzen wurden nur toleriert, wenn sie eingeladen oder für akzeptabel befunden wurden. Heute sehe ich die Dinge ganz anders. Ich betrachte mich nicht als Besitzer meines Grundstücks, sondern als sein Hüter und Bewahrer. Das heißt nicht, dass es ein Brennnesselacker mit vereinzelten einheimischen Bäumen ist. Wie in den meisten Gärten stehen auch in meinem viele Pflanzen, die gezüchtet wurden oder hier nicht heimisch sind, und die ich wegen ihrer attraktiven Formen und Farben ausgewählt habe. Aber das schließt die einheimische Flora und Fauna nicht aus. Ganz im Gegenteil.

Obwohl in meinem Garten viele kultivierte Zierpflanzen wachsen, ist er ein Refugium für die heimische Tierwelt. Im Rasen wühlen Maulwürfe, Rehe fressen die Rosenblüten, Kaninchen schälen im Winter die Rinde von Apfelbäumen (und reichen erstaunlich hoch hinauf!). Manchmal stellen sie ein Problem dar, aber auf der anderen Seite sehe ich es auch als Privileg, den Platz mit ihnen zu teilen. Die Herausforderung besteht natürlich darin, beides zu vereinbaren, darum schütze ich Rosen und Apfelbäume mit dezentem grünem Drahtgeflecht. Aber die einheimischen Tiere und Pflanzen haben ihre Lebensberechtigung, und ein Garten dient meiner Meinung nach dazu, natürliche Lebenszyklen zu fördern. Aus diesem Grund verzichte ich schon seit vielen Jahren auf den Einsatz von Pestiziden.

Es ist unbeschreiblich aufregend, ein frei lebendes Tier im Garten zu sehen, vor allem, wenn es sich um eine seltene oder wenig bekannte Art handelt. Das gilt auch für Pflanzen, was jeder bestätigen wird, der schon einmal eine Kolonie Bienen-Ragwurz *(Ophrys apifera)* in seinem Rasen entdeckt hat. Mich erfüllt Staunen, wenn ein blauäugiger Fuchswelpe durch die Rhododendren späht oder ein junger Grünspecht auf dem Rasen nach Ameisen sucht. Ich erinnere mich gern an Besuche in Kanada, wo ich in Gärten leuchtend rote Kardinäle und gestreifte Waschbären, aber auch Biber und Eisvögel sah. Vor allem Kinder finden solche Begegnungen faszinierend, das prägt langfristig positive Erinnerungen. Solche Zufallsbegegnungen mit etwas Wildem, Unvorhersehbarem und Unkontrolliertem sind etwas Besonderes, weil sie uns von unseren Alltagsproblemen und -stress ablenken. Sie erinnern uns auch daran, dass wir die Natur nicht beherrschen oder ihr gar überlegen sind, sondern selbst Teil eines großen Ganzen sind. Das wiederum kann uns vor Augen führen, dass unsere alltäglichen Sorgen vielleicht gar nicht so arg sind, wie sie uns manchmal vorkommen.

Was können wir also für mehr Artenvielfalt im Garten tun? Versuchen wir, ihn mit den Augen eines Tieres zu sehen und herauszufinden, was es braucht. Da wären beispielsweise:

Wasser ist lebenswichtig (siehe Themen 2 und 7). Haben Sie Platz für einen kleinen Teich oder auch nur eine Vogeltränke?

Deckung Vögel und kleine Säugetiere wie die putzige Waldmaus lieben dichtes Gebüsch. Frieden Sie Ihr Grundstück mit Sträuchern wie Holunder *(Sambucus,* etwa die sehr attraktive schwarzblättrige und rosa blühende Sorte 'Black Lace'), Hartriegel, Schneeball, Traubenkirsche oder Felsenbirne ein.

Begrünte Wände Kletterpflanzen an Mauern und Zäunen bieten Nischen und Verstecke, in denen Insekten überwintern können. Es dürfen gern auch attraktive blühende Pflanzen sein. Blauregen, Clematis, Kletterrosen und kleinere Rambler sorgen für eine schöne Palette an Farbtönen.

Freiflächen Tiere müssen sich auf dem Grundstück bewegen können. Dazu nutzen sie nicht nur die vorgegebenen Wege. Offene Grasflächen sind ideal, um Füchse, Dachse und vielleicht sogar den Sturzflug eines Greifvogels zu beobachten. Säen Sie auf Freiflächen Wiesenblumen (siehe Thema 7), damit Insekten Nahrung finden.

Aussichtspunkte Singvögel wie Amseln und Rotkehlchen nehmen gern auf einem kleinen Baum Platz, etwa *Picea orientalis* 'Skylands', *Pinus leucodermis* 'Satellit' oder *Cercidiphyllum japonicum pendulum*. Nadelbäume beherbergen eine große Anzahl kleiner Spinnen und sind ein gutes Jagdrevier für Wintergoldhähnchen und andere Vögel.

Ein warmer Platz Reptilien sonnen sich morgens gern auf Steinen oder Sand, um ihr Blut zu erwärmen, damit sie aktiv werden können. Damit solche Bereiche nicht kahl aussehen, könnten Sie vereinzelte Sukkulenten (wie *Aeonium* 'Zwartkop') oder Ziergräser (wie

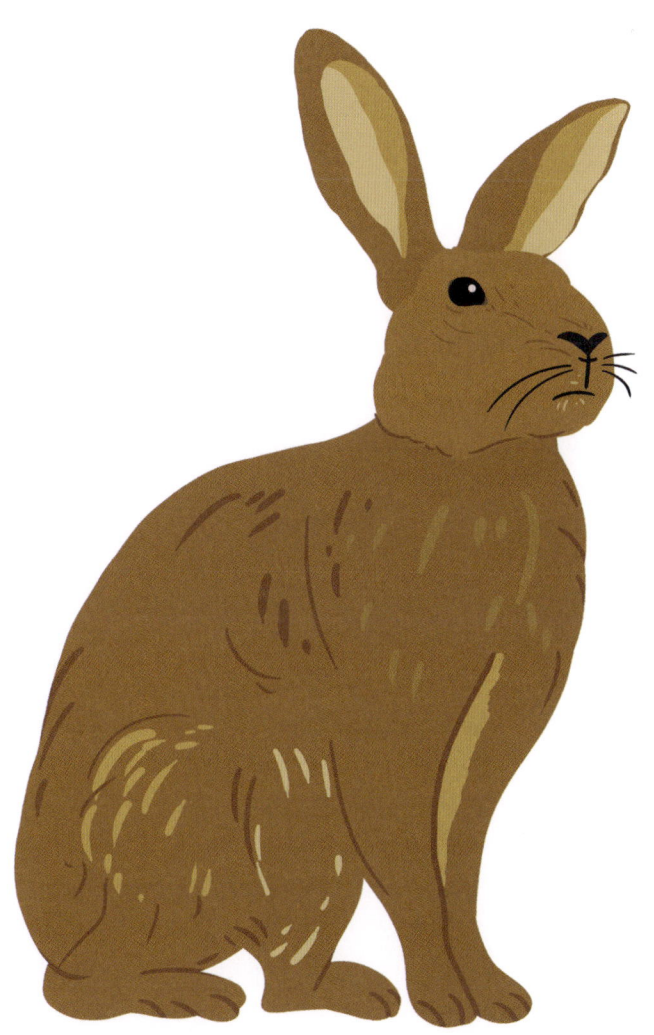

> Zufallsbegegnungen
> mit etwas Wildem,
> Unvorhersehbarem und
> Unkontrolliertem sind
> etwas Besonderes.

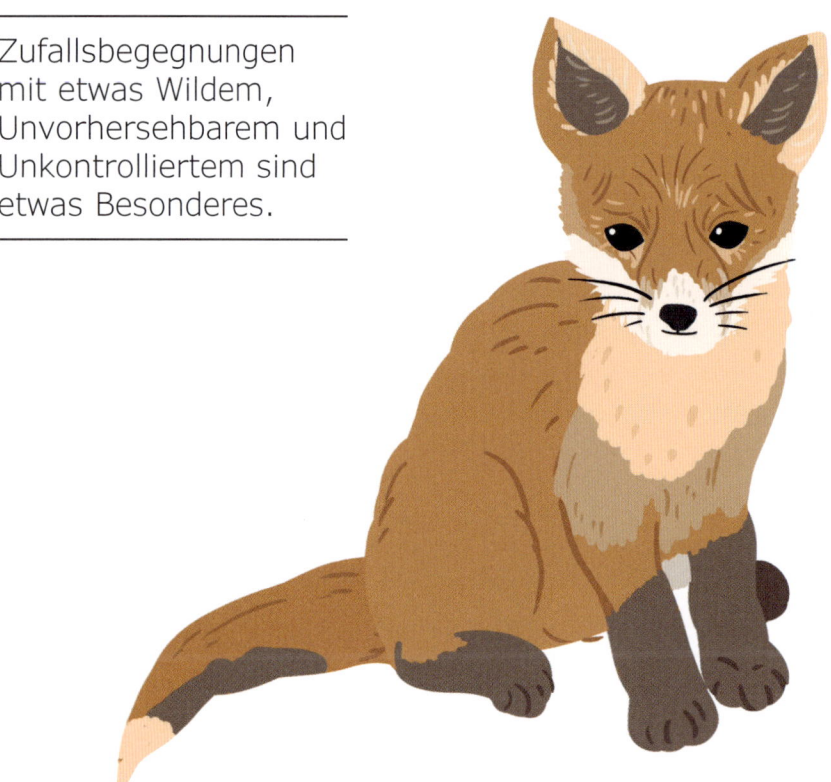

Pennisetum 'Fairy Tails' oder *Deschampsia cespitosa* 'Goldschleier')
pflanzen. Sandlaufkäfer und einige andere Insekten benötigen ebenfalls einen sandigen, steinigen Boden.

Unkraut Es geht nicht darum, den Garten mit Unkraut überwuchern
zu lassen, aber ein abgelegenes Eckchen sollten Sie komplett der Natur
überlassen. Erwachsene Schmetterlinge lieben blühenden Sommerflieder *(Buddleia davidii)* und prächtige Fetthenne *(Sedum spectabile)*,
aber ihre Raupen benötigen Brennnesseln *(Urtica dioica)* oder Gräser
(Agrostis, Dactylis glomerata und *Elytrigia repens)* als Nahrung.

Totholz So seltsam es klingt: Ein ökologisch gesunder Wald enthält
einen hohen Anteil an Totholz. Es bietet Nahrung für Detritusfresser –
Lebewesen, die ihre Energie durch den Abbau komplexerer Strukturen
gewinnen. Totholz ist Lebensraum für Hirsch- und andere Käfer sowie
für eine Vielzahl faszinierender Pilze. Wenn Sie einen Baum oder einen

großen Strauch zurückschneiden, sollten Sie die dickeren Äste an einer abgelegenen Stelle aufhäufen, damit sich darin Pilze und Tiere ansiedeln können.

Einjährige Blumen Legen Sie eine Tankstelle für Insekten an. Einjähriger Mohn *(Papaver)*, Kornblumen *(Centaurea cyanus)*, Jungfer-im-Grünen *(Nigella)*, Schmuckkörbchen *(Cosmos bipinnatus)* und viele andere einjährige Pflanzen bieten Nektar und Pollen für eine Vielzahl von Bestäuberinsekten (siehe Thema 50).

Sumpfgarten Bepflanzen Sie ein kühles, schattiges Plätzchen in Ihrem Garten mit Astilbe und Wasserdost *(Eupatorium cannabinum)* als Unterschlupf für Amphibien. Legen Sie Stämme und Steine aus, unter denen sich die Tiere bei starker Hitze oder Kälte verkriechen können.

Keine Pestizide und möglichst gar keine Chemikalien. Obwohl einige selektiv wirken (also nur bestimmte Pflanzen abtöten), stören sie alle das sensible ökologische Gleichgewicht im Garten. Besser ist es, sich mit einigen Schädlingen zu arrangieren und eine komplexere Nahrungskette zu fördern. Dadurch wird die Zahl der Schädlinge auf natürliche Weise eingedämmt.

Verbindungen Wenn Sie kein riesiges Anwesen haben, sind die heimischen Wildtiere gleichermaßen auf die Gärten Ihrer Nachbarn und die umliegenden Wälder und Parkanlagen angewiesen. Darum sollte der Garten nicht lückenlos abgeriegelt sein. Der Zaun sollte für Igel und andere kleine Säugetiere durchlässig sein.

12 | Tiefgründig
Umgraben oder hacken

Die amerikanische Schriftstellerin und Frauenrechtlerin Meridel Le Sueur hat einmal gesagt: »Der Körper spiegelt die Landschaft. Sie speisen und erschaffen sich gegenseitig.« Ähnlich denken heute auch viele Wissenschaftler über die Natur, insbesondere über unsere Beziehung zum Boden und seinen Einfluss auf unsere Gesundheit. Der Boden und der menschliche Körper haben eine Gemeinsamkeit: In beiden gibt es Millionen von Mikroorganismen. Diese bilden Gemeinschaften, die teils voneinander abhängen. Aufgrund der neueren Forschung erscheinen uns althergebrachte Glaubenssätze in neuem Licht. Vorstellungen, dass der Mensch »aus Lehm gemacht« oder »das Salz der Erde« sei, sind starke Metaphern für unsere Verbindung zum Boden und seinen lebenserhaltenden Eigenschaften.

Interessanterweise werden sowohl unser Darm als auch der Boden, der Pflanzenwurzeln umgibt (die Rhizosphäre), als eigenständige »Superorganismen« beschrieben. Die komplexen mikrobiellen Gemeinschaften in unserem Darm sind notwendig, um essenzielle Aminosäuren und Vitamine zu produzieren, aber sie beeinflussen auch die Gehirnfunktion. Ebenso sind Pflanzen auf die Mikrobiota ihrer Rhizosphäre angewiesen, um Nährstoffe zu gewinnen, Hormone zu produzieren und vor Krankheitserregern oder Umweltstress geschützt zu sein.

Wissenschaftler vermuten, dass diese beiden »Superorganismen« entfernt miteinander verwandt sind. Es scheint eine direkte Verbindung zwischen der Gesundheit des Bodens und der Gesundheit des

Therapeutisches Jäten

Wir graben den Boden um, um Verdichtungen zu vermeiden und Unkraut zu entfernen, insbesondere mehrjährige, tief wurzelnde Unkräuter wie Ampfer *(Rumex).* Danach genügt regelmäßiges Hacken, um die neu gekeimten kleinen Unkräuter zu beseitigen. Eine von einem meiner Doktoranden durchgeführte Umfrage ergab, dass sich am Unkrautjäten die Gärtnergeister scheiden.[4] Fünfzig Prozent halten es für langweilig, während es für die andere Hälfte eine besonders »therapeutische«, befriedigende Gartenarbeiten ist.

menschlichen Darms zu geben. Wir nehmen nützliche Mikrobiota aus dem Boden auf, aber dazu müssen wir regelmäßig mit ihm in Kontakt kommen. Genau da liegt das Problem. Viele Menschen haben heute keine Möglichkeit, den Boden zu bearbeiten und sich seiner Mikrobiota auszusetzen. Durch den fehlenden Kontakt mit dem Boden verringert sich unsere Interaktion mit nützlichen Mikroorganismen. Außerdem schädigen industrialisierte Landwirtschaft, der Verlust naturbelassener Grünflächen und der weit verbreitete Einsatz von Antibiotika, Haushaltsdesinfektionsmitteln und Pestiziden die natürliche Bodenmikrobiota. Diese Verarmung der mikrobiellen Artenvielfalt hat erhebliche Auswirkungen auf die menschliche Gesundheit.

Der Stadtmensch muss also diese Beziehung zum Boden wiederherstellen. Wir müssen graben, den erdigen Duft einatmen, wenn sich der Boden im Frühjahr erwärmt und die Mikroben an die Arbeit gehen. Den Boden zu berühren, zu kultivieren und frisch geerntete Pflanzen zu essen – all das kann unser Mikrobiom neu beleben. Gärtner (und Landwirte) müssen dafür sorgen, dass der Boden lebendig und artenreich bleibt. Seine Mikrobiota ist darauf angewiesen, dass dem Boden organische Substanz zugeführt wird und dass diese anschließend von Würmern, Asseln und anderen Bodenlebewesen zersetzt wird. Obwohl ich das Umgraben (aktives Wenden des Bodens) befürworte, sollte man es nicht zu oft tun, um das biologische Gefüge nicht zu stören. Füttern Sie die Mikroben und schaffen Sie eine gute Struktur, indem Sie organischen Kompost und Mulch einarbeiten. Wenn Sie den schlimmsten Unkräutern zu Leibe gerückt sind, genügt es, Unkraut in regelmäßigen Abständen, vielleicht einmal im Monat, zu jäten.

> Der Stadtmensch muss seine Beziehung zum Boden wiederherstellen.

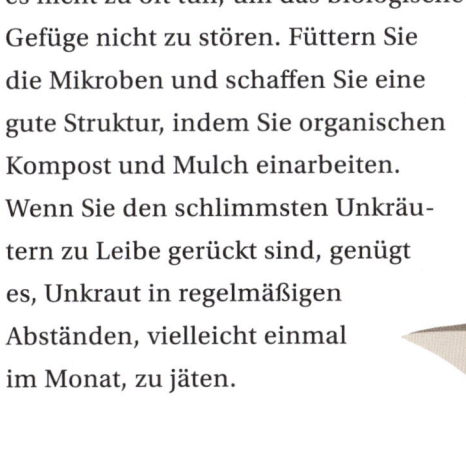

GESUNDHEITSNUTZEN: **MIKROBIOM · BEWEGUNG**

13 | Kühler Schatten
Kleiner Baum mit großen Blättern

Pflanzen besitzen eine stark kühlende Wirkung. Einerseits beschatten Sie solide Oberflächen (und uns), andererseits absorbieren sie Sonnenenergie und nutzen sie, um Wasser in ihrem Gewebe in Dampf umzuwandeln. Dies wird als Evapotranspiration (oder nur Transpiration) bezeichnet.

Wenn Sie einen Baum pflanzen, bleiben Sie und Ihr Haus kühl. Es muss kein mächtiger Waldriese sein. Für einen Sitzplatz im Garten eignet sich ein kleiner Baum: Kanadischer Judasbaum *(Cercis canadensis* 'Forest Pansy')*, Zierkirsche *(Prunus* 'Chocolate Ice', auch bekannt als 'Matsumae-fuki')* oder Amberbaum *(Liquidambar styraciflua* 'Golden Treasure')* sind nur drei Optionen. Auf meiner Wiese, wo ein großer Baum Platz hat, um seine volle Größe zu erreichen, habe ich eine Rot-Eiche *(Quercus rubra)* als Schattenspender für eine Bank gewählt. Jedes einzelne Blatt ist eindrucksvoll: etwa 15–20 cm lang, gleichmäßig gezähnt, und das Laub flattert schon bei schwachem Wind. In einem kühlen, aber hellen Herbst färbt sich das Laub tiefrot, bevor es ein dezentes Braun annimmt. (Für einen großen Garten mit saurem Boden empfehle ich die Scharlacheiche *(Q. coccinea)*, weil sie eine zuverlässigere rote Herbstfärbung hat). Wer nur wenig Platz hat, sollte einen mittelgroßen Baum pflanzen und ihn ab und zu durch einen gezielten Rückschnitt im Zaum halten.

Dramatische großblättrige Bäume wie der Trompetenbaum *(Catalpa bignonioides* 'Aurea')* und der Blauglockenbaum *(Paulownia tomentosa)* können alle zwei oder drei Jahre in Kopfhöhe entwipfelt werden und treiben dann neue, schirmartige Zweige, die sofort ein Sonnendach bilden. Die Wahl des Standortes hängt davon ab, wann Sonnenstrahlen auf das Haus fallen sollen und wann nicht. Ein Baum, der westlich steht, spendet ab dem Nachmittag Schatten. So können Sie das Haus genau

> Pflanzen besitzen eine stark kühlende Wirkung.

54

dann beschatten, wenn die Lufttemperaturen ihren Höhepunkt erreichen, haben aber morgens und über Mittag viel Licht.

Interessant sind auch Kletterpflanzen und Mauersträucher. Einer meiner Doktoranden fand heraus, dass Pflanzen wie Geißblatt *(Lonicera periclymenum)*, Jasmin *(Jasminum officinale)* und *Fuchsia* besonders gut zur Kühlung von Ziegelwänden geeignet sind (siehe unten). Alle haben attraktive Blüten in Gelb, Creme, Weiß und Rot, und die beiden erstgenannten duften außerdem abends wunderbar. Für kleine Grundstücke empfehlen sich einjährige Kletterpflanzen wie Kapuzinerkresse *(Tropaeolum)*, Duftwicke *(Lathyrus)* und Prunkwinde *(Convolvulus)*. Alle können schnell eine Mauer bedecken, bevor der erste Frost ihnen den Garaus macht.

Temperaturregulierung spart Geld

Pflanzen halten Gebäude im Sommer kühl und im Winter isolieren sie gegen Wärmeverlust. In kontrollierten Studien hat meine Doktorandin Jane Taylor gezeigt, dass Pflanzen, die vor einer Ziegelwand gepflanzt wurden, den Energieverlust im Winter um etwa ein Drittel reduzierten.[5] Diese Isolierwirkung hilft, Heizkosten zu sparen. Wir müssen Klimaanlagen und Zentralheizungen seltener in Betrieb nehmen und tragen so zu einer Verringerung der Kohlendioxidemissionen bei.

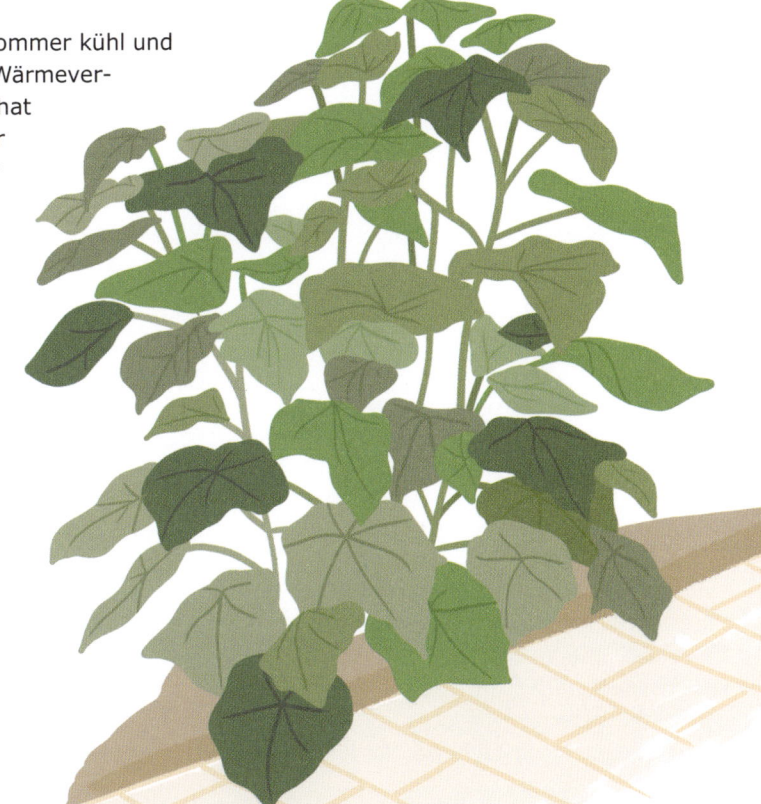

14 Halloweenfarbe
Lila Möhren: voller sekundärer Pflanzenstoffe

Möhren sind orange, oder? Die meisten schon, aber nicht alle. Die wilde Möhre *(Daucus carota* subsp. *carota)* hat eine schlanke, blasscremefarbene Wurzel mit leicht bitterem Geschmack. Die kultivierte orangefarbene Möhre *(D.c.* subsp. *sativa)* ist das Ergebnis jahrelanger Selektion und Züchtung, die vor allem in den Niederlanden mit großem Eifer betrieben wurde und zu einer größeren, süßeren und gleichmäßiger geformten Wurzel führte. Es gibt aber auch weiße, gelbe, rote, schwarze und violette Sorten. Vermutlich stammen Möhren ursprünglich aus Zentralasien. Zuerst angebaut wurden sie in Afghanistan, wo die violette Möhre gegessen und auch zum Färben von königlichen Gewändern verwendet wurde.

Zu den modernen violetten Möhrensorten gehören 'Purple Haze', 'Purple Sun', 'Dragon Purple' und 'Deep Purple'. Gerade Kinder lassen sich von solchem ungewöhnlich gefärbtem Gemüse leicht verführen. Einige Saatguthändler bieten Päckchen mit Möhrensamen an, die

Welche Möhren sind am gesündesten?

Alle Möhren sind gesund, aber wer Gemüse in verschiedenen Farben isst, nimmt mehr sekundäre Pflanzenstoffe zu sich. Die Farbe einer Möhre hängt vom Anteil der Pigmente in ihrem Gewebe ab. Diese Pigmente und andere Verbindungen beeinflussen ihren Nährstoffgehalt. Violette Möhren sind reich an Anthocyanen (Pflanzenfarbstoffe), die antioxidativ wirken und unsere Zellen vor Schäden schützen. Darum sollen violette Möhren vor verschiedenen Krebsarten und Herzkrankheiten schützen. Vor allem tragen sie dazu bei, die Zellen der Arterien vor Verletzungen zu schützen und damit möglicherweise der Verhärtung der Arterien vorzubeugen. Sie enthalten 30-mal so viele Anthocyane wie die üblichen orangefarbenen Möhren. Aber das ist noch nicht alles. Zudem enthalten violette Möhren Phenole und Falcarinol, das ebenfalls die Herzgesundheit fördert und die Bildung von Krebszellen hemmt. Im Gegensatz dazu enthalten gelbe und orangefarbene Möhren mehr Carotin und Xanthophylle, die der Augengesundheit nützen (siehe Seite 59) und dem Grauen Star vorbeugen sollen.

Der Lackmustest

Die vorherrschende Molekülform einiger Anthocyane wird durch den pH-Wert des Bodens beeinflusst. Auf saurem Boden sind sie rot, auf alkalischem (basischem) dagegen blau oder violett. Violette Möhren zeigen also auch den Säuregehalt des Bodens an. Tatsächlich wurden ursprünglich für die Herstellung von Lackmuspapier zum Bestimmen des pH-Werts Farbstoffe aus Flechten (Lebensgemeinschaften aus Pilzen und Algen) verwendet.

Violette Möhren sollen vor verschiedenen Krebsarten und Herzkrankheiten schützen.

weiße, orange, rote, gelbe und violette Sorten enthalten. Es macht Spaß, diese mit Kindern auszusäen und zu sehen, welche Farben man ein paar Monate später aus der Erde zieht. (Wer direkt nacheinander zwei Möhren derselben Farbe auszieht, darf »Bingo!« rufen.)

Die Herkunftsregion einer Pflanze kann Auskunft über ihren Anbau und ihre Standortbedürfnisse geben. Es ist interessant, den Hintergrund einer Pflanze zu erforschen. Dieses Wissen hilft uns dabei, ihr in Haus oder Garten den optimalen Platz und die richtige Pflege zu geben. In Afghanistan, der Heimat der Möhre, ist der Boden meist trocken. Das bedeutet, dass diese Pflanzen einen durchlässigen, sandigen Boden mögen und schweren, klebrigen Lehm verabscheuen. Wenn Ihr Boden also hauptsächlich aus Lehm besteht, sollten Sie Möhren lieber in einem großen Behälter mit lockerem, gut durchlässigem, torffreiem Kultursubstrat anbauen.

Am besten säen Sie über mehrere Wochen jeweils nur eine kurze Reihe, um nicht vor einer Ernteschwemme zu stehen und binnen einer Woche gekochte Möhren, gebackene Möhren, gebratene Möhren, Möhrensalat, Möhrenkuchen, Möhrensuppe und andere Köstlichkeiten servieren zu müssen. Wurzelgemüse lässt sich zwar gut lagern, trotzdem lohnt es sich, den Erntezeitraum durch Folgesaaten in die Länge zu ziehen. Möhren werden normalerweise im Frühjahr oder Sommer direkt ins Freiland gesät und im Sommer und Herbst geerntet. Wer genug Platz im Garten hat, kann frühe Sorten schon im Spätwinter säen und mit einem Frostschutz (Vlies oder Folientunnel) versehen. Nach dem Auflaufen müssen einige Sämlinge entfernt werden, um die Abstände zu vergrößern und so zu vermeiden, dass die Pflanzen um Platz, Wasser und Nährstoffe konkurrieren. Wichtig ist, die ausgezupften Sämlinge in großem Abstand zu den Pflanzen zu entsorgen, um keine Möhrenfliegen anzulocken. Diese Schädlinge nehmen den Geruch von verletztem Möhrengrün aus großer Entfernung wahr.

Möhren und Nachtsicht

»Wer Möhren isst, kann im Dunkeln besser sehen«, empfahlen schon unserer Großmütter, wenn sie uns überreden wollten, mehr Gemüse zu essen. Aber stimmt das wirklich? Tatsächlich tragen Möhren zur Erhaltung der Augengesundheit bei. Sie enthalten viel Vitamin A, das die Hornhaut klar hält und an der Bildung von Rhodopsin (Sehpurpur) beteiligt ist, einem Protein im Auge, das mit dem Sehen bei schwachem Licht zusammenhängt. Man darf aber nicht erwarten, durch den Verzehr von Möhren bei Nacht alles sehen zu können.

Das Volkswissen über Möhren geht möglicherweise auf den zweiten Weltkrieg zurück. Damals wurden die Piloten der »Nachtjäger« dazu angehalten wurden, ihre Nachtsicht zu verbessern, indem sie sich gesünder ernährten und auf ihren Körper achteten. In einer Zeit, in der Nahrungsmittel aus Übersee

ein kaum verfügbarer Luxus waren, musste man auf einheimische Grundnahrungsmittel zurückgreifen, um sich gesund zu ernähren. Folglich waren Loblieder auf diese Lebensmittel ein Teil der Kriegspropaganda.

Möglicherweise besteht sogar ein Zusammenhang mit einer bestimmten Propagandamaßnahme. Die Alliierten hatten ein neues Radar entwickelt, das nicht vom Boden aus operierte, sondern in den Rumpf eines Kampfflugzeugs eingebaut wurde und dem Piloten ermöglichte, feindliche Bomber effektiver anzuvisieren. Dadurch nahm die Zahl der nachts abgeschossenen feindlichen Bomber deutlich zu. Angeblich sollen die Alliierten dies mit dem erhöhten Möhrenverzehr ihrer Piloten erklärt haben. Ob die gegnerischen Streitkräfte das geglaubt haben, ist nicht belegt.

15 | Die schönen Dicken
Sukkulenten im Haus

Vielleicht liegt es an ihrer Anspruchslosigkeit, dass Sukkulenten eher den Pflanzenphysiologen in mir ansprechen als meinen inneren Gärtner. Dass sie so pflegeleicht sind, liegt an ihrer erstaunlichen Fähigkeit, Trockenphasen zu überdauern und allen Temperaturextremen zu trotzen, die die Natur ihnen zumutet. Je besser man versteht, wie diese außergewöhnlichen Pflanzen funktionieren, desto faszinierender sind sie.

Der Einfallsreichtum der Sukkulenten kann sich mit der des Bösewichts in einem Spionagefilm messen.

Sukkulenten speichern Wasser in ihren Blättern und Stängeln und sind gut gerüstet, diese hart erkämpfte Feuchtigkeit zu bewahren. Sie besitzen dicke, wachsartige Häute (Cuticula), die das Verdunsten von Wasser an der Oberfläche verhindern, und haben ungewöhnliche Farben entwickelt, um die Blätter vor Überhitzung und vor dem starken UV-Licht der Wüste zu schützen. *Aeonium* 'Zwartkop' beispielsweise ist fast schwarz, *Cotyledon orbiculata* ist silbrig blau. Ihre Chloroplasten dienen diesen außergewöhnlichen Pflanzen als Energiequelle. Diese nutzen die Photonen aus dem Sonnenlicht und spalten Wassermoleküle, die ihnen die Energie zur Produktion ihrer Nahrung liefern. Die Chloroplasten sind tief im Gewebe des Blattes oder des Stängels verborgen. Ihr Einfallsreichtum gleicht dem eines Bösewichts in einem Spionagefilm: Biologische Kraftwerke, Energiewandler und Chemielabore mit Geheimrezepturen sind in einem Labyrinth aus Rohren und Gefäßgängen versteckt. Bei den von ihnen produzierten Hightech-Biochemikalien geht es darum, trotz sengender Hitze wertvolle Wassermoleküle zu erhalten und feindliche Krankheitserreger abzuwehren.

Die *Aloe vera* ist eine der bekanntesten Sukkulenten. Ihr Milchsaft und ihr »Gelee« werden für medizinische und kosmetische Zwecke genutzt. Andere Sukkulenten sind wahre Meister der Tarnung, etwa die in Südafrika heimischen Lebenden Steine *(Lithops)*. Sie sehen typischen Kieselsteinen zum Verwechseln ähnlich und sind dadurch gut vor hungrigen Mäulern geschützt. Gleichzeitig ermöglicht ihre Form es ihnen, Feuchtigkeit gut zu speichern. Auf einer sonnigen Fensterband können sie sich mit der Zeit zu einer Kolonie von »Kieselsteinen« ausbreiten.

Faszinierend ist auch die Symmetrie mancher Sukkulenten. *Crassula* 'Buddha's Temple' sieht mit seinen pyramidenförmigen Etagen aus wie ein antikes aztekisches Artefakt. Andere Sukkulenten scheinen geradewegs von einem Korallenriff zu stammen, beispielsweise die treffend benannte *Aloe vera* 'Starfish'. Ebenfalls optisch eine Wucht sind *Ceropegia woodii* 'Silver Glory', die kompakte *Weingartia arenacea* und die hoch aufragende *Euphorbia trigona*.

Im Fokus
Positiver Affekt

Die Natur kann kleine Momente der Freude (positiver Affekt) vermitteln und dadurch unsere allgemeine Stimmung verbessern. Ein starker positiver Affekt kann manche psychischen Probleme aufwiegen. Wenn also Gartenarbeit Freude vermittelt, kann diese dazu beitragen, die Widerstandsfähigkeit gegenüber psychischen Problemen zu stärken. Psychologen erforschen zunehmend, wie der positive Affekt – also beispielsweise Glück, gute Laune, Optimismus, Humor, Begeisterung und Liebe – die langfristige psychische Gesundheit beeinflussen kann.

Positiver Affekt lässt sich wissenschaftlich nur schwer quantifizieren. Er besteht aus verschiedenen Komponenten, die in ihrer Summe einen heiteren, hoffnungsfrohen Gemütszustand herbeiführen. Das kann in der Natur die Aufregung sein, die wir empfinden, wenn wir etwas Erstaunliches oder Ungewöhnliches sehen. Es sind Momente, die Gefühle wie Erstaunen, Bewunderung, Ehrfurcht und Überraschung auslösen, also Momente mit »Wow-Faktor«.

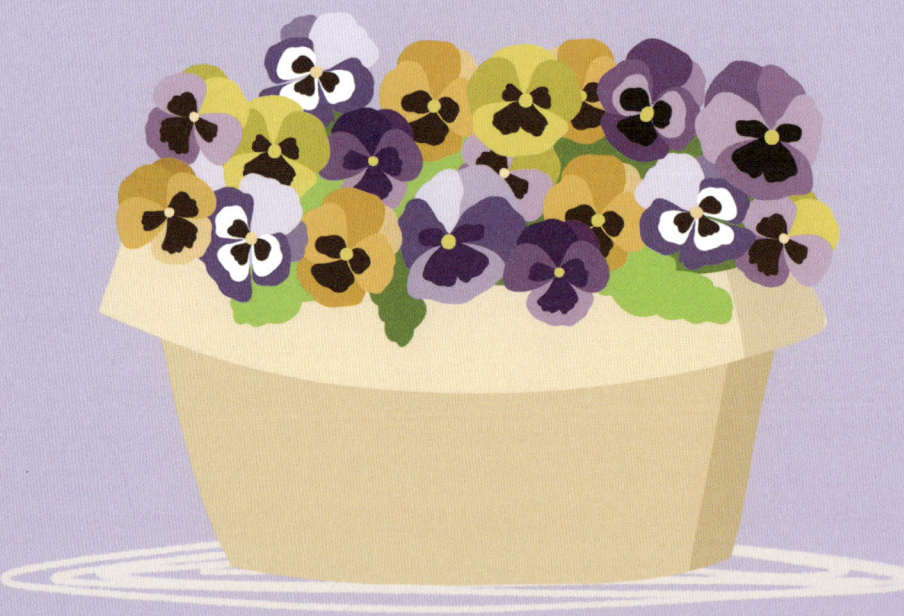

In einer weitläufigen Landschaft könnte dies das Staunen sein, etwa, wenn wir den Gipfel eines Hügels erreichen und ein wunderschönes Tal darunter erblicken. Es könnte das Gefühl sein, das sich einstellt, wenn wir einen Sturm über dem Meer heranziehen sehen und die Brandung an die Hafenmauer schlägt. Solche Erlebnisse sind nicht passiv, denn man kann sie gezielt suchen. Studien haben auch gezeigt, dass Orte mit einer vielfältigen Tierwelt positive Erlebnisse mit sich bringen.[6] Der positive Affekt steht allen Menschen offen und ist nicht wertend. Für die einen mag es der Pirol sein (ein auffälliger gelb-schwarzer Vogel, der in Nordeuropa selten ist), für die anderen das »gewöhnliche« Rotkehlchen, das vor der Haustür herumflattert. Die Freude, die solche Begegnungen auslösen, ist sehr persönlich.

Auch im Garten kann ein positiver Affekt in vielerlei Gestalt auftreten: die unzähligen leuchtenden Farben eines einzelnen Dahlienblatts, der Geschmack einer frisch gepflückten Himbeere, eines Pfirsichs oder einer Birne, die erstaunliche Harmonie des berühmten White Garden in Sissinghurst in Kent oder die leuchtenden Azaleen in Biltmore in North Carolina. Selbst im Winter können wir positive, erhebende Gefühle empfinden, wenn wir zum Beispiel riesige, dolchartige Eiszapfen an den Spitzen einer alten Trauerweide *(Salix)* hängen sehen oder das tiefstehende Sonnenlicht die blutrote Rinde einer Tibetischen Kirsche (auch Mahagoni-Kirsche, *Prunus serrula*) beleuchtet.

Psychologen erforschen zurzeit die vielfältigen Möglichkeiten, wie sich positiver Affekt in der Natur manifestieren kann, und zwar nicht nur in Form von momentaner Freude, sondern auch in Form von längerfristigen Beziehungen zu Landschaft und Natur. Diese Forschung steckt noch in den Kinderschuhen, aber sie knüpft in mancher Hinsicht an Konzepte an, die in der Landschaftsarchitektur seit Langem bekannt sind, etwa das Konzept des genius loci (Geist des Ortes). Dieser Begriff wird seit Jahrhunderten verwendet, um die besondere Ausstrahlung zu beschreiben, die von einer bestimmten Landschaft ausgeht.

16 | Farbe in Bewegung
Sommerflieder für Schmetterlinge

Der Schmetterlingsflieder (oder Sommerflieder, *Buddleia davidii*) ist der Schnellimbiss der Insektenwelt. Er lockt Schmetterlinge und andere bestäubende Insekten aus der ganzen Umgebung an. Als Kind habe ich diese Pflanze meinen Eltern für ihren Garten geschenkt. Damals wollte ich Entomologe werden, aber dieser Strauch brachte mich zur Botanik. Die Pflanze sieht mit ihren langen Rispen aus fliederfarbenen, violetten, weißen und manchmal auch rosa Blüten sehr attraktiv aus. Inzwischen gibt es auch gelbblättrige und panaschierte Sorten, die auch außerhalb der Blütezeit etwas fürs Auge bieten. Allerdings versamt sich der Strauch bereitwillig. Er besiedelt gern stillgelegte Bahnstrecken und Kiesgruben, wo er das warme Mikroklima und den gut durchlässigen Boden schätzt.

Der Schmetterlingsflieder macht seinem Namen alle Ehre. Ein einziges Exemplar kann 30 bis 40 Schmetterlinge beherbergen, die sich von ihm ernähren. Besonders attraktiv ist er für größere Schmetterlinge, die mit ihren langen Rüsseln die Nektarien im Blütenschlund erreichen können. Sein Nektar, der neben Fruktose und Glukose besonders viel Saccharose enthält, lockt mit seiner Energiedichte die Schmetterlinge an. Das Nektarangebot pro Blüte ist jedoch eher gering, sodass der Schmetterling mehrere Blüten anfliegen muss, um möglichst ausreichend Zucker aufzunehmen. Auf diesem Grund halten sich die Falter oft längere Zeit an der Pflanze auf.

Buddleia-Nektar ist besonders reich an Saccharose, und dieser »Treibstoff« mit hoher Energiedichte lockt Schmetterlinge an.

Insekten werden oft als unwillkommene Störenfriede betrachtet, aber Schmetterlinge sind mit ihrer Anmut das genaue Gegenteil. Ihr ruhiger Flügelschlag und ihre scheinbare Unaufgeregtheit, mit der sie von Blüte zu Blüte gaukeln, sind ein entspannender Anblick. Tatsächlich sind sie aber ausdauernde Flieger, und einige – etwa der Monarch und der Distelfalter – unternehmen sehr weite Wanderungen. Dafür benötigen sie

Was der Name sagt

In den Namen mancher Schmetterlinge kommen das Staunen und die Ehrfurcht zum Ausdruck, die wir bei ihrem Anblick empfinden: Kaisermantel, blauer Kaiser oder Admiral. Andere, etwa der Schwalbenschwanz, der Kleine und der Große Fuchs, das Pfauenauge oder das Landkärtchen, sind nach Tieren oder Dingen benannt, die ihnen ähneln. Zitronenfalter, Bläuling, Trauermantel und andere tragen ihre Farbe im Namen, und wieder andere sind nach Pflanzen benannt, die sie bevorzugen, beispielsweise Distelfalter, Kohlweißling, Eichen-Prozessionsspinner oder Pflaumen-Zipfelfalter.

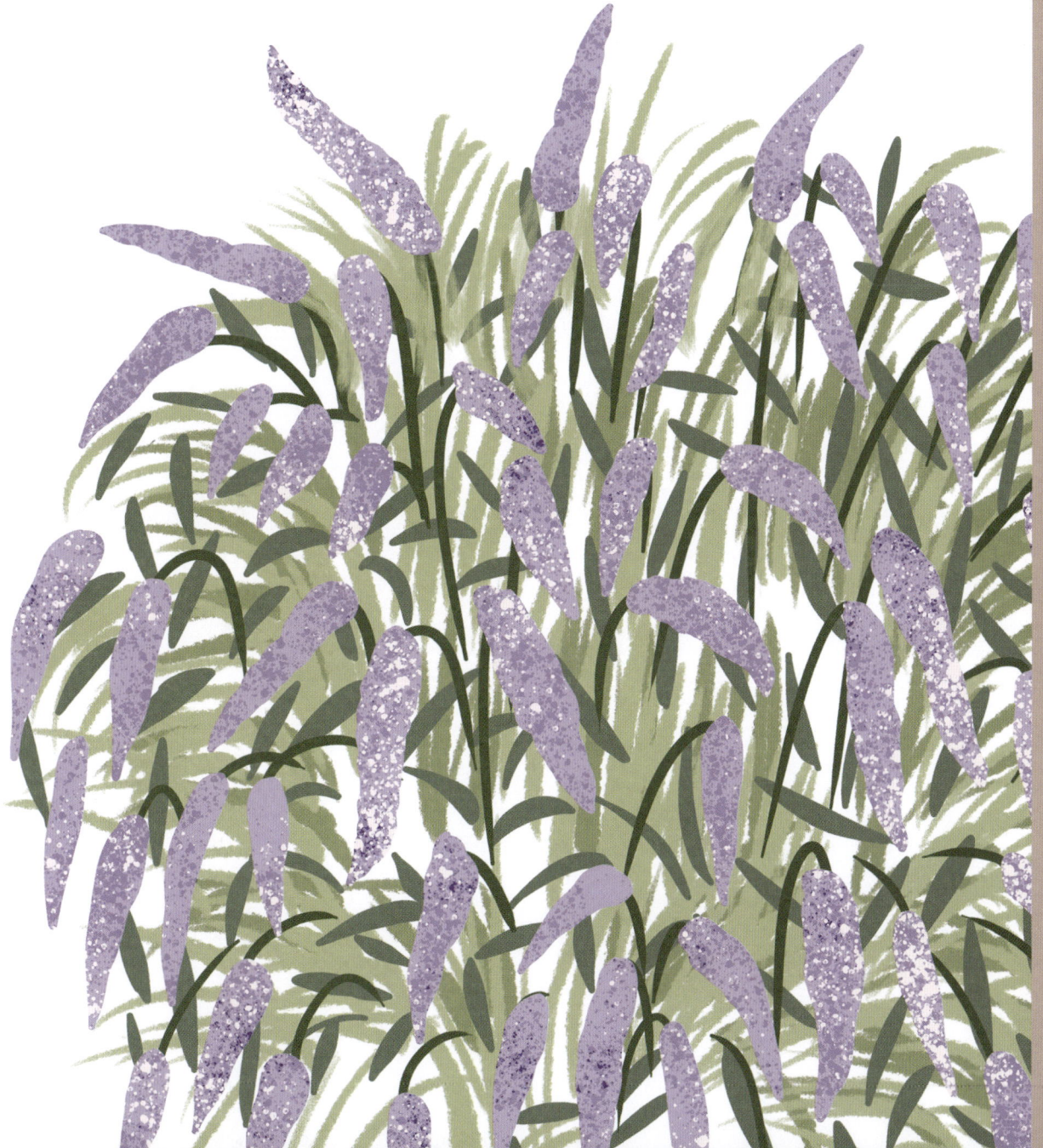

Weitere Schmetterlingsweiden

Neben Buddleia gibt es eine Reihe anderer Pflanzen, die wegen ihres Nektars und ihrer Blütenform bei Schmetterlingen überaus beliebt sind.

Dazu gehören die flachen Blütenstände der Prächtigen Fetthenne *(Sedum spectabile)*, deren Urform ein besseres Nektarangebot hat als einige der neueren Züchtungen. Das Patagonische Eisenkraut *(Verbena bonariensis)* trägt auf hohen Stängeln nektarreiche dunkelviolette Blüten. Auch Wandelröschen *(Lantana)* mit ihren hübschen zweifarbigen Blüten – Orange mit Rosa oder Rot mit Gelb – stehen bei Faltern hoch im Kurs, neigen aber – wie der Schmetterlingsflieder – dazu, sich stark zu vermehren. Aus diesem Grund gelten sie mancherorts als Unkraut.

Wer Schmetterlinge liebt, sollte im Garten etwas Platz für ihre Nahrungspflanzen einräumen. Dazu gehören beispielsweise Efeu *(Hedera)*, Stechpalme (Ilex), Wiesen-Schaumkraut *(Cardamine pratensis)*, Brennnessel *(Urtica dioica)* und eine Reihe von Wiesengräsern.

Das Beobachten von Schmetterlingen ist eine schöne Ablenkung, um den Stress abzuschalten.

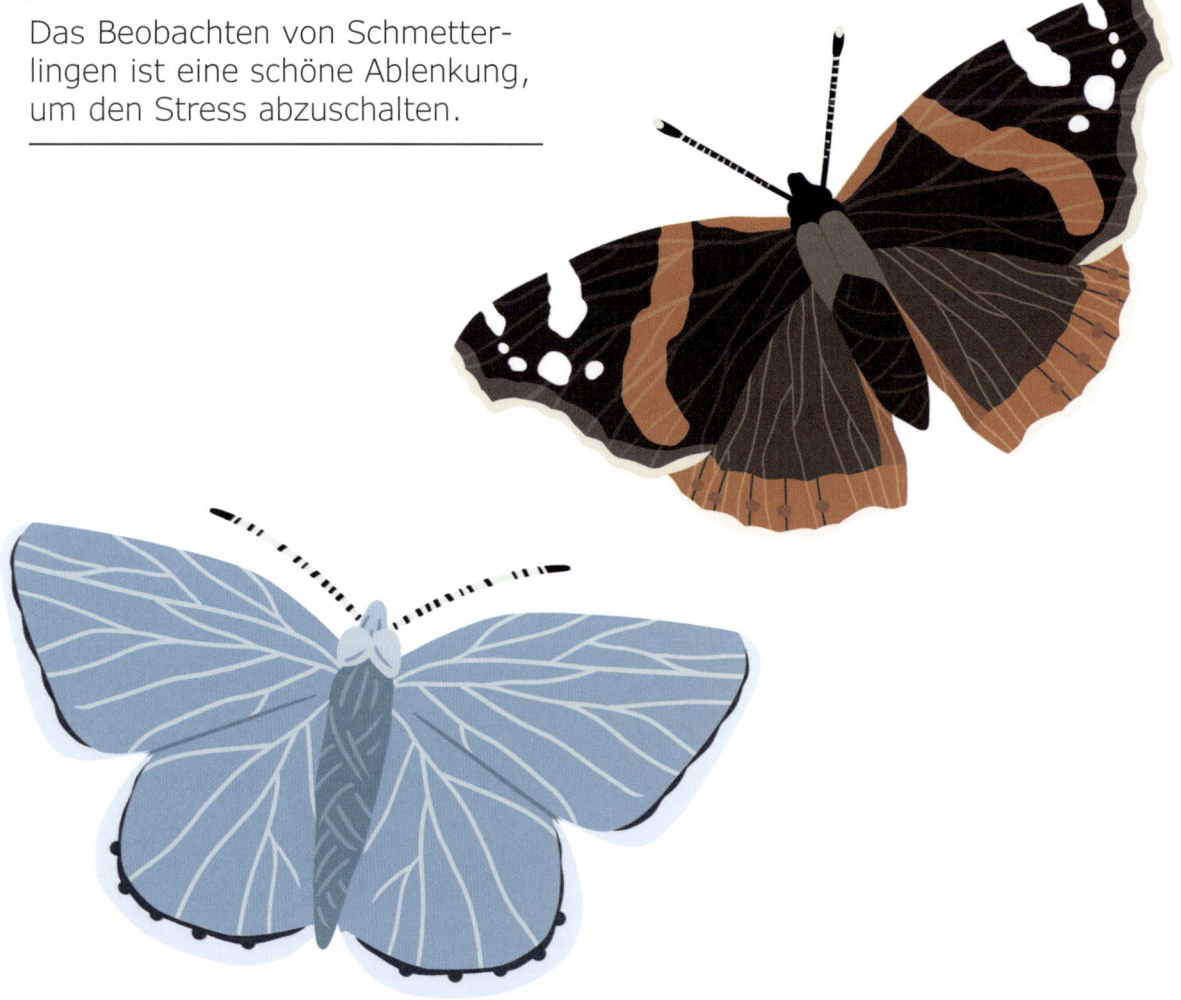

den zuckerreichen Nektar. Die Flügel der meisten Schmetterlingsarten haben prächtige Farben. Die Augenflecken mancher Arten dienen dazu, Fressfeinde wie Vögel oder kleine Säugetiere abzuschrecken.

Das Beobachten von Schmetterlingen ist eine schöne Ablenkung, die dabei hilft, vorübergehend vom Alltagsstress abzuschalten. Solche unbeschwerten Momente sind wichtig, um den Körper zu entspannen, sich von geistiger Müdigkeit zu erholen und die Prioritäten neu zu ordnen. Beim Betrachten von Schmetterlingen mit ihrer zarten Verletzlichkeit und ihrer kurzen Lebensdauer sollten wir uns bewusst machen, dass das Leben kostbar ist und wir jeden Moment nutzen sollten. Wir können Schmetterlinge auch als Symbol für das fragile Geflecht der Natur betrachten, deren Hüter wir sind und deren Komplexität wir erhalten müssen. Schmetterlinge wecken in fast jedem Menschen die Liebe zur Natur und zu Tieren im Besonderen. Wir finden ihre Farben hinreißend und beobachten fasziniert ihren Flug, wenn sie sich im Garten oder auf einem Spaziergang zeigen.

Lichtspiel

Die Flügel mancher Schmetterlinge sind nicht pigmentiert, sondern mit Schuppen besetzt, die das Licht reflektieren und brechen. Diese Schuppen leuchten und schillern bei wechselndem Lichteinfall, sodass sie im einen Moment rostrot und im nächsten Augenblick strahlend blau oder violett erscheinen können.

17 | Vom Kap der guten Hoffnung
Duftblattpelargonien aus Südafrika

Wenn ich eine rot blühende Pelargonie in einem Terrakottatopf sehe, denke ich automatisch an die bezaubernden Dörfer am Mittelmeer. Rote Pelargonien assoziiere ich mit steilen Kopfsteinpflastergassen, Sonne und den Balkonen weiß getünchter spanischer Villen. Die eigentliche Heimat der Pelargonie ist allerdings Südafrika (siehe Seite 71). Sowohl Spanien als auch Südafrika haben meteorologisch gesehen ein Klima mit milden, feuchten Wintern und heißen, trockenen Sommern. Das erklärt, warum diese Pflanzen vom Kap der guten Hoffnung auch am Mittelmeer gut gedeihen. Wie viele andere Pflanzen aus mediterranen Klimazonen sind auch Pelargonien reich an ätherischen Ölen, die ihnen schädliche Insekten und Pflanzenfresser vom Leib halten, aber auch unsere Zellen vor unerwünschten biochemischen Reaktionen schützen (siehe Seite 172–173).

Hierzulande werden Pelargonien in Gartencentern meist in 6er- oder 8er-Sets unter der Bezeichnung »Geranien« verkauft und normalerweise zur Sommerbepflanzung von Kübeln und Kästen verwendet. Schaut man sich in der Staudenabteilung der Gärtnerei um, findet man unter der botanischen Bezeichnung *Geranium* jedoch eine ganz andere Pflanzengruppe, die den deutschen Namen »Storchschnabel« trägt und winterhart ist. Früher wurde auch die Gattung *Pelargonium* dieser Gruppe zugeordnet. Und obwohl sie bereits 1789 neu klassifiziert wurde, hat sich der Name »Geranie« hartnäckig gehalten.

Die typischen »Balkonkasten-Geranien« werden für den Handel massenhaft in Gewächshäusern gezogen. Sie können nach dem letzten Frost ausgepflanzt werden. Die Pflanzen sind mehrjährig, vertragen aber keinen Frost und werden darum oft am Ende der Saison entsorgt. Man unterscheidet zwei Gruppen. *Pelargonium zonale* tragen ihren Namen, weil sich durch jedes Blatt eine »Zone« in dunklerem Grün oder Violett

Duftende Blätter

Die Duftblatt-Pelargonien haben zwar nicht so auffällige Blüten wie manche Vertreter der anderen Gruppen, doch bei genauem Hinsehen sind auch ihre Blüten sehr attraktiv. Viele von ihnen sind robuste kleine Arten, die im südlichen und östlichen Afrika heimisch sind. Interessant sind sie vor allem wegen ihres attraktiven Laubs und der angenehmen Düfte, die sie ihren ätherischen Ölen verdanken. Manche Arten, darunter 'Citronella', duften kräftig nach Zitrone. Andere riechen nach Minze oder Apfel, einige haben auch einen holzig-balsamischen Duft. Wissenschaftler gehen davon aus, dass diese ätherischen Öle eine positive Wirkung auf den menschlichen Körper haben.

zieht. Die Pflanzen wachsen aufrecht und bilden den ganzen Sommer über fortlaufend Blüten in Weiß sowie verschiedenen Rot- und Rosatönen bis hin zu Violett. *Pelargonium peltatum* heißen Pflanzen mit eher hängendem Wuchs, die sich gut für Blumenampeln oder Kübelränder eignen. Zu den bemerkenswerten Vertretern dieser Gruppe gehören 'Harvard' mit leuchtend roten Blüten, 'Amethyst' in einem interessanten Purpurrosa und 'Jeanne d'Arc' mit reinweißen Blüten und zwei oder drei roten Flecken auf den oberen Blütenblättern.

Die meisten anderen *Pelargonium*-Arten müssen im Haus an einem hellen Standort überwintert werden und können nach dem letzten Frost auf die Terrasse oder in die Nähe anderer Sitzplätze im Freien gestellt werden. Im Sommer bevorzugen sie einen Standort in voller Sonne. Wenn man daran denkt, die Töpfe und Kübel rechtzeitig vor dem ersten Frost wieder unter Dach zu stellen, kann man an diesen Pflanzen viele Jahre lang Freude haben. In Südafrika besiedeln sie von der Westkapküste bis zu den Bergen eine erstaunliche Bandbreite an Lebensräumen. In diese Gruppe fällt die 'Angel'-Gruppe, deren kleine Blüten ähnlich wie Stiefmütterchen gezeichnet sind, außerdem *Pelargonium regale* und die Duftblatt-Pelargonien.

Pelargonien enthalten ätherische Öle, die unsere Zellen vor unerwünschten biochemischen Reaktionen schützen.

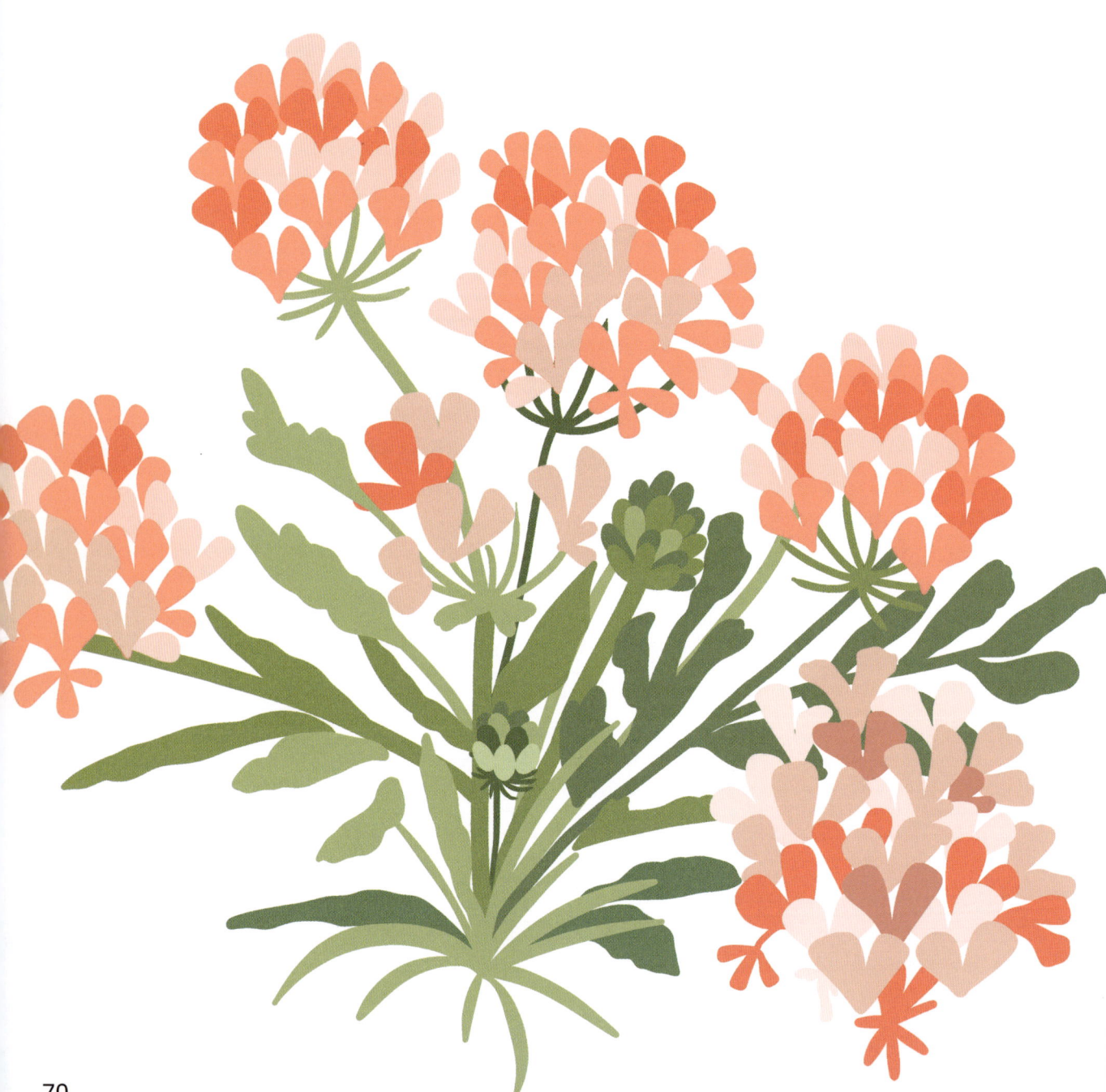

Die Edel-Pelargonien eignen sich gut für Einsteiger. Sie blühen schon recht früh im Frühjahr und dann den ganzen Sommer über gut, wenn man sie während des Wachstums mit kaliumhaltigem Flüssigdünger versorgt. Ihre Blüten bestechen durch ihre Farbenpracht. Das Spektrum reicht von Schneeweiß bis fast zu Schwarz neigendem Dunkelrot. Oft sind die Blütenblätter zweifarbig, manchmal auch einfarbig mit kontrastfarbigem Rand. Zu meinen persönlichen Favoriten gehören 'Fareham', zweifarbig violett; 'Lord Bute', kastanienbraun-violett mit hellrotem Rand; und 'Joan Morf', die zwischen verschiedenen Rosa- und Weißtönen changiert.

Migranten

Die Gattung *Pelargonium* ist hauptsächlich in Südafrika heimisch, aber auch in Ostafrika, Madagaskar, der Türkei, dem Jemen und dem Irak kommen einige Arten vor. Andere findet man auf den Inseln Tristan da Cunha und St. Helena, die Tausende von Kilometern vor der Westküste Afrikas liegen. Noch überraschender ist, dass eine kleine Anzahl von Arten in Australien und Neuseeland heimisch ist. Zwei Theorien versuchen zu erklären, wie diese ursprünglich afrikanischen Pflanzen an so weit entfernte Orte gelangen konnten:

1 Die Vorfahren der heutigen Arten lebten auf dem Superkontinent Gondwana, damals dem einzigen auf der Erde. Als dieser auseinanderriss, entwickelten sich die Pflanzen auf den neu entstandenen Erdteilen unterschiedlich und bildeten neue Arten.

2 Pflanzen können sich dank ihrer Samen über große Entfernungen verbreiten. So können beispielsweise Samen »per Anhalter« auf Treibholz oder Vogelfedern in neue Gebiete gelangen und diese besiedeln.

Da *Pelargonium* evolutionär gesehen eine relativ junge Pflanzenfamilie ist, halten Botaniker die zweite Theorie für die wahrscheinlichere Erklärung.

18 | Kühle Farben zum Beruhigen
Pflanzen in Blau, Weiß und Grün

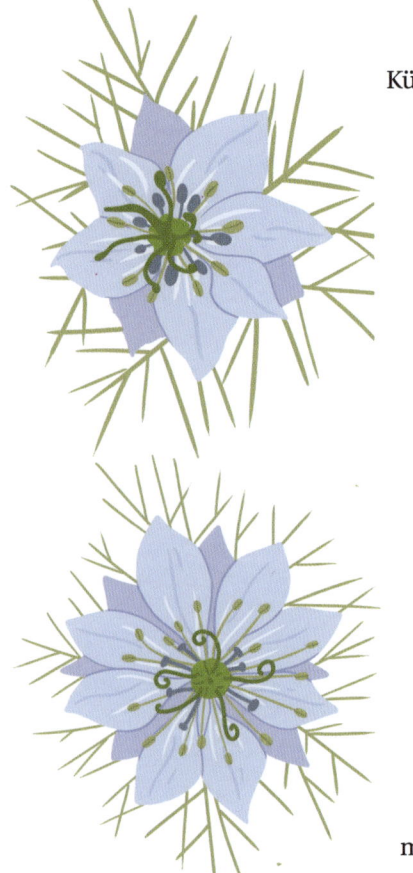

Kühle Farben (Grün-, Blau- und Weißtöne) gelten als beruhigend, während warme Farben (Rot-, Orange- und Gelbtöne) als belebend empfunden werden. Bepflanzungen in kühlen Farben wirken daher entspannend und harmonisch, das haben auch Forschungen zu Blüten- und Laubfarben gezeigt. In der Gartengestaltung gilt oft: Weniger ist mehr. Beschränkt man sich auf zwei oder drei Farben, werden die feineren Merkmale der einzelnen Pflanzen viel besser wahrgenommen.

Wer eine halbschattige Ecke im Garten hat oder eine unansehnliche Mauer oder einen Schuppen kaschieren möchte, sollte eine Mischung aus kleinen Bäumen, Sträuchern, Stauden und einjährigen Pflanzen in kühlen Farben wählen, um eine harmonische Wirkung zu erzielen. Für einen leicht schattigen Platz eignet sich beispielsweise ein zierlicher japanischer Fächerahorn *(Acer palmatum)*, beispielsweise die Sorte 'Emerald Lace' mit raffiniert geschlitztem Laub. Wer Kontraste mag, könnte *Hydrangea paniculata* 'Limelight' verwenden, deren große, hellgrüne Blütenstände mit der Zeit zu Weiß verblassen und sich manchmal später rosa färben. Ähnlich verhält es sich mit dem Schneeball *Viburnum opulus* 'Roseum', der sterile Blütenbälle in Hellgrün oder Cremeweiß trägt. Ein Pfeifenstrauch (z. B. *Philadelphus* 'Beauclerk') führt das weiße Thema fort und steuert einen herrlichen Duft bei. Im Spätsommer sorgen die zarten weißen Glockenblüten der *Fuchsia* 'Hawkshead' für Aufsehen. Efeu eignet sich hervorragend zum Begrünen einer unansehnlichen Mauer: Die mittelgrünen Blätter von *Hedera hibernica* 'Hamilton' haben eine besonders markante Form.

Stauden können zwischen den Sträuchern verteilt oder in den Vordergrund gesetzt werden, damit sie während der Blüte gut zu sehen sind. An schattigen Plätzen leuchten im Winter Christrosen *(Helleborus niger)*, denen im zeitigen Frühling Dichternarzissen *(Narcissus poeticus)* folgen könnten. Tränendes Herz *(Dicentra spectabilis* 'Alba') trägt im Frühsommer elegant gebogene Triebe mit herzförmigen Blüten. Ihm könnte im Hochsommer die Hohe Flammenblume in Weiß *(Phlox paniculata* 'White Admiral') und die Weiße Virginische Gelenkblume *(Physostegia virginiana* 'Alba') folgen. Der Sortenname 'Alba' führt zuverlässig zu weißen Blüten. Für den Spätsommer empfiehlt sich die Herbstanemone *(Anemone × hybrida* 'Honorine Jobert'), deren Staubbeutel in der Mitte jeder Blüte einen bernsteinfarbenen Kranz bilden. Funkien *(Hosta)* können während der ganzen Vegetationsperiode den Boden mit einem grünen Mantel bedecken.

Weiß und Grün bilden für sich allein bereits eine attraktive, beruhigende Kombination, die durch Blau noch bereichert werden kann. *Veronica spicata* 'Royal Candles' passt beispielsweise gut in den vorderen Bereich

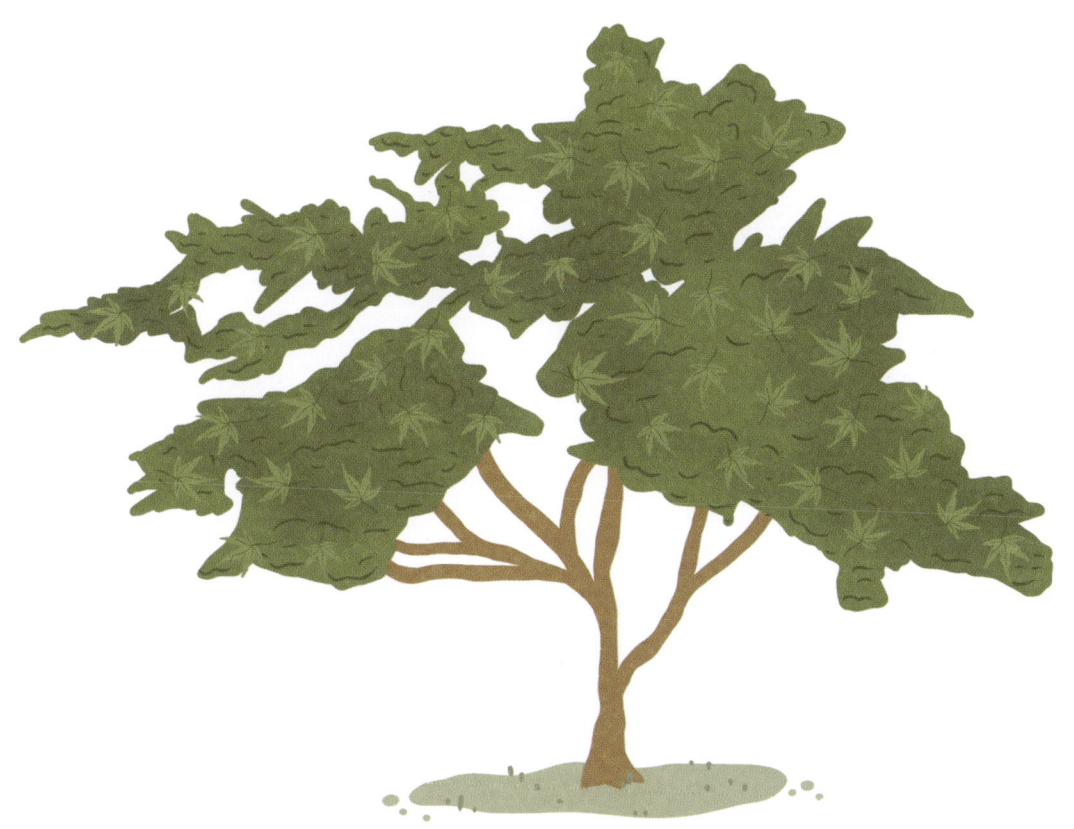

eines Beets. Die Jakobsleiter *(Polemonium caeruleum)* hat bläulich-violette Blüten und fein gefiedertes Laub, während die Dreimasterblume *(Tradescantia virginiana* 'Blue 'n' Gold') riemenförmige grün-goldene Blätter und blaue Blüten trägt. Eine schöne Auflockerung ist die aus den Rocky Mountains stammende Akelei *(Aquilegia caerulea)* mit blau-weißen Blüten.

Wenn dann noch ein Plätzchen frei ist, könnten Sie einige ein- und zweijährige Pflanzen setzen oder in Töpfen und Kübeln vor das Beet stellen. Die weißen Blüten von fleißigen Lieschen *(Impatiens)* leuchten herrlich über dem tiefgrünen Laub. Weiße Löwenmäulchen wie *Antirrhinum* 'Sonnet White' wirken schön frisch, und auch Ziertabak *(Nicotiana* 'Cuba Deep Lime') passt mit seinen reinweißen bis lindgrünen Blüten in das Farbschema. Die Blüten des Fingerhuts *Digitalis* 'Pam's Split' sind nicht reinweiß, sondern haben einen spektakulär dunkelvioletten Schlund, fügen sich aber trotzdem farblich gut ein.

Für Akzente in Blau sorgen Männertreu, beispielsweise *Lobelia erinus* 'Crystal Palace' in Tiefblau oder *L. e.* 'Cambridge Blue' in Jeansblau. Etwas mehr Sonne wünscht sich die Jungfer-im-Grünen *(Nigella damascena* 'Moody Blues') mit ihren mehrlagigen Blütensternen. Das Beste aus zwei Welten bietet *Viola hybrida* 'Sorbet Yesterday Today & Tomorrow', deren Blüten zunächst weiß sind und sich nach zwei oder drei Tagen mittelblau färben. Es ist interessant, den Farbwechsel auf den zierlichen Pflanzen zu beobachten.

Ein Baum gegen Schmerzen

Die Erfindung des schmerzstillenden Medikaments Aspirin mit dem Wirkstoff Acetylsalicylsäure verdanken wir der Weide *(Salix)*. Tatsächlich kann aber schon das Betrachten von Pflanzen Schmerzen lindern.

Der Forscher Roger Ulrich hat in den USA zusammen mit anderen Medizinern nach Möglichkeiten gesucht, die Beschwerden von Patienten nach einer Gallenblasenoperation zu lindern. Er beobachtete, dass Patienten in Zimmern mit Blick auf eine nahe gelegene Parklandschaft sich schneller erholten als Patienten in Zimmern ohne Blick ins Grüne. Diese Patienten benötigten auch weniger Schmerzmittel und zeigten insgesamt einen besseren Genesungsverlauf.

Die Kombination aus Weiß und Grün wirkt attraktiv und beruhigend.

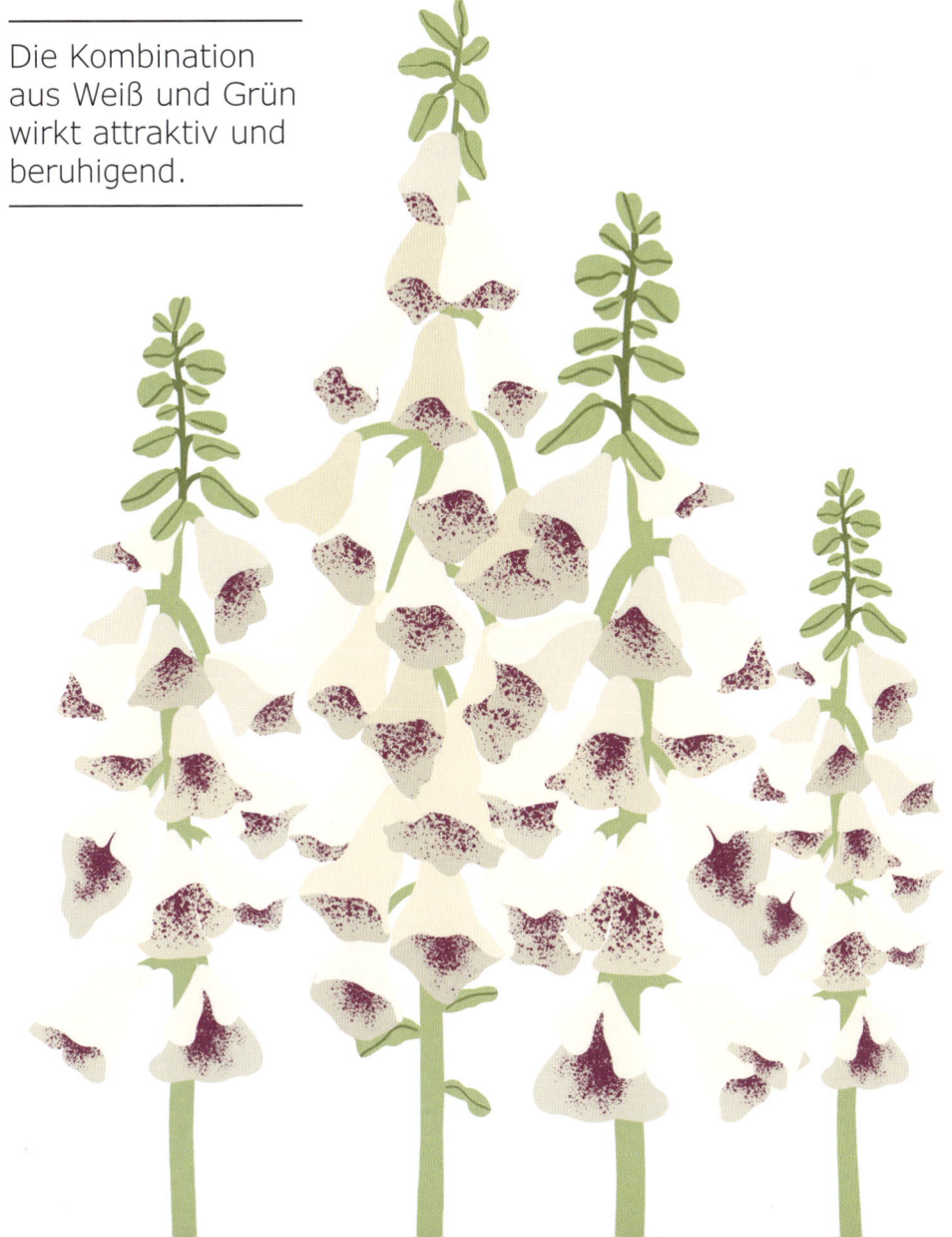

Im Fokus
Gesunde Ernährung

Seit den Anfängen der Menschheit haben wir eine enge Beziehung zu Pflanzen, denn sie sind unsere Nahrungsgrundlage. Auch die meisten Primaten und Affen ernähren sich von Pflanzen, einige fressen nur gelegentlich Insekten, um sich mit Proteinen zu versorgen. Von unseren nahen Verwandten sind es nur die Schimpansen und Bonobos, die aktiv andere Säugetiere jagen. Und obwohl wir heute gern für Burger oder Currywurst Schlange stehen, sind vor allem Pflanzen für unsere Ernährung unerlässlich. Pflanzen versorgen uns mit Kohlenhydraten, Proteinen, Fetten, Ballaststoffen, essenziellen Mineralien und Vitaminen. Manche Pflanzen enthalten diese Stoffe sogar in größeren Mengen oder in einer Form, die für die Aufrechterhaltung gesunder Zellen oder Organfunktionen besonders vorteilhaft ist. Diese Pflanzen besitzen Inhaltsstoffe mit antioxidativer Wirkung, die helfen, Zellschäden durch freie Radikale (Oxidantien) zu verhindern.[7] Dies trägt nicht nur dazu bei, unsere Zellen intakt zu halten, sondern fördert insgesamt die Widerstandskraft gegen Krankheiten.

Eine ausgewogene Ernährung, die den Körper mit möglichst vielen nützlichen Stoffen versorgt, wird empfohlen, um das Immunsystem zu stärken und vor allem chronischen Krankheiten vorzubeugen, beispielsweise Herzkrankheiten, Krebs, Diabetes, Schlaganfall oder entzündliche Darmerkrankungen. Die Tabelle auf der nächsten Seite gibt einen kurzen Überblick über wertvolle Inhaltsstoffe von Pflanzen. Wer sein Obst und Gemüse selbst anbaut, wird nicht nur durch besseren Geschmack belohnt, sondern auch durch unschlagbare Frische: Die nützlichen Inhaltsstoffe sind vor dem Verzehr noch nicht abgebaut.

Pflanzenart	Enthält viel	Gesundheitsnutzen
Kreuzblütler (Kohl, Brokkoli, Rucola u.a.)	Folsäure, Ballaststoffe, Zink, Vitamin C, Kalzium, Eisen, Magnesium, Carotinoide	Beugen Herzkrankheiten, Diabetes Typ 2 und Krebs vor.
rote und dunkle Beeren	Vitamine, Mineralien, Ballaststoffe, Antioxidantien	Beugen Herzkrankheiten, Krebs und entzündlichen Erkrankungen vor.
Hülsenfrüchte	Vitamin B, Mineralien, Proteine, Ballaststoffe	Regulieren Blutzuckerspiegel (Diabetes Typ 2), Blutdruck, Cholesterin und Gewicht (wegen der sättigenden Wirkung).
Nüsse und Samen	Ballaststoffe, pflanzliche Proteine und gesunde Fette, entzündungshemmende Stoffe, Antioxidantien	Beugen Herzkrankheiten vor.
Knoblauch	Mangan, Vitamin C, Vitamin B6, Selen, Schwefel, Ballaststoffe	Reguliert Cholesterin und Blutdruck, stärkt das Immunsystem, beugt Krebs vor.
Oliven	Einfach ungesättigte Fettsäuren und Polyphenole, Antioxidantien wie Vitamine E und K	Hemmen Entzündungen und Zellschäden durch oxidativen Stress, beugen Herzkrankheiten und Diabetes vor.
Ingwer	Antioxidantien wie Gingerol	Lindernd bei Übelkeit und Schmerzen durch akute oder chronische entzündliche Prozesse. Beugt Herzkrankheiten, Demenz und einigen Krebsarten vor.
Avocado	Mineralien, Ballaststoffe, Vitamine und gesunde Fette. Ölsäure ist das vorherrschende einfach ungesättigte Fett.	Entzündungshemmend. Beugt Herzkrankheiten, Diabetes, Stoffwechselerkrankungen und einigen Krebsarten vor.
Süßkartoffel	Mineralien wie Kalium, Ballaststoffe, Vitamine A und C, Carotinoide	Verbessert die Blutzuckerregulierung bei Menschen mit Diabetes Typ 2.

19 | Superfoods aus dem Garten
Kohl & Konsorten

Einige sogenannte Superfoods kamen bereits zur Sprache (siehe Thema 9 und 14 und Seite 76–77), aber es gibt eine Gemüsegruppe, die diesen Namen mehr als andere verdient: der Kohl und seine Verwandten, einschließlich Rosen-, Spitz-, Weiß- und Rotkohl, Kohlrabi, Romanesco und Brokkoli. Botanisch gesehen gehören alle diese Pflanzen zur Art *Brassica oleracea*.

Manche Kohlsorten schmecken etwas eigenwillig, aber man kann sich leicht daran gewöhnen, wenn man mit kleinen Mengen beginnt und sie mit anderem Gemüse kombiniert. Ältere Kinder und Jugendliche meiden Kohl oft, können ihn aber später, wenn der Gaumen gereift ist, zu schätzen lernen. Für die Gesundheit hat Kohl viele Vorteile, von denen einige auf der nächsten Seite aufgeführt sind.

Kohl kann fast das ganze Jahr über geerntet werden. Wer wenig Platz im Garten hat, kann aber Sorten auswählen, die sich für bestimmte Zwecke eignen, etwa knackige Sommersalate oder deftige Eintöpfe für den Winter. Ein kleines Beet genügt für einige Kohlpflanzen. Besser noch ist ein Hochbeet mit nährstoffreichem Substrat, und sogar im Kübel kann man Kohl ziehen. Kohlköpfe können bis 40 cm Durchmesser erreichen.

Kohl ist ein Starkzehrer. Das bedeutet, dass er einen sehr hohen Nährstoffbedarf hat. Vor allem benötigt er Stickstoff, der normalerweise in organischem Kompost in ausreichender Menge enthalten ist. Wichtig ist, die Pflanze während der Wachstumsphase zu versorgen, und zwar regelmäßig mit nicht zu großen Mengen. Wer also keinen besonders nährstoffreichen Boden hat, kann Kohl während des Wachstums mit einem Flüssigdünger gießen.

Nutzen	Wie funktioniert es?
Krebsvorbeugung	Kohl reguliert das Zellverhalten. Er fördert die Bildung gesunder Zellen und hemmt das Wachstum von Tumorzellen. In Kohl enthaltene Verbindungen wie Sulforaphan, Lupeol und Sinigrin regen die Aktivität von Enzymen an, die das Wachstum von Tumorzellen hemmen. In Bevölkerungsgruppen, in denen regelmäßig Kohl gegessen wird, kommt Darmkrebs besonders selten vor.
Entzündungshemmende Wirkung	Glutamin und Anthocyane (letztere vor allem im Rotkohl) wirken entzündungshemmend und helfen bei Gelenkschmerzen, Fieber, Allergien und Hautentzündungen.
Stärkung des Immunsystems	Antioxidantien wie Vitamin C hemmen die Aktivität freier Radikale. Zusammen mit Enzymen und Präbiotika, die die Darmfunktion unterstützen, stärken sie das Immunsystem.
Gesundheit von Haut und Haaren	Durch die Wirkung von Schwefel und Kieselsäure, die in Kohl reichlich vorhanden sind.
Stärkung des Nervensystems	Die Vitamine B und K, die in hohem Maße in Rotkohl enthalten sind, helfen dem Nervensystem. Vitamin K stärkt die Myelinscheiden, die die Nervenenden umgeben. Vitamin B stellt Nervenzellen wieder her und reguliert die Blutversorgung. Dadurch kann Kohl demenziellen Erkrankungen vorbeugen.
Senkung des Cholesterinspiegels	Phytosterine verhindern, dass schädliches Cholesterin im Verdauungstrakt an fettreichen Nahrungsmitteln andockt. Die Ballaststoffe aus Kohl helfen, überschüssiges Cholesterin auszuscheiden, das in der Gallenflüssigkeit enthalten ist.
Omega-3-Fettsäuren	Hemmen entzündliche Prozesse. Beugen Herz-Kreislauf-Erkrankungen und Arthritis vor.
Stärkung der Knochen	Mineralstoffe, insbesondere Kalzium und Magnesium, fördern den Knochenaufbau und tragen dazu bei, Osteoporose im Alter zu vermeiden.
Verbesserung der Darmgesundheit	Schützt und reinigt den Dickdarm, indem er die nützlichen Darmbakterien unterstützt und den Nahrungstransport fördert.
Linderung bei Magengeschwüren	S-Methylmethionin lindert die Schmerzen eines Magengeschwürs, und L-Glutamin verbessert die Durchblutung des betroffenen Gewebes.

Konzentrierten Flüssigdünger gibt es im Gartencenter, aber man kann ihn auch leicht selbst herstellen. Dafür 1 kg frische Brennnesselblätter *(Urtica dioica,* am besten mit Handschuhen ernten) mit 10 Litern Wasser mischen und zwei Wochen lang stehen lassen. Die so entstandene Brennnesseljauche im Verhältnis 1:10 mit Wasser verdünnen und die Kohlpflanzen während der Wachstumszeit einmal wöchentlich damit gießen. Gärtner, die auf Landwirtschaftsausstellungen mit riesigen Kohlköpfen punkten wollen, schwören auf Bier als Flüssigdünger. Andere meinen, man könne sich auch mit kleineren Kohlköpfen zufriedengeben und das Bier lieber selbst trinken.

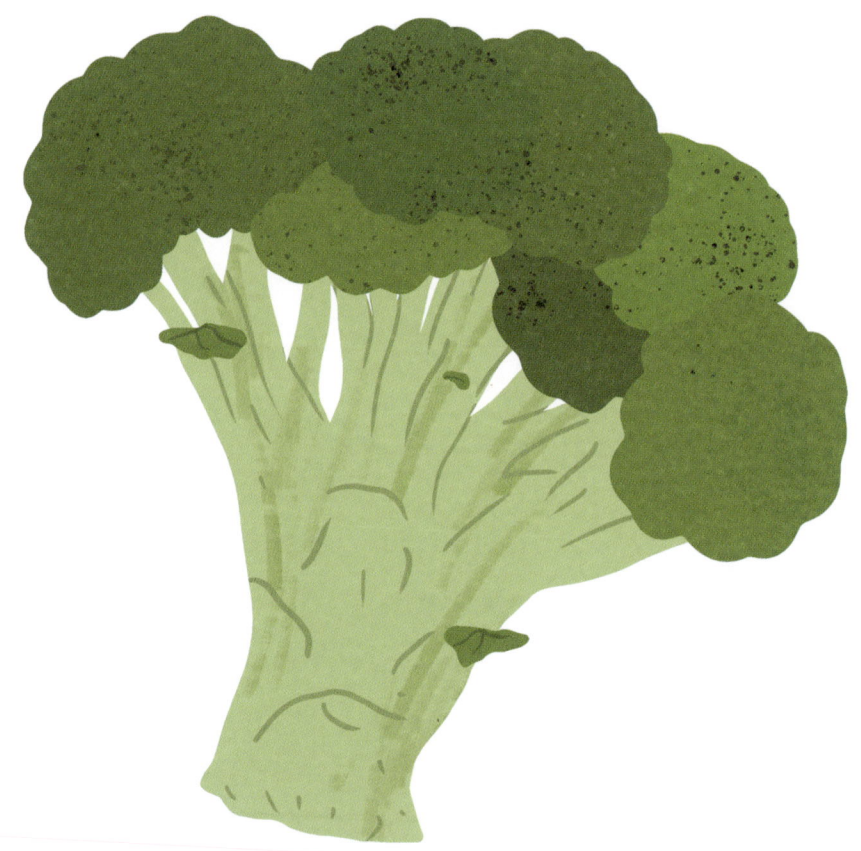

Alle Kohlsorten sind
außergewöhnlich gesund.

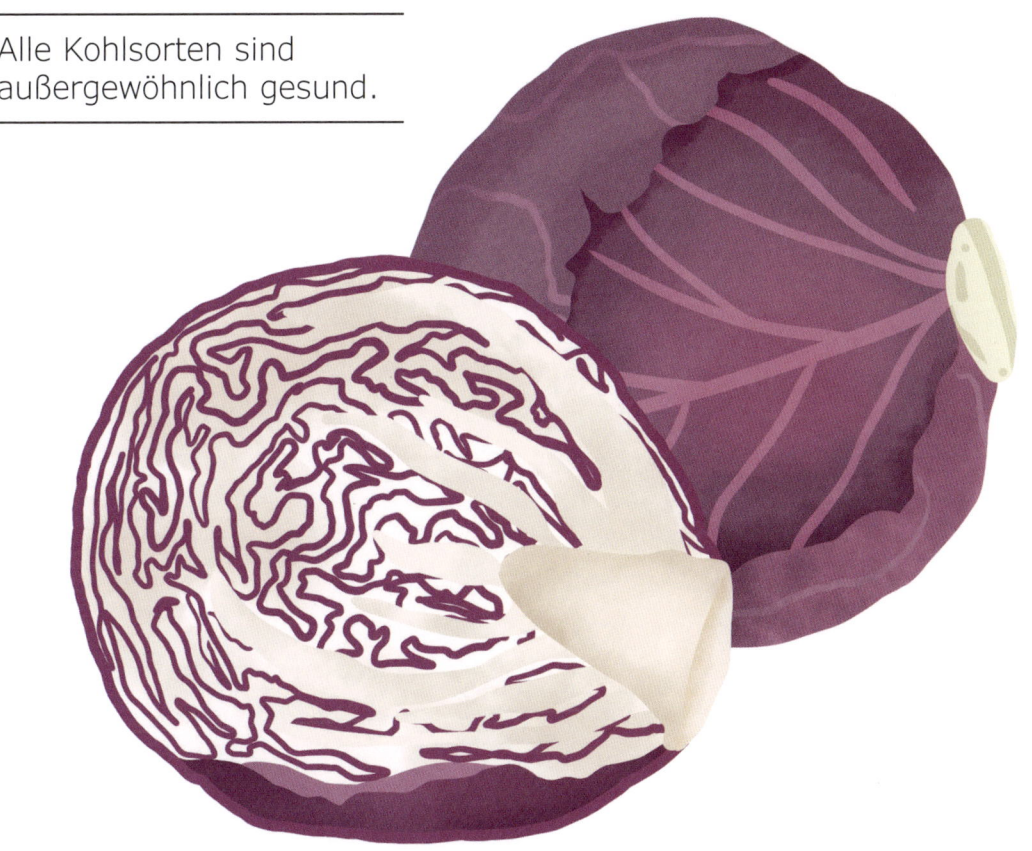

Blätter und Blüten

Für Einsteiger empfiehlt sich Kohl, der
Köpfe bildet, beispielsweise Spitzkohl 'Hispi'
(Ernte im Frühjahr oder Sommer), 'Tundra'
(Winterwirsing) und der kompakte Spitzkohl
'Pixie' (Frühjahrsernte). Auch mit Rotkohl
könnten Sie Ihr Glück versuchen.

Fortgeschrittene probieren Kohlsorten,
die einen essbaren Blütenstand (Blumen-
kohl) oder Ableger (Rosenkohl) bilden, z. B.
'Galleon' (Frühjahrsernte), 'Nessie' (Som-
merernte) oder 'Moby Dick' für den frühen
Winter. Experimentierfreudige Gärtner
haben vielleicht auch Spaß an der violetten
Blumenkohlsorte 'Graffiti'.

Die Röschen des Rosenkohls sehen aus
wie winzige Kohlköpfe. Sie bilden sich in
den Blattachseln des Hauptstängels, also
den Winkeln zwischen Stängel und Blattstiel. Wenn sie einen Durchmesser von
etwa 2 cm haben und noch fest geschlos-
sen sind, können sie geerntet werden, und
zwar von unten nach oben. Manche Rosen-
kohlsorten sind schon im Spätsommer
erntereif, die meisten aber erst im Herbst
und Winter, und einige benötigen sogar
Frost, um ihr volles Aroma zu entwickeln.
Empfehlenswerte Sorten sind 'Maximus'
und 'Clodius'.

20 | Irdische Symmetrie
Pflanzen mit regelmäßigen Formen

Unsere Gesundheit profitiert am besten, wenn die Natur für uns »einen Sinn ergibt«. Dies ist ein Bestandteil der Aufmerksamkeitstheorie (siehe Seiten 9 und 122–123). Damit der Mensch in den Genuss der entspannenden Wirkung der Natur kommt und die Gehirnleistung (Aufmerksamkeit) wiederhergestellt werden kann, müssen die Naturerfahrungen mit unserem Verständnis der natürlichen Welt übereinstimmen. Darum ist es so wichtig, Kinder schon früh an die Natur heranzuführen, sodass sie deren positive und negative Aspekte nach und nach kennenlernen können. Unsere Beziehung zur Natur hängt mit unseren frühen Erfahrungen zusammen, aber auch mit dem sozialen Umfeld und der Kultur, in der wir aufwachsen. Die Einstellung zu Naturmerkmalen und -phänomenen kann polarisiert sein, beispielsweise unsere Gefühle gegenüber Vögeln wie Möwen.

Vieles in der Natur ist systematisch oder symmetrisch aufgebaut.

Aus dem Erlernten können sich Vorlieben für verschiedene Gartentypen oder Gestaltungsstile entwickeln. Manche Menschen lieben das Ungezwungene, andere wünschen sich Symmetrie und strenge Ordnung. Manche schätzen das Vertraute und entscheiden sich für einen Stil, den sie von ihren Eltern kennen. Andere finden neue Stile spannender, vielleicht einen nordamerikanischen Präriegarten, einen japanischen oder tropischen Garten. Unabhängig vom Stil sollte der Garten zu Ihren persönlichen Werten und Vorlieben passen. Falls das nicht der Fall ist, besteht Gefahr, dass seine Gestaltung am Ende nicht stimmig wirkt.

Wer Symmetrie und Ausgewogenheit in seinem Garten wünscht, dem stehen viele geeignete Pflanzen und andere Gestaltungselemente zur Auswahl. Regelmäßige, rechteckige Beete, Terrassen und Rasenflächen können den Stil der umgebenden Architektur aufnehmen, und die Wiederholung bestimmter Formen kann Rhythmus und Harmonie vermitteln. Kleine Bäume wie der Pagoden-Hartriegel (*Cornus controversa* 'Variegata') und der Wechselblättrige Hartriegel *(C. alternifolia)* haben abgestufte, waagerechte Zweige, die beispielsweise mit der Linienführung von Zäunen oder Dächern korrespondieren können. Ein ebenmäßig geformter, aufrechter Nadelbaum setzt einen vertikalen Akzent. Mein Favorit ist die Korea-Tanne *(Abies koreana)* mit ihren kräftigen Ästen und den senkrecht stehenden, dunkelvioletten Zapfen.

Beim Betrachten von Blüten kann man feststellen, dass viele radiärsymmetrisch sind. Die Kugel-Dahlie bildet nahezu perfekte Kugeln, und die Kaktus-Dahlie sieht aus wie ein intergalaktischer Stern. Interessant ist oft auch die Laubanordnung. *Sedum-* und *Sempervivum-* Arten bilden Rosetten mit sich überlappenden dreieckigen Blättern, in deren Betrachtung man sich geradezu verlieren kann. Wenn solche Formen kreativ und durchdacht eingesetzt werden, kann eine sehr ausgewogene und abwechslungsreiche Bepflanzung entstehen.

Die Natur ist geometrisch

Die Unvorhersehbarkeit einer Windbö oder die unregelmäßige Verteilung von Schlüsselblumen *(Primula veris)* auf dem Waldboden verleiten viele Menschen zu dem Gedanken, dass die Natur keine Struktur kenne, sondern erratisch agiert. In Wirklichkeit ist ihr Aufbau häufig sehr systematisch oder symmetrisch. In Pflanzen und anderen Naturelementen findet man häufig Fraktale, das sind Formen, die sich in verschiedenen Größen stets wiederholen. Diese perfekt geformten, symmetrischen Einheiten beweisen, dass natürliche Systeme in hohem Maß auf mathematischen Prinzipien beruhen.

Dass wir Menschen den Anblick natürlicher Formen als therapeutisch empfinden, führen manche Psychologen auf diese Fraktale zurück. Das Gehirn kann diese Muster leichter verarbeiten als Formen, die weniger regelmäßig oder zufällig sind.

Im Fokus
Stressabbau

Die von Roger Ulrich in den 1980er-Jahren aufgestellte Theorie über den Stressabbau hat einige Gemeinsamkeiten mit anderen persönlichen Phänomenen, etwa dem positiven Affekt, der Aufmerksamkeit und der Liebe zum Lebendigen(siehe Seiten 62–63, 122–123 und 156–157). Sie besagt, dass die Betrachtung der Natur positive Emotionen hervorruft, die einen Ausgleich zu negativen Gedanken und Emotionen schaffen und dadurch Stress lindern. Der Anblick von Grün, Wasser, gutartigen Tieren, schönen Blumen usw. bewirkt, dass sich die physiologischen Stressreaktionen des Körpers verringern: Der Herzschlag verlangsamt sich, wir atmen leichter und tiefer, schwitzen weniger und das Level der

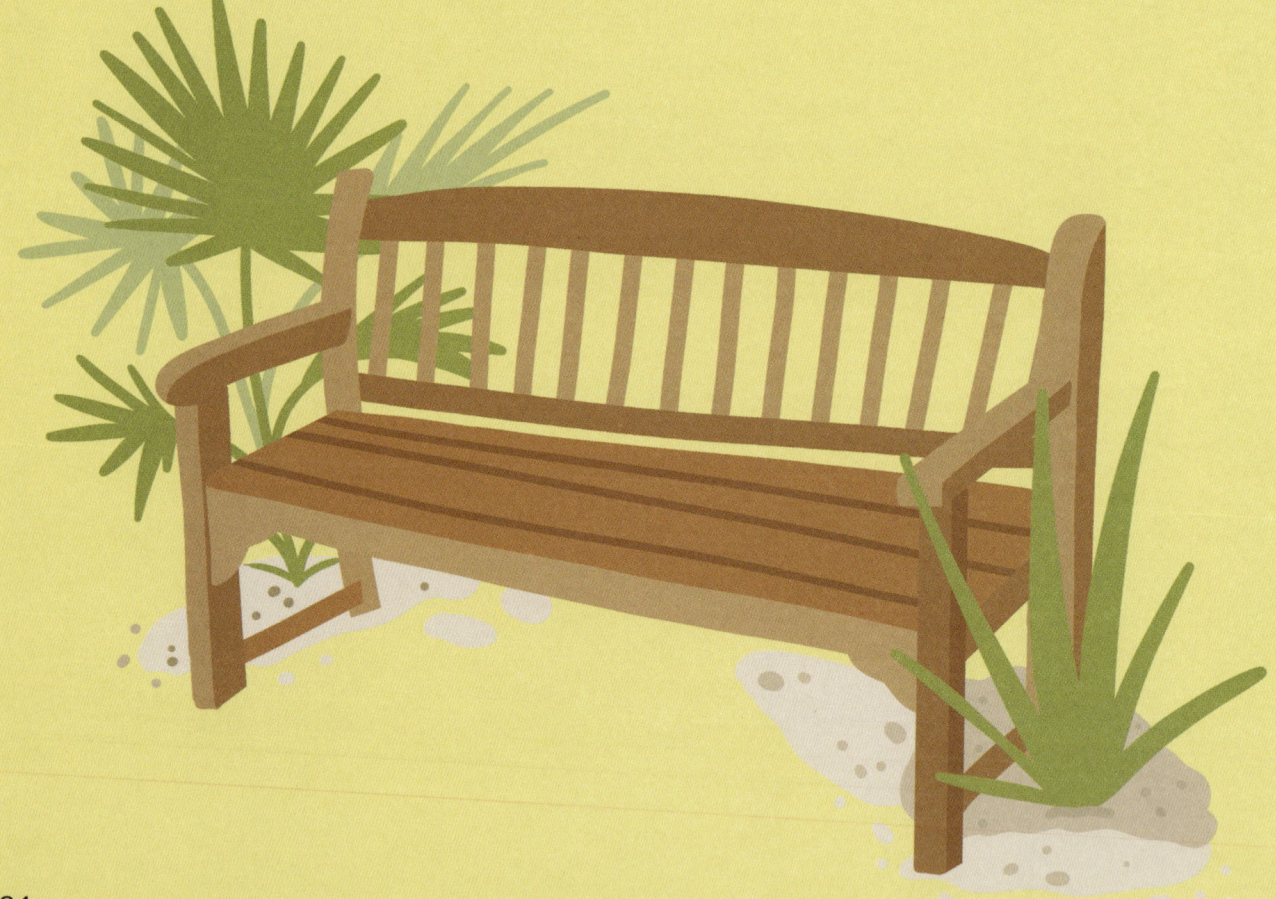

Stresshormone Adrenalin und Cortisol sinkt auf ein normales Maß.[8] Es gibt auch Hinweise darauf, dass Menschen weniger Schmerzen empfinden beziehungsweise Schmerzen besser aushalten können.[9]

Das Wissen, dass Naturerlebnisse beim Stressabbau helfen, gibt Aufschluss darüber, wie unsere Städte aussehen sollten, wie die Menschen ihren Arbeitstag verbringen und welche Aktivitäten sie in der Freizeit bevorzugen sollten. Einige Experten empfehlen inzwischen, dass jeder Mensch höchstens 300 m von einer Grünfläche entfernt wohnen sollte, um jederzeit einen Ort zum Entspannen zu haben und die Belastungen des modernen Lebens besser bewältigen zu können. Auch wenn der Wohnraumbedarf zu einer immer größeren Bebauungsdichte führt, muss dennoch genug Platz für Grünflächen geschaffen werden. Wohngebiete ohne Grünflächen werden mit höherem Stress, schlechterer körperlicher Gesundheit, mehr häuslicher Gewalt und kürzerer Lebenserwartung in Verbindung gebracht. Manche Arbeitgeber haben inzwischen erkannt, dass weniger gestresste Mitarbeiter zufriedener und produktiver sind und länger im Unternehmen verbleiben. Daher stellen einige von ihnen mehr Pflanzen in den Büros oder den Gängen auf und bieten ihren Mitarbeitern die Möglichkeit, in der Mittagspause an Gartenarbeitsgruppen, Parkspaziergängen usw. teilzunehmen.

Die Belege für den Stressabbau durch Naturkontakt beziehen sich meist auf den Anblick von Bäumen, Parkanlagen, Blumen, Fischen in einem Teich oder Gräsern, die sich im Wind wiegen. Wahrscheinlich können aber auch Gerüche – vor allem starke, wie von Lavendel und Zitronengras – und Geräusche wie Vogelgezwitscher oder Walgesänge den Adrenalinspiegel senken und andere Stressreaktionen binnen weniger Minuten reduzieren. Regelmäßige »natürliche Entspannung« stellt die positive Stimmung wieder her und reguliert die Cortisolausschüttung des Körpers. Damit das gelingt, sollten Reize derweil vermieden werden, die die Adrenalinausschüttung fördern – also das Handy am besten stumm schalten.

21 | Hebt die Stimmung
Die majestätische Iris

Das Wort »Iris« leitet sich von dem altgriechischen Wort für den Regenbogen ab. Das ist treffend, denn Schwertlilien gibt es in fast allen Farben. Außerdem gibt es Sorten für die unterschiedlichsten Standorte – für wasserdurchlässige alpine Beete und Töpfe, für trockene Rabatten in praller Sonne, für Schattenlagen und sogar für Teichränder. Überall im Garten zaubern sie uns ein Lächeln ins Gesicht.

Besonders eindrucksvoll ist die Bart-Iris. Sie hat breite, schwertförmige Blätter (daher auch der Gattungsname Schwertlilie) und hohe Blütenstängel, die im Frühsommer Blüten in Gold, Bernstein, Rosa, Blau und vielen anderen Farben tragen. Manche sind einfarbig, bei anderen haben die aufrechten Domblätter eine andere Farbe und Zeichnung als die Hängeblätter. Züchter haben sich intensiv der Bart-Iris gewidmet, daher gibt es Hunderte verschiedener Sorten, von denen einige auffällige Fransen oder »Bärte« auf den Hängeblättern tragen. Ein Besuch in einer Spezialgärtnerei ist absolut lohnend. Ich finde die fast schwarzen Sorten wie 'Superstition' faszinierend, mag aber auch die rotbraunen (wie 'Dutch Chocolate') und gelbbraunen (wie 'Patina'). Besonders groß ist die Sortenauswahl bei den Blautönen (wie 'Blue Rhythm'), den Gelbtönen (wie 'Minted Gold') und den Violetttönen (wie 'Domination'). Bart-Iris sind Rhizompflanzen und bevorzugen einen sonnigen Standort. Alle drei bis vier Jahre sollte man sie teilen, sonst werden sie blühfaul.

Bekannt ist auch die in Nordeuropa heimische Sumpf-Schwertlilie *(Iris pseudacorus),* deren gelb blühende Wildform man oft an Teichrändern findet. Weil sie zum Wuchern neigt, sollte man sie im Gartenteich in einem Korb halten, um sie besser eindämmen zu können. Libellenlarven klettern an den hohen Pflanzen gern aus dem Wasser. Ähnliche Standorte bevorzugt auch die weniger wüchsige, lila bis violett blühende Iris versicolor.

Die Zwerg-Iris ist ein beliebtes Zwiebelgewächs, das im zeitigen Frühjahr blüht. In diese Gruppe fallen *Iris reticulata, I. histrioides* und andere Arten, die in Wäldern und alpinen Regionen heimisch sind. Die meisten Sorten blühen blau, 'Katharine Hodgkin' und 'Frozen Planet' beispielsweise in sehr kühlem, blassem Blau. Für einen Blütenflor im zeitigen Frühjahr könnten Sie Zwerg-Iris mit Krokussen, Miniatur-Narzissen und früh blühenden Tulpenarten in Schalen und Töpfe pflanzen. Nach der Blüte stellen Sie die Schalen einfach in eine helle Gartenecke und lassen sie den Sommer über ruhen.

Eher unbekannt, aber sehr attraktiv ist schließlich die Holländische Iris *(Iris × hollandica),* die faktisch von der iberischen Halbinsel stammt. Die hohen Stiele tragen feine, oft geäderte Blüten in Blau, Violett oder Gelb, die in gemischten Beeten schön aussehen und sich von Jahr zu Jahr vermehren.

Die Irisblüte ist so perfekt, dass man sie einfach bewundern muss. Die einzelnen Blüten halten nicht sehr lange, erzeugen aber mit ihrer flüchtigen Schönheit ein wunderbares Glücksgefühl.

> Die Irisblüte ist so perfekt, dass man sie einfach bewundern muss.

22 | Gedächtnisstützen
Mit Blütenduft den Geist anregen

Haben Sie schon einmal einen Duft geschnuppert und gedacht »Oh, das erinnert mich an …«? Ich selbst muss beim süßlichen, fruchtigen Duft mancher Rosensorten immer an den Garten meiner Tante an der Ostküste Schottlands und an warme Sommerferientage mit Cousins und Cousinen denken und habe sofort die Rosen 'Blue Moon' und 'Chinatown' vor Augen, die in der Nähe ihres Gartenhauses wuchsen. Obwohl Schottland nicht gerade für sommerliches, trockenes Wetter bekannt ist, scheint in meinen Erinnerungen immer die Sonne!

Manche Gerüche sind sofort vertraut und wecken sehr konkrete Erinnerungen. In anderen Fällen ist der Duft eher flüchtig und die Details der Erinnerung sind diffus. Das ist leicht erklärbar, denn Geruchswahrnehmungen werden vom limbischen System des Gehirns verarbeitet, das auch mit dem Gedächtnis und interessanterweise mit den Emotionen in Zusammenhang steht. Tatsächlich verursachen Gerüche sehr oft Gefühlsreaktionen. Gerüche beschwören nicht nur Bilder herauf, sondern auch Gefühle wie Nostalgie oder Zuneigung. Die Parfümindustrie weiß das nur zu gut und setzt Düfte gezielt ein, um Gefühle von Romantik, Entspannung, Vitalität und sogar Macht zu vermitteln oder hervorzurufen. Blütendüfte wie Rose, Lavendel und Ylang-Ylang sind seit Generationen besonders beliebt für Parfüms.

Ein angenehmer Duft ist ein starker Stimmungsaufheller. Wir können ihn im Garten und im Haus positiv nutzen, um uns vom Alltag, von Routinen und Stress abzulenken. Blumendüfte können positive Erinnerungen wecken oder uns an Zeiten und Orte entführen, die uns glücklich gemacht haben. Mit dem leichten, himmlischen Duft von Geißblatt (*Lonicera*) können Sie sich in einen Märchenwald flüchten und sich den Anblick und das Blätterrauschen eines verwunschenen Waldes vorstellen, durch den Sie an einem lauen Sommerabend spazieren. Oder lassen

Manipulieren Rosen uns?

Pflanzen haben Duftstoffe (und Blüten-farben) entwickelt, um Bestäuber anzu-locken. Man könnte sagen, dass sie die Insekten »manipulieren«, damit diese ihr genetisches Material (Pollen) weit verbrei-ten. Als Gegenleistung erhalten die Insekten einen kleinen Tropfen Nektar. Rein evolu-tionsbiologisch gesehen geht es beim Sex darum, dass ein Individuum seine Gene an die nächste Generation weitergibt und durch seine Nachkommen das Verbrei-tungsgebiet der Art vergrößert. Je mehr Sämlinge eine Pflanze also hervorbringt, desto erfolgreicher ist das Individuum und damit die Art.

Die Bestäuber helfen also ungewollt diesen Pflanzenarten bei ihren Bemühun-gen um die botanische Weltherrschaft. Aber auch der Mensch hat Pflanzen mil-lionenfach auf dem Globus vermehrt und verbreitet. Bei den Nutzpflanzen profitie-ren wir davon: Wir können sie essen. Aber welchen Nutzen bringt es uns, eine Rose zu züchten? Könnte es sein, dass Rosen und andere blühende Pflanzen auch uns manipulieren? Wir haben Zierpflanzen auf der ganzen Welt verbreitet, und gerade die Familie der Rosengewächse ist evolutionär gesehen eine der erfolgreichsten. Warum eigentlich? Weil sie einfach toll aussehen und wunderbar duften. Einige Forscher vermuten, dass Pflanzen und Blumen im Gegensatz zu anderen Geschenken keinen evolutionären oder materiellen Nutzen haben. Sie wirken ausschließlich auf unsere Gefühle. Wenn Sie das nächste Mal eine Rose pflanzen, könnten Sie einmal darüber nachdenken, wer hier eigentlich wem dient.

Manche Gerüche sind sofort vertraut und wecken sehr kon-krete Erinnerungen. In anderen Fällen ist der Duft eher flüchtig und die Details der Erinnerung sind diffus.

Winterwunder

Wenn die Tage im Winter kurz und kühl sind, müssen Pflanzen ihre Bestäuber (meist kleine Fliegen und Mücken) mit starkem Duft anlocken. Das tun beispielsweise die Chinesische Winterblüte *(Chimonanthus praecox)*, die Fleischbeere *(Sarcococca confusa)*, die Mahonie oder – mein Favorit – der Seidelbast *(Daphne)* mit all seinen Arten und Sorten. Seidelbast gilt als unberechenbar. Er kann viele Jahre schön wachsen, um dann plötzlich abzusterben. Dennoch lohnt es sich, diese Pflanze anzuschaffen, denn sie kann mit ihrem intensiven, angenehmen Duft den ganzen Garten erfüllen. Die Blüten, je nach Art weiß, hellviolett oder gelb, sind recht hübsch, aber klein. Dafür sind sie mit ihrem Duft, den man an sonnigen, windstillen Tagen schon in 50 Metern Entfernung riechen kann, überaus verschwenderisch.

Sie sich mit dem berauschenden Duft von Jasmin (z. B. *Jasminum officinale* und *J. polyanthum)* und Rosen (z. B. *Rosa banksiae* 'Lutescens') in der Vorstellung in den Fernen Osten versetzen. Wecken Sie mit Lavendel *(Lavandula)*, Salbei *(Salvia officinalis)* und Kronwicke *(Coronilla valentina* subsp. *glauca)* Erinnerungen an Ferien am Mittelmeer. Oder nutzen Sie gezielt Düfte zum Entspannen und Verjüngen. In warmen Ländern kann man Zitrusfrüchte pflanzen, um das wohltuende Aroma der Blüten zu genießen, und wo das Wetter nicht so warm ist (etwa in Schottland) bieten sich Pfeifenstrauch *(Philadelphus)* oder Orangenblüte *(Choisya ternata)* an, die durchaus ähnlich wie Zitrusblüten duften.

Mein Team und ich erforschen den Einfluss von Blumendüften auf das menschliche Wohlbefinden. Meine Kollegin Dr. Lauriane Chalmin-Pui hat im Garten Wisley der Royal Horticultural Society (Surrey, Großbritannien) eine Reihe von Experimenten durchgeführt, um herauszufinden, wie Blumenduft die Emotionen der Menschen beeinflusst und ob bestimmte Düfte sich besser als andere eignen, um Entspannung und positive Stimmungen zu fördern.

Manche Düfte
sind wirksame
Stimmungs-
aufheller.

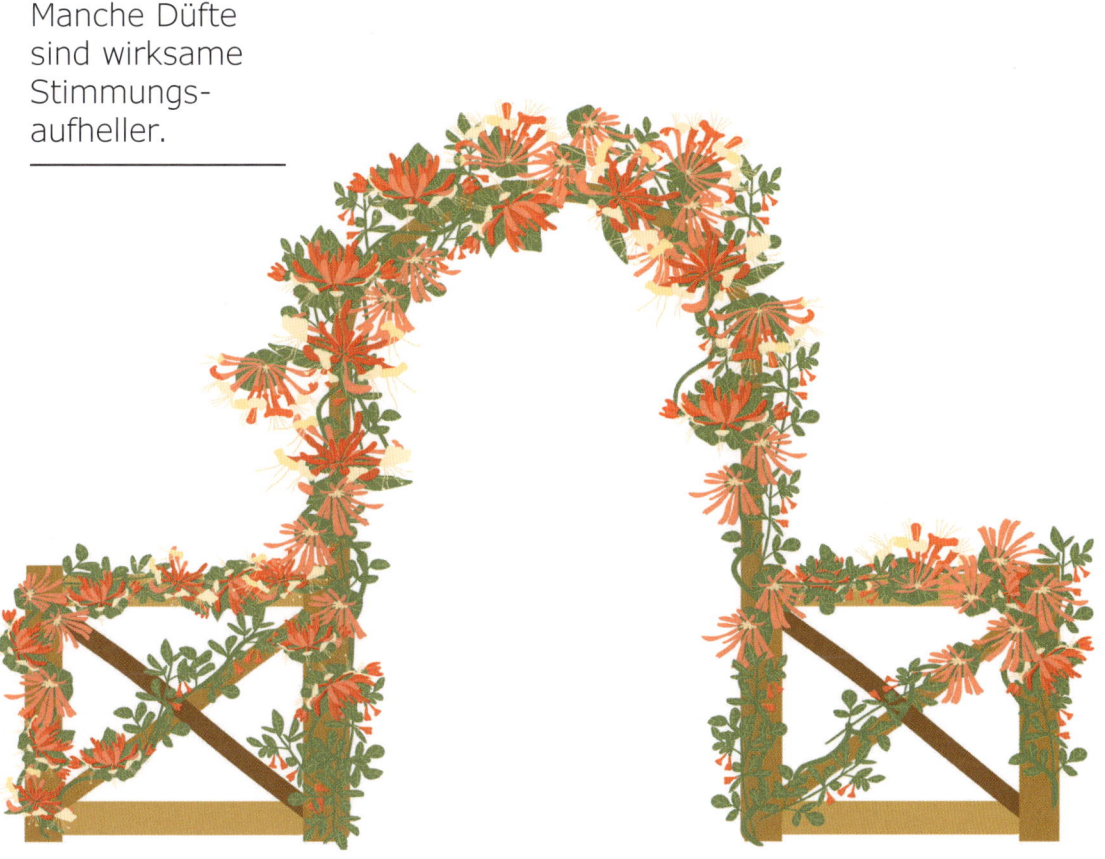

Jelängerjelieber

Das Wald-Geißblatt (*Lonicera periclyme-num*) ist aus einem charmant-nostalgischen Cottage-Garten nicht wegzudenken. Es ist in Nordwesteuropa beheimatet und wächst in Wäldern, wo sich früher mancher Gärtner ein Pflänzchen ausgegraben hat, um es neben seine Haustür oder Gartenpforte zu setzen.

Damals waren die Landbewohner praktisch veranlagt und konnten improvisieren, denn das Geld war oft knapp. Also holten sie sich nützliche oder farbenfrohe Wildpflanzen in den Garten. Nicht nur das wilde Geißblatt ist ein duftender Gartenschmuck, sondern auch Zuchtformen wie 'Serotina' (mit größeren, rotblättrigen Blüten) und 'Graham Thomas'

(mit zarteren gelb-cremefarbenen Blüten). Platzieren Sie die Pflanzen so, dass Sie im Vorbeigehen den Duft wahrnehmen können. Am intensivsten ist der Duft in den Abendstunden, denn das Geißblatt (auch Heckenkirsche oder Jelängerje-lieber) wird von Nachtfaltern bestäubt. Vielleicht hören Sie sogar das Brummen eines Weinschwärmers, der seine Runden um die Blüten dreht. In Nordamerika ist das einheimische Trompeten-Geißblatt (*L. sempervirens*) vielleicht die bessere Wahl, da es Rubinkolibris anlockt und auch die Raupen von Bläulingen und Schwär-mern ernährt.

91

Angenehme Mitbewohner
Zierpflanzen in der Wohnung

Pflanzen
geben dem
Raum eine
weichere,
beruhigende
Anmutung.

Die Wohnung ist unsere Privatsphäre. Wenn wir hier andere Lebens-formen neben uns tolerieren, ist das ein gutes Zeichen dafür, dass wir eine starke Verbindung zur Natur haben. Das kann für viele Menschen schon eine herkömmliche Zimmerpflanze sein. Und die Pflanzen geben uns etwas zurück: Sie sind interessant und lenken uns von den Strapazen des Alltagslebens ab. In einigen frühen Studien, die sich mit biophilen Reaktionen befassten, ging es um Pflanzen innerhalb von Gebäuden. Diese Forschungen zeigten, dass Zimmerpflanzen Stress reduzieren, die Schmerztoleranz verbessern, die Produktivität in Büros erhöhen und die akademischen Leistungen von Studierenden steigern, vor allem durch die Verlängerung der Aufmerksamkeitsspanne.

Pflanzen geben dem Raum eine weichere, beruhigende Anmutung. Sie unterbrechen die harten Kanten der Inneneinrichtung und wirken dem Eindruck von Sterilität entgegen. Darum nutzen Innenarchitekten (und die meisten Hausbesitzer) Zimmerpflanzen, um Atmosphäre zu schaf-fen. Pflanzen wecken aber auch kulturelle Assoziationen und können so Designstile oder Gestaltungselemente unterstützen. In ein Esszimmer im edwardianischen Stil gehören beispielsweise Korbmöbel, geschwun-gene Lampen und helle, freundliche Farben. Dazu passt die Bergpalme *(Chamaedorea elegans)* mit ihren eleganten, geschlitzten Blättern ebenso gut wie eine Birkenfeige *(Ficus benjamina* 'Twilight') mit ihren sanft geschwungenen Zweigen oder ein filigraner Zierspargel *(Asparagus densi-florus* 'Myersii'). Wer einen eher sachlichen Wohnstil mit Schieferböden, weißen Täfelungen, kubistischen Sofas und moderner Kunst an den Wänden bevorzugt, ist mit Pflanzen in kühnen Formen gut beraten, bei-spielsweise Philodendron, Gummibaum *(Ficus elastica)*, Einblatt *(Spathi-phyllum* 'Alana') oder Bogenhanf *(Sansevieria cylindrica)* mit seinen steil aufragenden Trieben.

Badezimmerschränke und Fensterbänke sind ideal für Hängepflanzen wie die Dreimasterblume *(Tradescantia)*, beispielsweise die Sorte 'Sweetness', die hängende Triebe mit grünen, weißen und lila gefärbten Blättern hat. Der Klassiker unter den pflegeleichten Badezimmerpflanzen ist die Grünlilie *(Chlorophytum comosum)*. Beliebt sind vor allem die panaschierten Formen (mit grün-weißen Blättern), aber ich mag die Sorte 'Lemon' mit ihrer frischen, gelbgrünen Färbung. Beide Pflanzen lassen sich leicht durch Stecklinge vermehren, die Grünlilie bildet auch Jungpflanzen an herabhängenden Stielen, die Sie an Freunde verschenken können.

Wer sich etwas Blühendes wünscht, könnte sich für das Usambaraveilchen *(Saintpaulia)* entscheiden, das in vielen Blautönen, aber auch in Rot, Rosa und Weiß erhältlich ist. Die Blüten der Drehfrucht *(Streptocarpus)* stehen auf einem schlanken, meist dunklen Stiel und haben oft einen auffällig gefärbten Schlund. Neben verschiedenen vorwiegend einfarbigen Sorten sind auch zweifarbige und geäderte erhältlich. Usambaraveilchen und Drehfrucht mögen kein direktes, heißes Sonnenlicht und fühlen sich auf einer nach Osten oder Norden gelegenen Fensterbank mit diffusem Licht wohl.

Haustierfreundlich?

Manche Katzen und Hunde neigen dazu, an Dingen zu kauen. Achten Sie also darauf, dass sich Ihre pelzigen und Ihre blättrigen Freunde gut vertragen. Vor allem wenn Tiere gelegentlich unbeaufsichtigt in der Wohnung sind, sollten Sie sich genau informieren, denn einige beliebte Zimmerpflanzen sind giftig, etwa *Spathiphyllum, Dieffenbachia, Strelitzia, Aloe* und *Philodendron*.

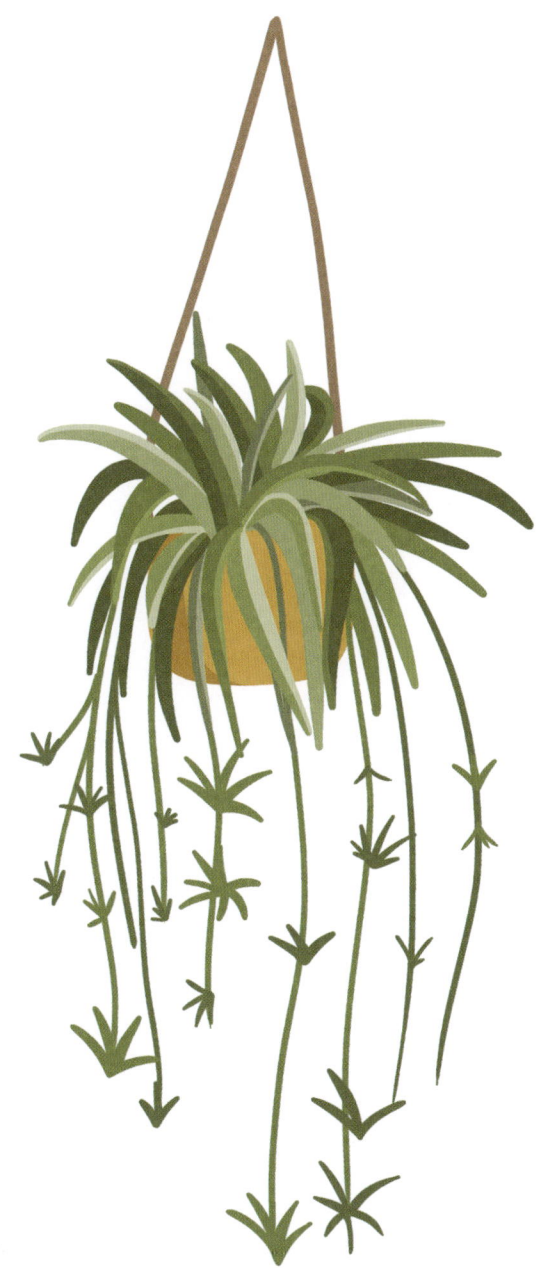

24 | Der grüne Schwamm
Einen Regengarten anlegen

Die Entspannung und die positivere Lebenseinstellung durch den Anblick von Vegetation wird manchmal als grüne Therapie bezeichnet. Von blauer Therapie spricht man im Zusammenhang mit Wasser und Wassersport, beispielsweise Schwimmen, Strandspaziergänge und Surfen, da auch diese Aktivitäten die psychische Gesundheit fördern.

Das blaue Element ist alles andere als therapeutisch, wenn es das Eigentum und die Lebensgrundlage in Form von Hochwasser bedroht. Überschwemmungen und andere gefährliche Phänomene wie Feuer, Dürre und Windschäden nehmen aufgrund des Klimawandels deutlich zu, was viele Menschen beunruhigt. Eine Möglichkeit, das Risiko von Überschwemmungen im urbanen Raum zu verringern, ist die Einführung von nachhaltigen Stadtentwässerungssystemen. Dabei werden die Lage des Geländes und die Vegetation genutzt, um Regenwasser zu sammeln und zu speichern. Privatpersonen können einen Beitrag zur Senkung des Überschwemmungsrisikos leisten, indem sie Regengärten anlegen. Ein Netz von Regengärten und ähnlichen tief liegenden, feuchten Flächen könnte in unseren Städten ein bedeutendes Reservoir für Regenwasser darstellen. Darüber hinaus schaffen Sie sich mit dem Anlegen eines Regengartens Ihre eigene kleine blaue *und* grüne therapeutische Oase. Zwei Fliegen mit einer Klappe!

Ein Regengarten ist im Grunde eine flache Mulde im Boden, in der das Erdreich durch ein sehr durchlässiges Substrat ersetzt wurde, das die Versickerung des Wassers im Boden beschleunigt. Von einem nahegelegenen Fallrohr eines Gebäudes wird ein Rohr (oder ein dekorativerer Kanal oder Bachlauf, siehe Thema 49) verlegt, damit das Regenwasser vom Dach in den Regengarten und nicht in den Abfluss oder die Kanalisation gelangt. Selbstverständlich ist ein Regengarten mehr als eine Sickergrube: Man kann ihn mit Zierpflanzen oder weniger wüchsigen

Mit dem Anlegen eines Regengartens schaffen Sie Ihre eigene
kleine blaue *und* grüne therapeutische Oase.

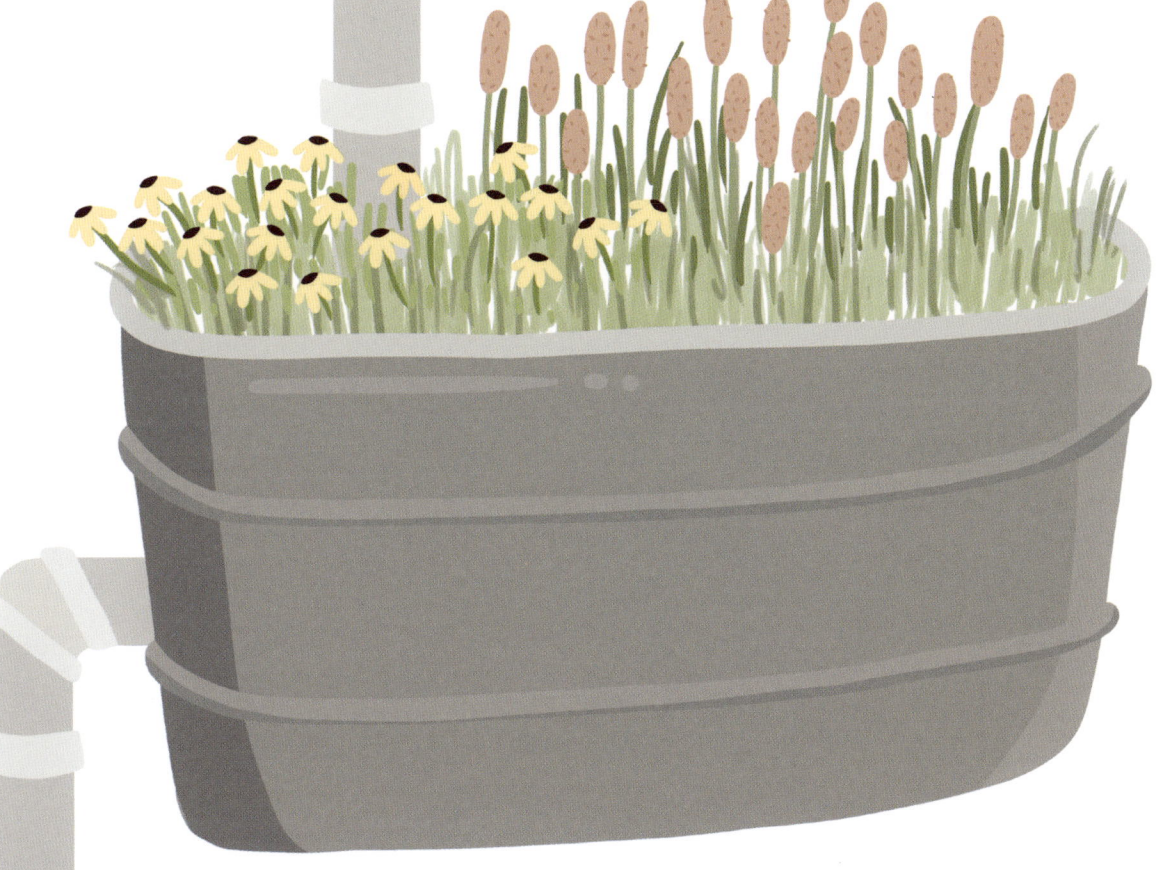

einheimischen Arten bepflanzen, damit er immer attraktiv aussieht und zum Verweilen einlädt.

Regengärten sind nicht ständig feucht. In regenarmen Zeiten können sie allmählich vom Rand zur Mitte hin austrocknen. Gerade dieser Vorgang ist ökologisch interessant. Manche Pflanzen mögen die überwiegend feuchte Mitte, andere bevorzugen den Rand der Mulde, der tendenziell trockener und durchlässiger ist. Wählen Sie für die feuchte Mitte auffällige Pflanzen, wie die Trollblume *(Trollius × cultorum* 'Orange Princess') oder die Kardinalslobelie *(Lobelia cardinalis* 'Queen Victoria'). Etwas weiter außerhalb der Mitte können Sie Taglilien *(Hemerocallis)* mit ihren auffälligen gelben, orangefarbenen, scharlachroten oder rosafarbenen Blüten oder Astilben mit ihren fiedrigen Blütenständen in Rot, Weiß oder Rosa pflanzen. An den oberen Rändern der Senke fühlen sich schleierzarte Rasenschmiele *(Deschampsia cespitosa)* wohl, aber auch Ehrenpreis *(Veronica)* und Katzenminze *(Nepeta)* mit Blüten in entspannenden Blau- und Mauvetönen. Tiere werden sich bald von selbst einstellen. Vor allem verschiedene Amphibien bevorzugen das feuchte Zentrum und den Schatten unter den Pflanzen. Auf den Blüten gelber Tagliliensorten werden Sie bald kleine schwarze Rapsglanzkäfer *(Meligethes aeneus)* entdecken.

Regengarten im Kübel

Sogar in einem Kübel kann man einen kleinen Regengarten anlegen und gleichzeitig einen Durchgang seitlich am Haus oder auch die Fassade mit interessanten Pflanzen verschönern. Er besteht aus einem Metall- oder Kunststoffbehälter, der teilweise dazu bestimmt ist, Wasser nach starken Regenfällen aufzunehmen. Das Fallrohr des Gebäudes bildet den Zulauf. Die Höhe des Ablaufs am Gefäß können Sie selbst bestimmen.

Je höher er liegt, desto feuchter ist das System und desto größer ist seine Kapazität zur Wasserspeicherung.

Je niedriger der Ausgang, desto trockener das System. In jedem Fall gibt es Pflanzen, die zu dem von Ihnen gewählten System passen: Binsen und Schilf eignen sich für ein sehr feuchtes Milieu, Tomaten und Kohlpflanzen für trockenere Verhältnisse.

Grüne Oase am Wohnblock

Ein gut angelegter Regengarten kann ein Erholungsort für die Seele sein. Er hat aber auch einen praktischen Nutzen, vor allem an umbauten Plätzen, an denen Regenwasser ansonsten schlecht abfließen kann. An Straßenrändern, versiegelten Parkflächen oder größeren Wohnblocks beugt ein Regengarten großen Pfützen und im Winter Glatteisbildung vor und bietet gleichzeitig den Bewohnern einen Naherholungsraum im Kleinformat, an dem sie abschalten und mit den Nachbarn in Kontakt kommen oder sich vom Berufspendeln erholen können. Ein wenig Farbe und krabbelndes Leben hebt die Stimmung. Wenn die Anwohner die Minilandschaft gemeinsam pflegen und einander dabei besser kennenlernen, können außerdem nachbarschaftliche Spannungen oft vermieden werden.

Pflanzen, die feuchte Bedingungen bevorzugen, wachsen oft üppig, weil sie an ihren natürlichen Standorten meist viel Platz haben. Manche wuchernden Unkräuter siedeln sich gern an den Ufern von Gewässern an, und auch Pflanzen, die bei uns nicht heimisch sind, erweisen sich oft als außerordentlich konkurrenzstark. Arten wie das Drüsige Springkraut *(Impatiens glandulifera)* und der Blutweiderich *(Lythrum salicaria)* können andere Pflanzen schnell verdrängen. Für die feuchteren Teile des Regengartens sollten Sie daher Arten mit weniger aggressivem Ausbreitungsdrang wählen und sich darauf einstellen, die Vegetation von Zeit zu Zeit zurückzuschneiden und auszudünnen.

Mit der Zeit kann sich durch Laubfall und die natürliche Ansammlung von Erdpartikeln am Boden des Regengartens eine dicke, nährstoffreiche Schlammschicht bilden. Wenn Sie diesen überschüssigen Schlamm alle zwei oder drei Jahre ausschöpfen, bleibt der Regengarten funktionsfähig. Lassen Sie den Schlamm etwa eine Woche lang neben dem Regengarten liegen, damit herausgeschöpfte Amphibien oder feuchtigkeitsliebende Wirbellose in die feuchteren Bereiche zurückkriechen können.

Im Fokus
Bewegung

Körperliche Bewegung ist für uns lebenswichtig. Der menschliche Körper ähnelt einer Maschine, die regelmäßig geölt und betrieben werden muss, damit sie funktionsfähig bleibt. Etwa 27 Prozent der Erwachsenen weltweit bewegen sich nicht ausreichend, in reichen Ländern 36 Prozent. Dieser Bewegungsmangel zieht zahlreiche gesundheitliche Probleme nach sich. Tatsächlich ist körperliche Inaktivität die vierthäufigste Ursache für einen vorzeitigen Tod und die Ursache für zahlreiche vermeidbare körperliche und geistige Störungen.

Auf biochemischer Ebene reduziert eine sitzende Lebensweise die Aktivität des Enzyms Lipoproteinlipase, den Proteintransport und den Kohlenhydratstoffwechsel. Zudem beeinträchtigt sie den Fettstoffwechsel und die Zirkulation von Sexualhormonen. Diese Faktoren wirken sich auf physiologische Prozesse aus und führen zu einer erhöhten Wahrscheinlichkeit von Herzkrankheiten, Diabetes, Krebserkrankungen (wie Darm-, Brust- und Prostatakrebs), Demenz und einer Vielzahl anderer Probleme.

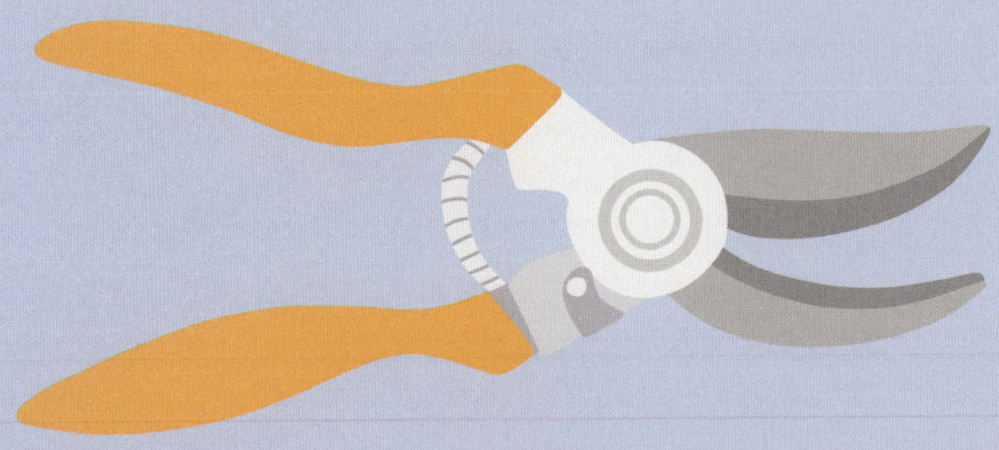

Würden beispielsweise die Briten ihre körperliche Aktivität um nur 10 Prozent steigern, könnte das Gesundheitswesen 500 Millionen Pfund Kosten einsparen.

Es steht außer Frage, dass die Menschen sich mehr bewegen müssen – beispielsweise durch Gartenarbeit. Bei Tätigkeiten wie dem Schieben eines (motorlosen) Rasenmähers, kräftigem Laubharken oder Umgraben des Bodens werden 400 Kilokalorien pro Stunde verbrannt. Außerdem werden die Herz-Kreislauf-Leistung, die Muskelkraft und die Geschicklichkeit verbessert und die Knochen gestärkt.[10] Gartenarbeit hilft, das Risiko für Osteoporose zu verringern, und sie schützt nachweislich besser vor Demenz als Spaziergänge, Bildungsaktivitäten oder moderater Alkoholkonsum. Sie hat also auch Auswirkungen auf die psychische Gesundheit, denn sie hält den Geist aktiv, stärkt das Selbstwertgefühl und kann soziale Kontakte fördern. Gartenarbeit kostet kaum Geld und ist darum auch eine gute Option für Menschen im Ruhestand oder mit knappem Budget.

Ökologische Therapien wie die Gartenarbeit können »süchtig« machen. Wer sich für seinen Garten begeistert, braucht keine äußere Motivation, um vor die Tür zu gehen, zu pflanzen und sich an der blühenden Belohnung seiner Mühe zu freuen. Gartenarbeit muss regelmäßig erledigt werden, und gerade häufige, kürzere Bewegungseinheiten sind sehr effektiv, um die Maschine Mensch fit zu halten. Studien mit Patienten, die sich von einem Schlaganfall oder Herzinfarkt erholen, haben ergeben, dass Bewegung im Garten effektiver, angenehmer und nachhaltiger ist als eine Bewegungstherapie in Rehabilitationseinrichtungen.

Während gute Neujahrsvorsätze meist schnell wieder vergessen sind, scheint Gartenarbeit die körperliche Aktivität langfristig zu fördern. Übertreiben sollte man es natürlich nicht. Wenn Gärtner unter Rücken- oder Gelenkschmerzen leiden, liegt es meist daran, dass sie stundenlang ohne Unterbrechung geschuftet haben. Besser ist es, jeden Tag ein bisschen zu erledigen und sich zwischendurch auch einfach einmal hinzusetzen und das Ergebnis seiner Bemühungen zu betrachten und zu genießen.

25 | **Muskelkraft**
Rasenmäher – bitte ohne Motor

Uns Menschen gefallen meist Landschaften, die etwa zu einem Drittel aus aufragenden Elementen und zu zwei Dritteln aus offener Fläche bestehen. Darum findet man in den meisten Gärten eine Rasenfläche, die Weite vermittelt und Bewegungsfreiheit verspricht. Ein Rasen ist tatsächlich eine zweckmäßige Freifläche. Er verhindert, dass der Garten überfüllt wirkt, und er gibt uns eine Plattform, von der aus wir die verschiedenen Pflanzen und Bereiche betrachten können. Wir können an Beeten entlangschlendern, mit den Kindern Ball spielen, mit dem Hund herumtollen oder die Hühner laufen lassen.

Rasenmähen mit dem Handmäher verbrennt 300 bis 400 Kilokalorien pro Stunde und verbessert die Herz-Kreislauf-Funktion.

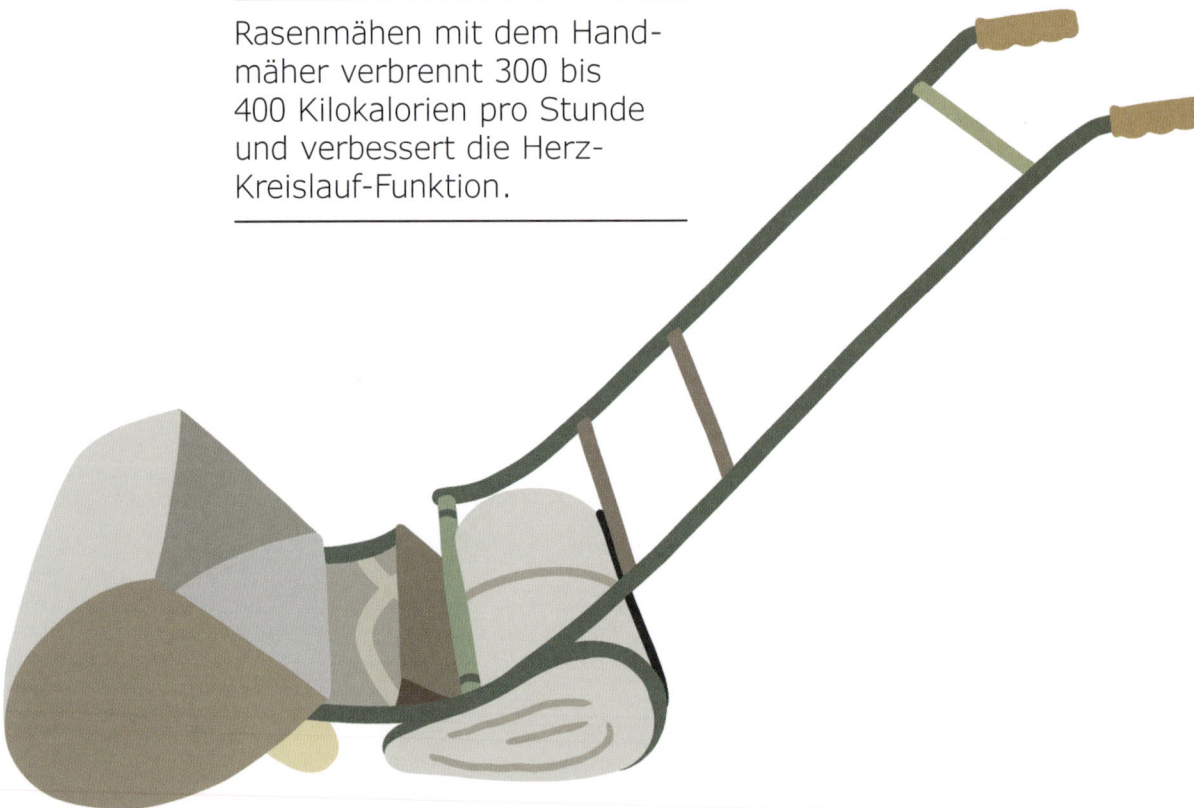

An der Art des Rasens scheiden sich allerdings die Geister. Wenn Ihr Garten aussehen soll wie der Centre Court in Wimbledon, müssen Sie bereit sein, Unmengen an Zeit, Energie, Wasser und Dünger darauf zu verwenden. Das andere Extrem wäre der Kunstrasen. Er macht keine Arbeit, aber der Preis ist hoch, denn in und unter Plastik lebt absolut nichts.

Keins der beiden Extreme ist gut für die Umwelt. Sinnvoller ist ein Mittelweg. Er besteht darin, den Rasen nachhaltig zu bewirtschaften, sich nicht zu sehr über das eine oder andere Gänseblümchen oder die Butterblumen zu kümmern. Wichtig ist auch, Gräser zu wählen, die dem Klima, dem Boden und der Beanspruchung durch die Menschen angepasst sind. Rasengräser sind erstaunlich widerstandsfähig und erholen sich nach Dürreperioden (in denen sie gelbbraun werden können) oder wenn jemand für drei Wochen ein Zelt auf ihnen aufgeschlagen hat und sie fahlgelb werden. Ein nachhaltig bewirtschafteter Rasen zielt darauf ab, dass die Gräser überleben und dass Lebensraum für Insekten und andere kleine Tiere geschaffen wird. Ganz nebenbei können Sie noch etwas für Ihre Gesundheit tun.

Empfehlenswert ist, den Rasen alle zwei Wochen zu mähen. Wenn das Gras zu hoch wird, müssen Sie zum Freischneider oder zur Sense greifen (siehe Seite 102). Ein handbetriebener Spindelmäher ist die beste,

Spielereien mit der Graslänge

Wer eine große Rasenfläche hat, könnte einen Teil mehrere Wochen ungemäht lassen, um eine größere Pflanzenvielfalt zu schaffen und Nahrung und Unterschlupf für Kleinstlebewesen zu bieten. Nach 6 bis 10 Wochen ist das Gras 10 bis 15 cm hoch, und die ersten niedrigen Wildblumen werden sich zeigen. Manche Menschen lassen den größten Teil des Rasens so wachsen und mähen nur Wege zum Schuppen, zur Terrasse, zur Wäscheleine oder anderen Zielen. Andere ziehen es vor, den größten Teil des Rasens traditionell kurz zu halten und nur einzelne höhere Stellen wachsen zu lassen. Wer Lust hat, kann auch Muster mähen, die aus einem Fenster im Obergeschoss hübsch anzusehen sind.

Wenn Sie diese wilden Flächen erneut mähen wollen, sind zwei Arbeitsgänge nötig: einmal mit der größten Schnitthöhe, danach mit einer geringeren. Alternativ können Sie einen Freischneider, Rasentrimmer oder eine (Motor-)Sense verwenden.

leiseste und sparsamste Lösung. Die meisten haben zwei Räder, eine rotierende Messerwalze sowie eine feststehende Gegenklinge und einen Griff zum Schieben. Die Grashalme werden wie mit einer Schere sauber abgeschnitten. Beim Rasenmähen mit dem Handmäher werden etwa 300 bis 400 Kilokalorien pro Stunde verbrannt, und das Herz-Kreislauf-System wird trainiert. Eine solche körperliche Anstrengung, bei der die Herzfrequenz 20 bis 30 Minuten lang kontinuierlich auf über 50 Prozent ihrer Kapazität ansteigt, verbessert die körperliche Fitness. Mähen ist also ein gesundes Outdoor-Training vergleichbar mit schnellem Radfahren oder gemäßigtem Joggen – und ganz nebenbei erhalten Sie einen schön geschnittenen Rasen.

Elektrische Rasenmäher (und andere Gartengeräte) fordern weniger Krafteinsatz, bringen aber dennoch ein gewisses Maß an körperlicher Betätigung mit sich. Idealerweise sollten die Geräte mit Akkus und Ökostrom betrieben werden, um den CO_2-Fußabdruck zu minimieren.

Lässt man das Gras richtig lang wachsen, wie es traditionell auf Heu-, Fluss- oder Almwiesen üblich war, muss die Sense zum Einsatz kommen. Der Umgang mit der Sense ist eine Kunst, und auch nach zehn Jahren beherrsche ich sie noch nicht perfekt. Für den richtigen Schwung und Schnittwinkel braucht es eine Menge Übung und eine scharfe Klinge. Aber selbst wenn man das Mähen mit der Sense nur mittelmäßig beherrscht, ist es ein gutes Training für Hüfte und Bauch. Ich bewirt-

Blüten in der Wiese

In höherem Wiesengras stellen sich bald Wildblumen ein. Je nach Bodenart, Klima und Mähfrequenz können das beispielsweise Gänseblümchen (Bellis perennis), Faden-Ehrenpreis (Veronica filiformis), Weißklee (Trifolium repens), Rotklee (T. pratense), Habichtskraut (Pilosella aurantiaca) und Knabenkräuter (wie Dactylorhiza) aus der Familie der Orchideen sein. Wenn Sie Orchideen entdecken, sollten Sie die Wiese nicht mähen, sondern die Pflanzen natürlich absterben lassen. Wird die Wiese erst im Sommer gemäht, können Sie darin Schneeglöckchen (Galanthus), Krokusse (Crocus) und Tulpen (Tulipa) pflanzen und das Laub in Ruhe abwelken lassen. Apeldoorn-Tulpen fühlen sich im Gras besonders wohl.

schafte den größten Teil meines Rasens als Wiese, und obwohl das bedeutet, dass ich an vier oder fünf Wochenenden im Hochsommer mit Mähen beschäftigt bin, finde ich das Ergebnis sehr befriedigend. Die körperliche Anstrengung gleiche ich immer mit ausgedehnten Ruhephasen im Liegestuhl aus.

Nach dem Sensen sollte das Gras für den Rest des Sommers kurz gehalten werden. Diese Aufgabe übernehmen für mich meine Hausgänse, die ich auf der Wiese grasen lasse. Diese Lösung ist für Stadtgärten jedoch weniger empfehlenswert, da Gänse recht laut sind und während der Brutzeit ziemlich aggressiv sein können. Allerdings ist das regelmäßige Fliehen vor streitlustigen Gänsen auch eine Art, sich fit zu halten.

Noch mehr Körpereinsatz

Rasenmähen ist wohl die regelmäßigste Form der körperlichen Betätigung im Garten. Bewegung kann man sich aber auch verschaffen, indem man Unkraut mit einer Hacke jätet, den Kompost umsetzt oder die Hecke schneidet. Wenn Sie bei der Gartenarbeit schwer heben müssen, sollten Sie den Körper nicht überfordern. Halten Sie den Rücken gerade und arbeiten Sie mit der Kraft Ihrer Beine, um die Wirbelsäule nicht zu stark zu beanspruchen.

26 | Schnell, bunt, essbar
Multitalent Kapuzinerkresse

Kapuzinerkresse *(Tropaeolum majus)* entfacht mit ihren Trompeten-blüten in flammendem Orange, tiefem Scharlachrot, samtigem Rot und frischem Gelb ein wahres Farbfeuerwerk im Garten. Sie bringt Leben in düstere Gartenecken und kann unansehnliche Schuppen oder Garagen-wände alsbald verdecken. Die Urform ist eine Kletterpflanze, die Triebe von 2 bis 3 Metern Länge bildet. Inzwischen gibt es aber auch weniger wüchsige Formen, die sich gut für Blumenampeln und Kästen eignen, sowie Sorten mit neuen Blütenfarben von zartem Rosa bis zu Creme-weiß. In meiner Kindheit kannte ich die Pflanze unter der Bezeichnung *nippy biscuits*, denn die Blätter sind essbar und haben einen pfeffrigen Geschmack. Interessant ist auch die Form der Blätter. Die Blattadern sind strahlenförmig angeordnet und gehen von einem Blattstiel aus, der fast – aber nicht ganz – in der Mitte sitzt. So sieht jedes Blatt aus wie ein etwas schiefes Wagenrad.

Nur wenige Pflanzen keimen so willig und sind so einfach zu kultivieren wie die Kapuzinerkresse. Wahrscheinlich ist es schwieriger, den Namen zu buchstabieren als die Pflanze zu züchten. Die erbsengroßen Samen werden im späten Frühjahr, wenn alle Frostgefahr gebannt ist, einfach in die Erde gesteckt. Die Pflanzen sind genügsam und gedeihen am besten auf kargen Böden, beispielsweise direkt vor einer Hauswand. Wenn Sie die Gartenarbeit entspannt angehen (und dazu will dieses Buch auf jeden Fall anregen), werden sie sich in den folgenden Jahren selbst aussäen und geschützte Stellen finden, an denen der Frost ihnen nichts anhaben kann.

Weil Kapuzinerkresse so leicht zu kultivieren ist, schnell wächst, in tollen Farben blüht und außerdem essbare Blüten und Blätter hat, ist der Anbau rundum befriedigend. Auch bei Kindern kommt die Pflanze gut an. Kinder profitieren davon, in die Gartenarbeit einbezogen zu werden,

den Spaß am Umgang mit Pflanzen zu entdecken und sich mit der Natur auseinanderzusetzen. Solche Aktivitäten sind wichtig für die geistige und soziale Entwicklung, aber Wissenschaftler vermuten auch, dass der Kontakt mit der natürlichen Umgebung in den ersten Lebensjahren das Immunsystem stärkt und trainiert (siehe Seite 136–137). Kinder, die in Pfützen springen und im Schlamm spielen dürfen, sind weniger anfällig für Infektionen und andere Krankheiten als ihre Altersgenossen, die sich hauptsächlich in geschlossenen, sauberen Räumen aufhalten. Ermutigen Sie also Ihre Kinder, durch den Garten zu streifen und Samen in die Erde zu stecken. Die Kapuzinerkresse ist ein gutes Anfängerprojekt.

Kapuziner-
kresse kommt
wegen ihrer
essbaren Blüten
und Blätter bei
Kindern gut an.

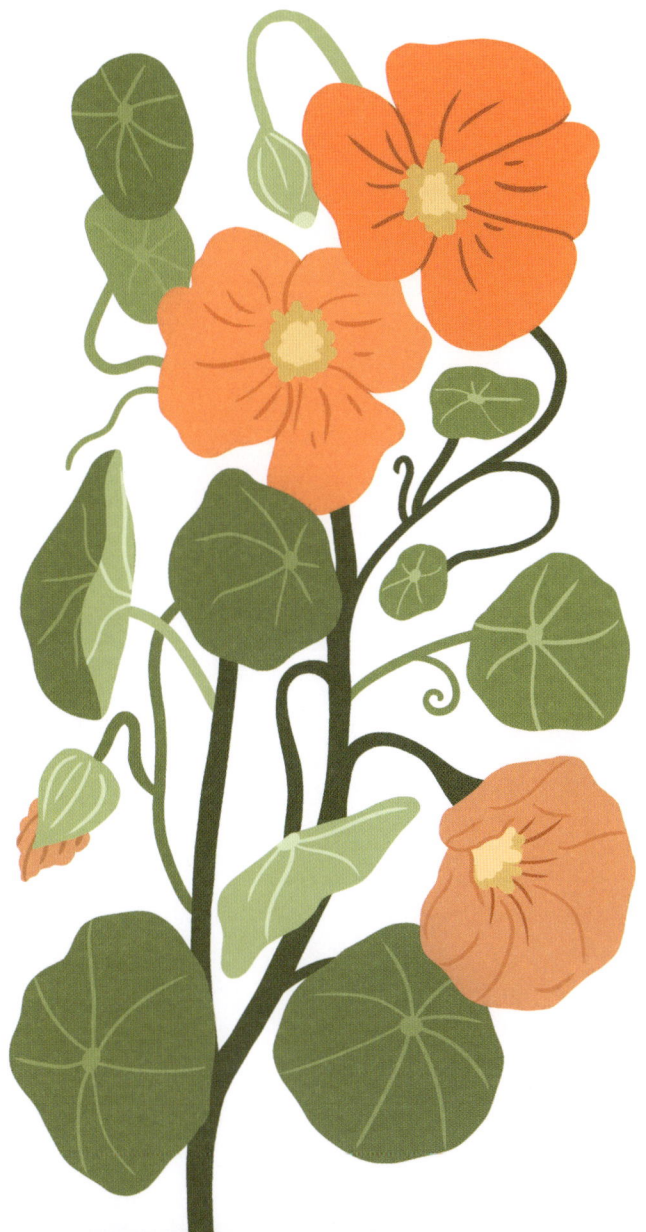

27 | Beerenlese
Bunter Genuss im Herbst

Viele Menschen lieben das Feuerwerk der Laubfarben, das sich einstellt, wenn die Nächte deutlich kühler werden. Der Herbst ist auch die Zeit der Ernte. Bäume und Sträucher schmücken sich mit Beeren, Nüssen und kleinen Früchten, die überraschend farbenfroh sein können.

Es gibt viele kleine Bäume, die auch in einen kleinen Garten passen, allen voran die zierlichen Ebereschen *(Sorbus)* mit ihren leuchtenden Früchten. Die Beeren einiger Sorten bilden einen dramatischen Kontrast zur herbstlichen Laubfärbung. *Sorbus* 'Joseph Rock' trägt beispielsweise leuchtend gelbe Beeren vor einem Hintergrund aus purpurroten Blättern, die in der tief stehenden Herbstsonne faszinierend leuchten. *S. pseudohupehensis* 'Pink Pagoda' schmückt sich im Spätherbst mit kräftig rosafarbenen Beeren, die im Winter zu Weiß verblassen. Auch Zieräpfel *(Malus)* bieten hinsichtlich Farbe und Größe der Früchte viel Abwechslung. *M. hupehensis* hat kirschähnliche Früchte, während *M.* 'Wisley Crab' unverwechselbare dunkelrotbraune Früchte in der Größe eines Tafelapfels trägt. Wer goldgelbe Früchte bevorzugt, sollte die Sorten *M.* 'Butterball', 'Golden Hornet' und 'Golden Gem'. Alle Zieräpfel punkten zusätzlich mit ihrer herrlichen Blüte im Frühjahr.

Für kleine Gärten sind Sträucher oft besser geeignet. Die Zwergmispelarten und -sorten haben meist kleine, aber zahlreiche rote oder orangefarbene Beeren. Eine bemerkenswerte Ausnahme ist *Cotoneaster rothschildianus* mit seinen blassschwefelfarbenen Früchten,

Bei jedem Wetter

Wer sich zu jeder Jahreszeit in der Natur aufhält, tut viel für die körperliche und geistige Gesundheit. Die jahreszeitlichen Einflüsse und die Lichtverhältnisse tragen dazu bei, unsere innere Uhr einzustellen und den Schlafrhythmus zu verbessern. Vor allem im Winter brauchen wir Sonnenlicht, um Vitamin D zu produzieren. Für Kinder ist der Aufenthalt im Freien besonders wichtig, um die körperliche Entwicklung und die psychische Widerstandsfähigkeit zu fördern.

Manche Pflanzen schmücken sich
erst im Herbst mit großer Farbenpracht.

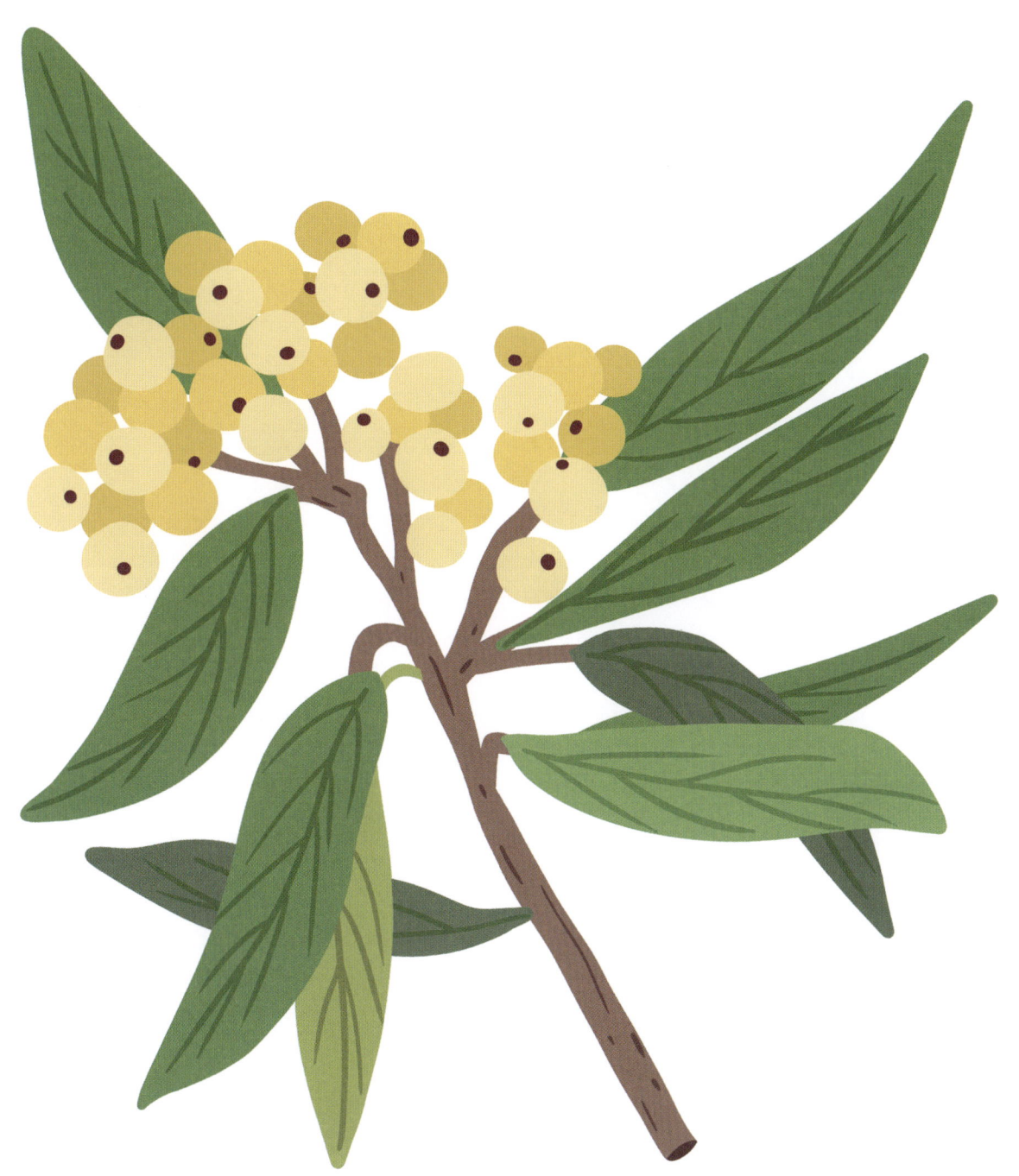

Starke Farben locken uns auch
in der kalten Jahreszeit hinaus
in Gärten, Parks und Wälder.

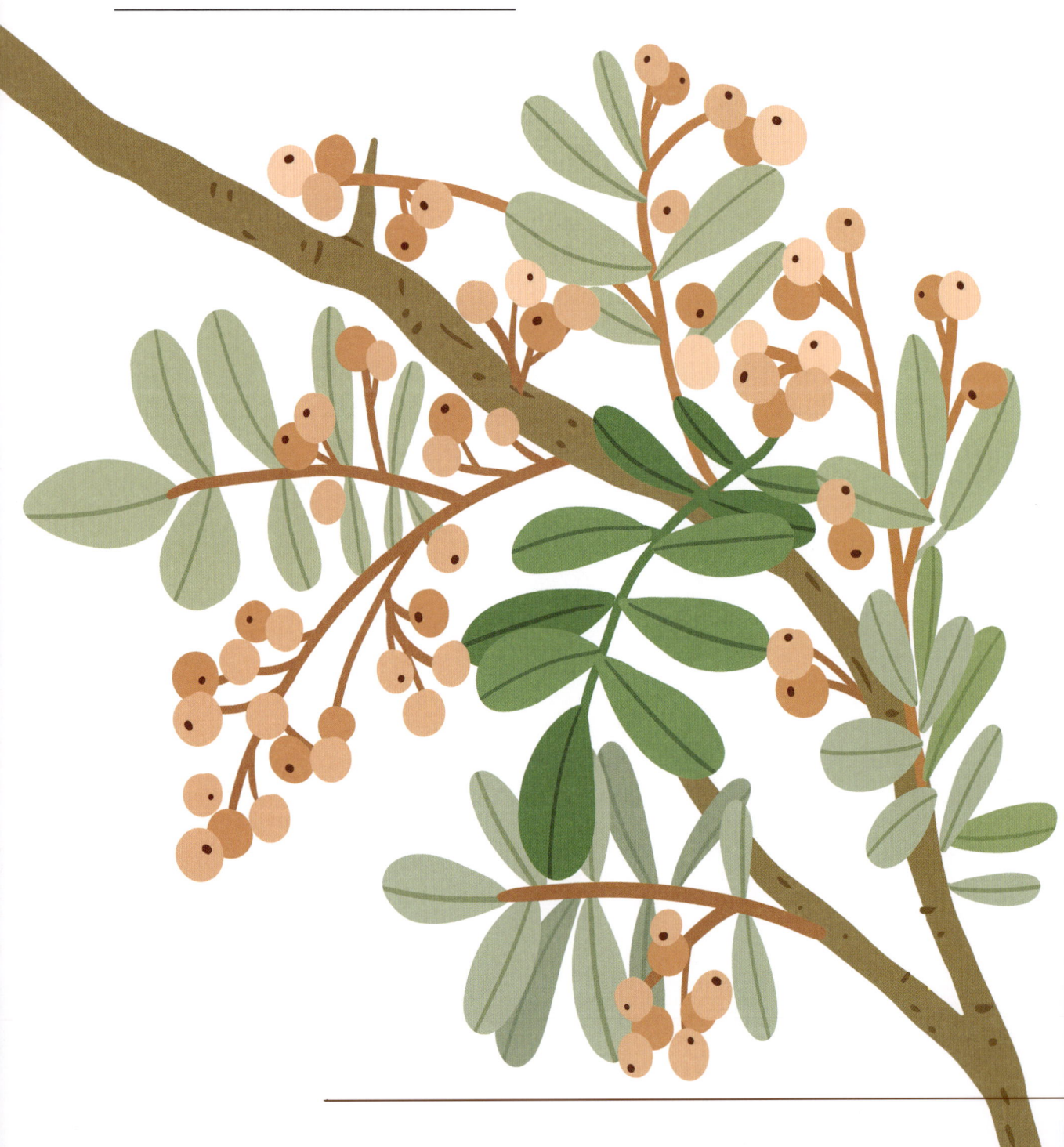

die gut zu seinem mittelgrünen Laub passen, das er den ganzen Winter über behält. Für Fans von kühnen Farben empfiehlt sich der Liebesperlenstrauch *(Callicarpa bodinieri* var. *giraldii* 'Profusion') mit Früchten in knalligem Violett.

Nicht ganz so spektakulär, aber ebenfalls ungewöhnlich sind die tiefblauen Beeren des immergrünen Kissen-Schneeballs *(Viburnum davidii),* der mit seinen abgeflachten, weißen Blütenständen und seinen elliptischen, stark geäderten, tiefgrünen Blättern noch andere Reize bietet. Der Wollige Schneeball *(V. lantana)* bildet auffällige Büschel mit schwarzen und roten Beeren. Schön ist auch der Gemeine Schneeball *(V. opulus),* dessen scharlachrote Beeren Vögeln im Winter als Nahrung dienen.

Wenn die Tage kürzer und kühler werden, haben die spektakulären Farben der Natur einen besonderen Nutzen für die Gesundheit. Man geht davon aus, dass Gärtner im Winter 50 bis 75 Prozent weniger körperliche Arbeit verrichten als im Sommer. Alles, was unser Interesse an der Natur dann noch aufrechterhält und in Gärten, Parks und Wälder hinauslockt, bewahrt uns davor, zu viel zu sitzen. Das ist eine gute Sache.

Natur-Defizit-Störung

Für Kinder, die noch ohne Computer und Mobiltelefone aufgewachsen sind (also im finstersten Mittelalter, wie meine Studierenden sagen würden), war es ganz normal, draußen zu spielen. Heute sitzen Kinder bis zu acht Stunden vor einem Bildschirm, obwohl Experten ein Maximum von zwei Stunden empfehlen. Manche Eltern sorgen sich wegen der Gefahren des Straßenverkehrs oder haben Angst vor Entführungen und lassen ihre Kinder darum nur ungern aus dem Haus.

Solche gesellschaftlichen Veränderungen haben jedoch Auswirkungen auf die Gesundheit der Heranwachsenden und die Umwelt. Kinder, die mehr Zeit im Freien verbringen, sind körperlich und geistig fitter und seltener übergewichtig. Und Kinder, die keinen Kontakt zur Natur haben (man spricht von einer Natur-Defizit-Störung), machen sich seltener Gedanken über die Zerstörung der Umwelt und ähnliche wichtige Themen wie den Klimawandel. Eines der wenigen positiven Ergebnisse der COVID-19-Pandemie war wohl, dass mehr Kinder Gärten und örtliche Parks nutzten und zu schätzen lernten. Einige entdeckten sogar die Gartenarbeit für sich.

Im Fokus
Temperaturausgleich

Unser Körper ist so konzipiert, dass er bei einer Kerntemperatur zwischen 35 und 37,5 °C effizient arbeitet. Er reagiert zu jeder Zeit auf die äußere Umgebung, um diese Temperatur aufrechtzuerhalten, indem er bei Kälte Kalorien verbrennt, um uns warm zu halten, und bei Hitze schwitzt, um uns durch Verdunstung zu kühlen. Die gefühlte Temperatur steht im Zusammenhang mit unserer Temperaturkomfortzone. Diese ist subjektiv und hängt beispielsweise von genetischen Faktoren, Klima (einschließlich relativer Luftfeuchtigkeit und Windgeschwindigkeit), Stoffwechselrate (wie schnell der Mensch Kalorien verwerten kann), Kleidung und körperlicher Bewegung ab.

Hitzestress kann tödlich sein, und zu hohe Temperaturen können das Gehirn und andere lebenswichtige Organe schädigen. Durch den Klimawandel erwärmt sich der Planet dergestalt, dass es an den heißen Orten noch heißer, aber auch an den kühlen Orten zeitweise außergewöhnlich warm wird. In den bislang kühleren Regionen ist die Bevölkerung jedoch nicht an extreme Hitze gewöhnt oder angepasst. 2003 hat eine Hitzewelle in Mitteleuropa beispielsweise 15 000 Todesopfer gefordert, wobei ältere Menschen, Kleinkinder und Personen mit Herz- oder Atemwegserkrankungen am stärksten betroffen waren. Auch unter Umweltgesichtspunkten ist dies ein Teufelskreis. Es wird vorausgesagt, dass bis 2060 weltweit mehr Energie für die Kühlung als für die Beheizung von Gebäuden verbraucht wird.

Bäume, Kletterpflanzen und Dachbegrünungen spenden Schatten, dienen also der passiven Kühlung, und tragen dazu bei, die Sonnenenergie abzufangen, die unsere Häuser und Büros im Sommer aufheizt. Auch die Kühlung im Freien ist in manchen Klimazonen wichtig. Nicht zufällig treffen sich in afrikanischen Ländern die Dorfältesten unter den Dornenakazien, um lokale Angelegenheiten zu besprechen. Und

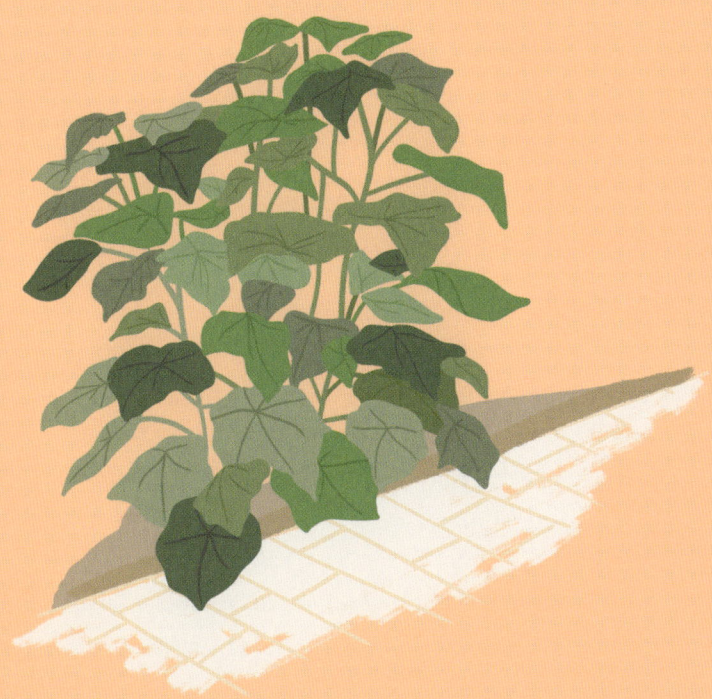

nicht umsonst stehen die Cafétische im Mittelmeerraum im Schatten großer Bäume. Pflanzen fungieren auch als natürliche Sonnenschirme und Klimaanlagen.[11] Sie nutzen das Sonnenlicht, um in den Blättern gespeichertes Wasser in Dampf zu verwandeln. Durch diesen Wechsel des Aggregatzustands wird Sonnenenergie abgeführt und ein weiterer Anstieg der Umgebungstemperatur verhindert.

An einem heißen Sommertag sind grüne (und blaue) Flächen deutlich kühler: Die Lufttemperatur kann dann in einem Park bereits um 2 bis 3 °C und etwas weiter auf dem Land um 8 bis 10 °C kühler sein als in der Innenstadt. In heißen Klimazonen ließe sich der Energiebedarf für Klimaanlagen um 30 bis 50 Prozent senken, wenn die Gebäude von Bäumen beschattet wären. In Ländern mit gemäßigtem Klima kann eine ähnliche Bepflanzung elektrische Klimaanlagen gänzlich überflüssig machen, indem sie das Innere eines Gebäudes allein durch passive Kühlung unter 24 °C hält. In Städten in gemäßigten Klimazonen ist die mangelnde Anpassung an die Hitze besonders spürbar. Untersuchungen meiner Studierenden in der nordenglischen Stadt Sheffield ergaben, dass Straßenbäume an unangenehm heißen Nachmittagen Gehwege und Straßen durchgängig um spürbare 5 °C abkühlten.[12]

28 | Große und kleine grüne Wände
Vertical Gardening

Mich fasziniert seit jeher, wo überall Pflanzen wachsen können. Wenn ich als Kind am Strand zwischen den Felsen spielte, entdeckte ich manchmal eine Pflanze, die direkt aus dem Felsen herauszuwachsen schien. Damals wie heute war ich verblüfft, dass eine Pflanze wie die Grasnelke *(Armeria maritima)* in einer so unwirtlichen Umgebung überleben kann. Und sie überlebt nicht nur, sondern sieht in der Blütezeit auch noch umwerfend aus. Ihre kleinen rosa Pomponblüten trotzen

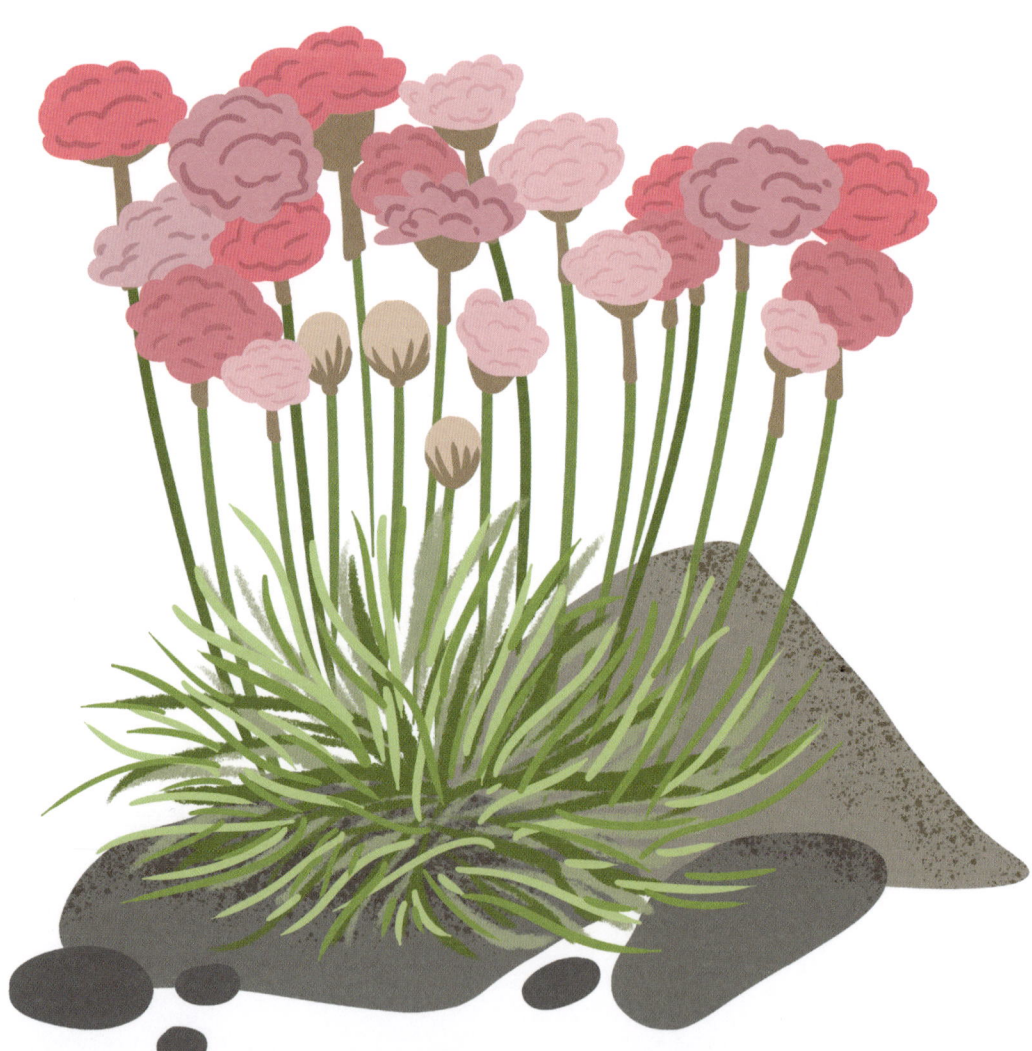

zäh der salzigen Meeresbrise. Der Überlebenswille von Pflanzen weckt meine Neugier stets aufs Neue. So ist es vielleicht kein Wunder, dass ich später über die Anpassung von Pflanzen an ihre Umwelt promoviert habe. Solche Momente der Faszination können wie ein Ultrakurzurlaub wirken und das Gedankenrasen für eine Weile ausbremsen.

Sicherlich kann man im Garten keine Steilküste nachbilden, aber Sie können ähnliche Bedingungen schaffen und werden ebenso erstaunt sein, wie sich die Pflanzen anpassen. Begrünte Wände sind seit der Jahrtausendwende im gewerblichen Bereich sehr beliebt und werden oft von Unternehmen eingesetzt, um sich äußerlich ein »grünes« Image zu geben. Solche grünen Wände sind meist groß und komplex, aber es geht auch kleiner und einfacher. Für üppige Pflanzen, die frei hängen und einen Zaun oder eine Mauer abschirmen, wählen Sie ein Modul- oder Containersystem, das Sie von Hand oder mit Tropfschläuchen bewässern können. Nachhaltiger ist es, wenn Sie dieses System mit der Dachrinne verbinden und den Regen bei der Bewässerung helfen lassen. Zur Bepflanzung empfehlen sich Pflanzen, die auch für Ampeln geeignet sind, beispielsweise Fuchsien, Begonien und Lobelien, aber auch Elfensporn, Verbene oder Fächerblume, die den ganzen Sommer über blühen.

Ich persönlich mag Pflanzen, die nicht auf ständige, regelmäßige Bewässerung angewiesen sind. Dazu gehören vor allem alpine Pflanzen und Sukkulenten. Diese robusten Pflanzen sind von Natur aus dafür ausgelegt, auch unter widrigsten Bedingungen zu überleben. Sie sind Spezialisten für Trockenheit, Wind, Kälte und manchmal sogar für Hitze. Interessanterweise sterben solche Arten aber schnell ab, wenn sie beispielsweise in einer Wiese mit anderen konkurrieren müssen. Sie brauchen explizit karge, steinige, nährstoffarme und windige Bedingungen, um gut zu gedeihen.

Für solche Pflanzen eignen sich doppelschalige Ziegelmauern mit einer Höhe von höchstens 1,5 Metern. Lochziegel sind das ideale Material für eine Mauer für alpine Pflanzen, weil die Pflanzlöcher schon mitgeliefert werden. Das zweischalige Mauerwerk muss oben offen sein,

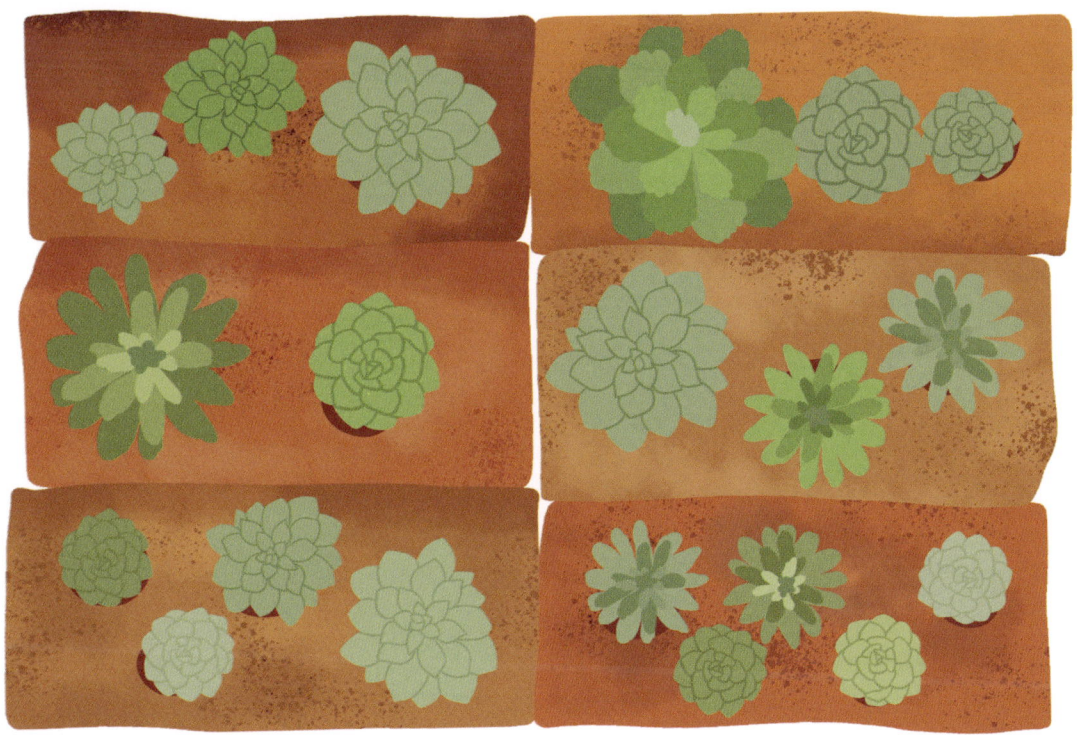

damit Regenwasser eindringen kann. Füllen Sie den Raum zwischen den beiden Mauern mit einer Mischung aus Sand und organischem Material wie Gartenkompost, die Nährstoffe liefert und Feuchtigkeit speichert. Ähnliche Konstruktionen können als Stützmauern auf Grundstücken mit natürlichem Gefälle errichtet werden. In diesem Fall kann die Feuchtigkeit von der Rückseite (wo das Erdniveau höher ist) eindringen, sodass die Mauer oben nicht offen sein muss. Verarbeiten Sie die Ziegel in jedem Fall so, dass die Löcher nach außen zeigen, sodass sie die Pflanzen direkt hineinsetzen können.

Wenn man eine alpine oder sukkulente Pflanze in einen solchen Hohlraum pflanzt, müssen die Wurzeln unbedingt Kontakt mit dem Erdreich hinter dem Ziegel haben, denn sie brauchen Zugang zum Wasser, um sich dort zu etablieren. Solche Stellen sind ideal für den nahezu unverwüstlichen Steinbrech *(Saxifraga)*.

Die Steinbrecharten 'Peter Pan' und 'Pixie' mit fast moosartig feinen Blättern und zierlichen Blüten in Rosa, Rot und Weiß bilden einen schönen Kontrast zur Solidität der Mauer. 'Cloth of Gold' ist eine gelbblättrige Form, die man am besten im Schatten pflanzt, damit ihre Farbe gut zur Geltung kommt und das Laub nicht verbrennt. Im Gegensatz zu den Moos-Steinbrecharten sind die polsterbildenden Arten sehr pieksig und laden nicht zum Platznehmen ein. Einige tragen auf ihren Blättern bläulichweiße Ablagerungen aus verkrustetem Kalkstein (Kalziumkarbonat), die sie erst recht wie Stein aussehen lassen. Die interessant geformten Polster sehen hinreißend aus, wenn sie mit einem Kranz aus rosa, weißen oder gelben Blüten geschmückt sind.

Gut geeignet für Mauerritzen ist auch das Blaukissen *(Aubrieta)*, das mit seinen Blüten in Blau, Rosa oder Violett wie ein Wasserfall an der Mauer herabstürzt. Für einen starken Kontrast sorgen die frischen Gelbtöne von Felsen-Steinkraut *(Aurinia saxatilis,* veraltet *Alyssum saxatile).* Für heißere, trockenere Standorte sind Hauswurz (Sempervivum) und Fetthenne *(Sedum)* mit ihren fleischigen, trockenheitsresistenten Blättern in Grün, Rot oder Violett eine gute Wahl. Und der obere Bereich der Mauer ist ein guter Platz für alpine Nelkenarten *(Dianthus),* Polster-Phlox *(Phlox subulata* und *P. douglasii)* oder Sonnenröschen *(Helianthemum).*

Videobeweis

Für die RHS Chelsea Flower Show 2010 habe ich ein Exponat entworfen, um die Funktion von grünen Wänden zu demonstrieren. Dafür habe ich zwei spiegelbildliche Wände errichtet. Eine war bepflanzt, die andere nicht. Eine Infrarotkamera erfasste die Temperatur der beiden Wände an.

Die bepflanzte Wand war etwa 8 °C kühler – das beweist, welches Potenzial Pflanzen zur Kühlung von Gebäuden besitzen. Meiner Meinung nach kann diese Art von Ansprache der Öffentlichkeit zeigen, dass die Wissenschaft durchaus imstande ist, praktische Lösungen für alltägliche Probleme zu finden. Dieses spezielle Exponat veranschaulichte, dass Gartenpflanzen nicht nur attraktiv sind, sondern auch höchst funktional sein können.

29 | Kleine Gesichter
Stiefmütterchen & Verwandte

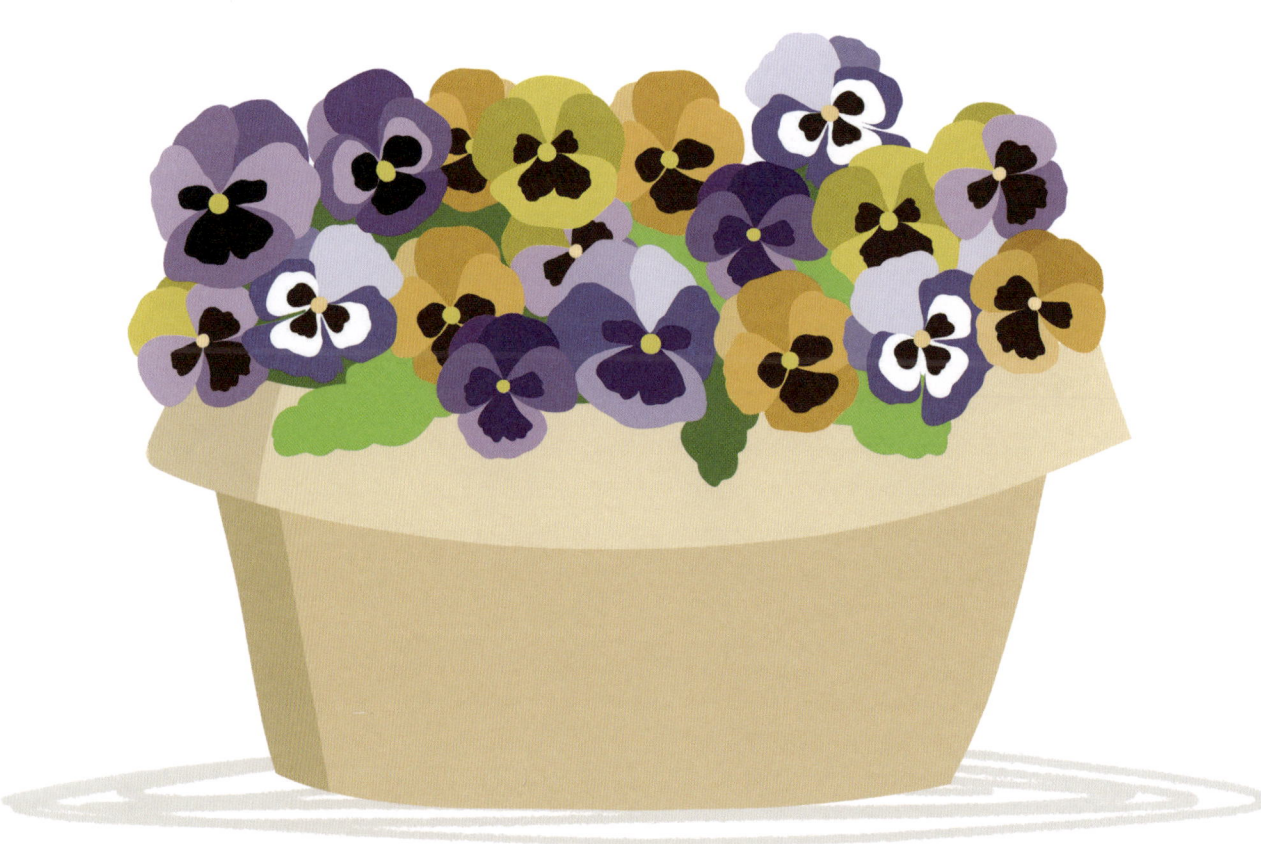

Überraschung im zweiten Jahr

Stiefmütterchen und Hornveilchen gehören zur Gattung Viola, und ihre wilden Vorfahren wachsen noch heute an Feldrändern auf sandigen Böden. Nehmen Sie am Ende der Blütezeit Samen von Ihren Pflanzen ab, die Sie trocken überwintern und im zeitigen Frühjahr auf der Fensterbank in gut durchlässiges Substrat säen. Wenn die Pflänzchen 6 bis 10 cm hoch sind, können sie in Töpfe und Kästen gepflanzt werden. Durch Kreuzbestäubung der Pflanzen kommt es in jeder ausgesäten Generation zu unerwarteten Blütenfarben. So sind die kleinen Frühlingsblüher immer für eine Überraschung gut.

Stiefmütterchen (*Viola × wittrockiana*) sind bei Kindern, Anfängern und erfahrenen Gärtnern gleichermaßen beliebt. Ihre klaren, leuchtenden Farben geben ihnen ein heiteres Aussehen, und als einjährige Pflanzen sind sie leicht zu kultivieren. Es gibt sie in fast allen erdenklichen Farben und in zwei Größenkategorien: großblütige Stiefmütterchen und zierlichere Hornveilchen. Einige, aber nicht alle, haben das charakteristische »Gesicht«, das den Bienen hilft, den Pollen und Nektar in der Mitte der Blüte zu finden. Wenn Sie Verblühtes regelmäßig entfernen, bilden diese Gute-Laune-Blumen unermüdlich neue Blüten. Am Ende der Saison sollten Sie die Samenbildung aber zulassen (siehe Seite 116).

Stiefmütterchen gehören zu den wenigen Pflanzen in gemäßigten Gärten, die fast das ganze Jahr über blühen können – manchmal bis in den Winter hinein. Die zierlicheren Viola-Blüten vertragen Wind, Regen und Frost besser als die größeren Blüten der Stiefmütterchen. Ich bepflanze jeden Herbst Kübel, die den ganzen Winter neben der Haustür stehen. Dabei beschränke ich mich auf zwei harmonierende Farben, damit es nicht zu bunt wird. Hornveilchen versamen sich selbst, einige haben sich sogar in meinem Steingarten angesiedelt. Ich pflanze sie auch gern wie einen Teppich unter größere Sträucher und Rosen. Die großen Blüten von Stiefmütterchen werden vor allem in lehmigen Beeten gern von Schnecken verunstaltet. In Ampeln und Kübeln sind sie besser geschützt und lassen sich leichter ausputzen, um die Blühperiode zu verlängern.

Familienbande

Der Name des Stiefmütterchens bezieht sich auf den Blütenaufbau. Jede Blüte besteht aus fünf Kronblättern. Das größte Kronblatt sitzt zuunterst und wird als »Stiefmutter« bezeichnet. Es überlagert teilweise die beiden seitlichen Kronblätter, die »Töchter«, und diese verdecken teilweise die beiden oberen Blütenblätter, die »Stieftöchter«.

30 | Luftfilter
Lebende Wände für saubere Luft

Autoverkehr und Abgase von Industriebetrieben beeinträchtigen die Qualität der Luft, die wir atmen (siehe Seiten 24–25). Grundsätzlich lässt sich das nur lösen, indem man die Verschmutzungsquellen beseitigt, also umweltschädliche industrielle Verfahren sowie Fahrzeuge, die auf fossile Brennstoffe angewiesen sind. Durch geschickt gestaltete Bepflanzung lässt sich das Problem aber kurzfristig entschärfen. »Geschickt gestaltet« bedeutet in dem Zusammenhang, dass Pflanzen schlechte Luft zurückhalten und filtern sollen, aber gleichzeitig auch abfließen lassen. Pflanzen, die als Barriere wirken, etwa Hecken oder schützende Grüngürtel, sind besser als solche, die kontaminierte Luft unter einem Blätterdach festhalten, beispielsweise eine Allee aus großen Bäumen, deren Baumkronen die komplette Straße überdachen. Wer an einer Hauptverkehrsstraße wohnt, sollte am besten eine 3 bis 4 m hohe Hecke entlang der Grundstücksgrenze pflanzen.

Pflanzen mit vielen kleinen Blättern (also einer großen Gesamtoberfläche), rauen, behaarten oder wachsartigen Blättern fangen Schadstoffpartikel am besten ab. Eine dichte Hecke aus immergrünen Pflanzen wie Monterey-Zypresse *(Cupressus macrocarpa)*, Schneeball *(Viburnum*

Grüne Vororte: mehr als nur hübsch

Telomere sind kurze Abschnitte der DNA, die unsere Chromosomen im Zellkern schützen, und sie sind Indikatoren für Stress. Die Länge dieser organischen »Schnüre« sagt etwas über unseren Lebensstil aus und zeigt, wie stark unsere Zellen Entzündungen und oxidativem Stress ausgesetzt waren. Man könnte sie als Stressprotokoll auf Zellebene bezeichnen. Studien legen nahe, dass Telomere ausfransen und sich verkürzen, wenn Menschen starker Luftverschmutzung oder anderen ungünstigen Umwelteinflüssen ausgesetzt sind. Kürzere Telomere deuten auf eine höhere Anfälligkeit für Krankheiten und eine kürzere Lebenserwartung hin. Neuere Studien haben direkte Zusammenhänge zwischen Telomerlänge und Umwelt gezeigt. Menschen, die in der Nähe von Grünflächen leben, haben meist längere (und damit gesündere) Telomere.

Pflanzen, die als Barriere wirken, wie Hecken oder schützende Grüngürtel, sind besser als solche, die kontaminierte Luft unter einem Blätterdach einschließen.

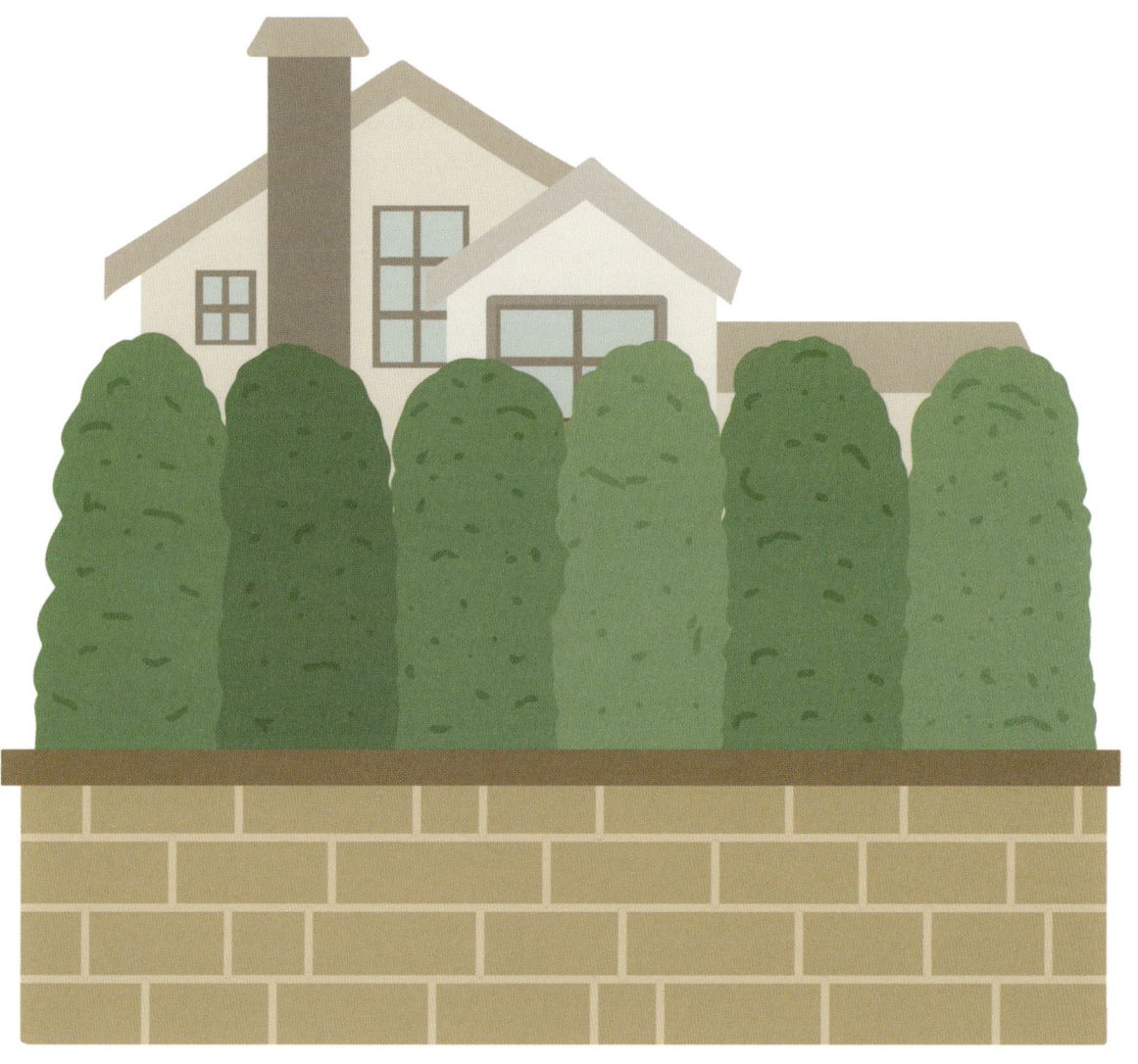

tinus 'Eve Price'), Stechpalme *(Ilex aquifolium)*, Ölweide *(Elaeagnus × ebbingei)*, Andenstrauch *(Escallonia laevis* 'Gold Ellen'), *Griselinia littoralis*, Efeu *(Hedera)* und Eibe *(Taxus baccata)* ist recht wirkungsvoll. Wenn mehr Platz zur Verfügung steht, könnten Sie einen breiteren Schutzgürtel aus Kiefern wie *Pinus sylvestris* und *P. pinea*, Mehlbeere *(Sorbus aria* 'Lutescens'), Erdbeerbaum *(Arbutus unedo)*, Schmetterlingsflieder *(Buddleia davidii)* und Schneeball *(Viburnum lantana* und vielleicht ein oder zwei Sorten von *V. carlesii)* in Betracht ziehen, von denen einige obendrein herrlich duften.

In Bodennähe sorgen niedrig wachsende Zistrosen *(Cistus)*, Spindelstrauch *(Euonymus fortunei,* vor allem die gelb panaschierte Sorte 'Emerald 'n' Gold') und die silbrige *Brachyglottis* 'Sunshine' mit ihren gelben Strahlenblüten für Schutz. Wenn nach der Bepflanzung mit all diesen Sträuchern und Bäumen noch genügend Licht vorhanden ist, können Sie Stauden wie rotorange blühende Mexikanische Sonnenblume *(Tithonia rotundifolia)*, gelbe Königskerzen *(Verbascum)*, Sonnenblumen *(Helianthus)* oder Stockrosen *(Alcea)* hinzufügen. Sie alle haben raue oder behaarte Blätter. Je mehr Pflanzenmaterial sich zwischen Ihnen und der Quelle der Verschmutzung befindet, desto besser.

Pollenallergien

Pflanzen können die Luftqualität verbessern, aber auch verschlechtern. Das weiß jeder, der von einer Pollenallergie betroffen ist. Die üblichen Verdächtigen sind Pollen von Gräsern (im Hochsommer) und bestimmten Bäumen, meist aus der Familie der Birken *(Betulaceae,* im Frühjahr). Heuschnupfen ist lästig, kann aber bei manchen Menschen zu schwerem und möglicherweise lebensbedrohlichem Asthma führen. Interessanterweise scheinen Birkenpollen in verschmutzter Luft eine stärkere allergene Wirkung zu besitzen. Dahinter steckt wahrscheinlich eine komplexe Wechselwirkung. Wissenschaftler versuchen aktuell herauszufinden, auf welche Proteine in den Pollen die Menschen am stärksten allergisch reagieren. Langfristig sollen dann nur noch solche Birkenarten ausgewählt und gepflanzt werden, die einen geringen Gehalt an diesen speziellen Proteinen aufweisen.

Grüne Barrieren mit Mehrwert

Die Lungen von Kindern befinden sich noch in der Entwicklung und sind für schlechte Luft besonders anfällig. Manche Schulen bemühen sich, die Luft in der direkten Umgebung zu verbessern, indem sie beispielsweise Eltern auffordern, ihre Automotoren abzuschalten, während sie auf ihre Kinder warten. Einer meiner Doktoranden hat in Zusammenarbeit mit einer Schule in Sheffield einen bepflanzten »grünen Schirm« um den Schulhof herum entwickelt. Er bestand aus funktionalen Pflanzen wie Lebensbaum *(Thuja occidentalis)*, Efeu *(Hedera helix)* und Bambus *(Phyllostachys nigra)* sowie dekorativen Arten wie Lavendel *(Lavandula angustifolia)* und Patagonischem Eisenkraut *(Verbena bonariensis).*

Das Projekt hieß BREATHE und sollte in erster Linie den Kindern einen gewissen Schutz vor Straßenabgasen bieten. Schüler, Lehrer und Eltern stellten allerdings fest, dass das Projekt noch weitere, unvorhergesehene Vorteile mit sich brachte: Der Spielplatz wurde attraktiver und sicherer, es gab mehr Spielmöglichkeiten, die Kinder fühlten sich wohler. Der Kontakt zwischen Eltern und Lehrern verbesserte sich durch das gemeinsame Projekt, die Kinder fanden einen besseren Bezug zur Natur, das Umweltbewusstsein (bei Schülern und Eltern) wurde geschärft und sogar die Anmeldezahlen an der Schule stiegen.

Derzeit wird erforscht, welche Pflanzenarten sich am besten eignen, um verschiedene Schadstoffe aus der Luft zu absorbieren. Schutzpflanzungen dürfen aber nicht nur funktional sein. Nur wenn sie auch attraktiv aussehen, besteht die Chance, dass wir Menschen sie längerfristig pflegen werden. Darum stocke ich Pflanzenkombinationen, die einem bestimmten Zweck dienen, immer durch einige Arten auf, die dem Auge etwas bieten, denn wir brauchen mehr als fade, funktionale pflanzliche Filter. Landschaften bringen nur Nutzen, wenn sie multifunktional, lebendig, artenreich und schön sind.

Im Fokus
Aufmerksamkeit

Die Psychologen Rachel und Stephen Kaplan beschäftigten sich Ende der 1980er-Jahre mit der Wirkung der Natur auf die Konzentrationsfähigkeit. Sie stellten fest, dass der Mensch durch Büroarbeit und andere Aspekte des modernen Lebens gezwungen ist, sich über längere Zeiträume zu konzentrieren. Wenn diese »gerichtete Aufmerksamkeit« zu lange aufrechterhalten werden muss, sind Ermüdung und schließlich Stress die Folgen. Die Natur kann einen Ausgleich bei ständiger gerich-

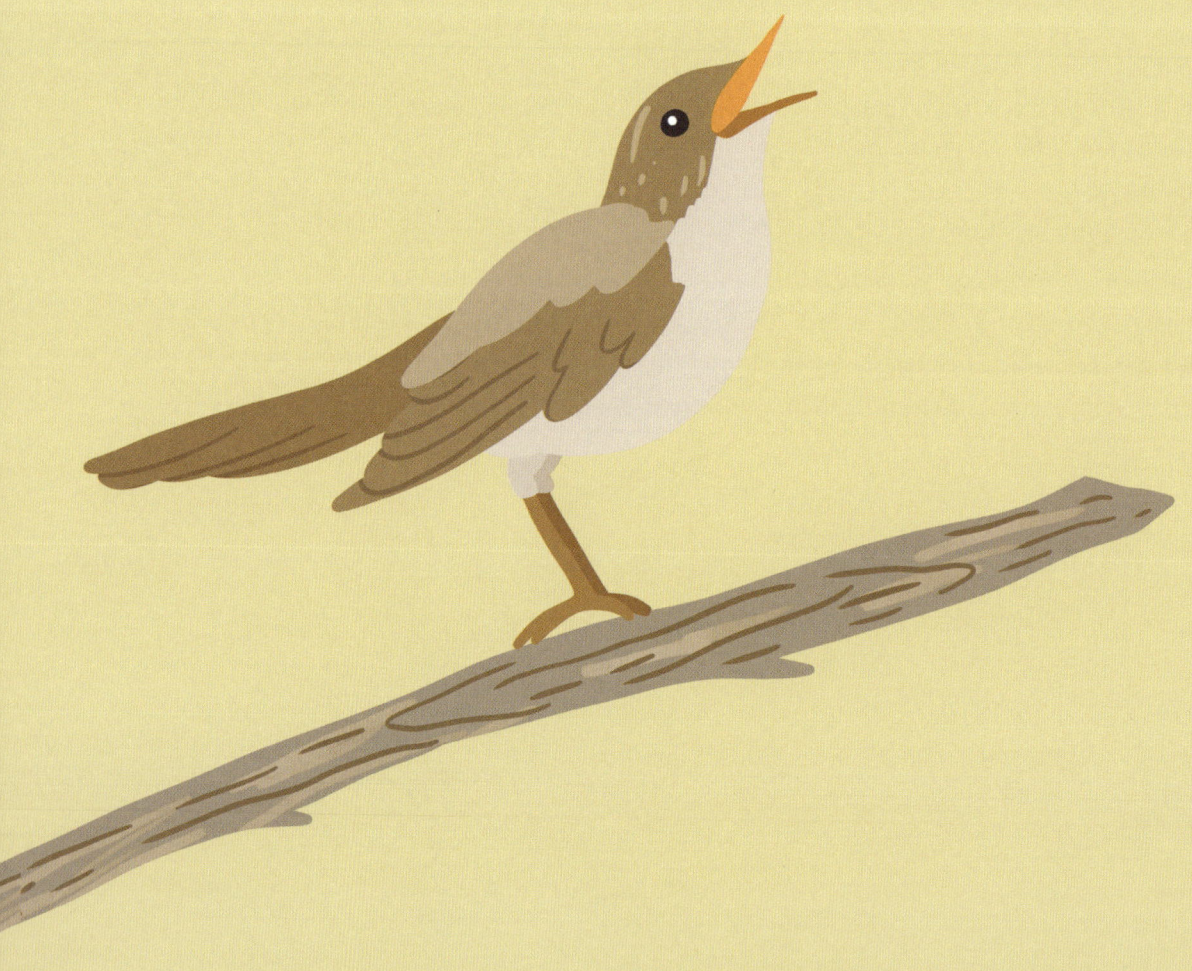

teter Aufmerksamkeit darstellen, indem sie Entspannung ermöglicht. Die Aufmerksamkeitstheorie (ART) der Kaplans benennt vier Elemente, die diesen Entspannungsprozess fördern:[13]

Weg sein Hier geht es um körperlichen, aber auch um geistigen Abstand zum Stressor. Nach einer Stunde Bildschirmarbeit kann ein zehnminütiger Spaziergang im Garten ebenso erholsam sein wie das Ausschalten des Computers und Tagträume über den bevorstehenden Urlaub.

Faszination Gemeint ist die Anregung durch Objekte, die das Gehirn ansprechen und beschäftigen, ohne es zu überfordern. Die Natur ist voll davon: bunte Blumen, im Wind wehende Blätter, Vogelgezwitscher, die Bewegung des Wassers in einem Bach. All das kann das Gehirn von belastenden Problemen ablenken.

Ausdehnung Dieses Schlagwort bezieht sich auf ein Umfeld oder eine Aktivität, in die der Mensch völlig eintauchen kann. Die Umgebung sollte keine allzu großen Überraschungen bieten und sie sollte für den Menschen begreifbar sein. Nicht begreifbar sind beispielsweise sehr künstlich gestaltete Umgebungen, die das Gehirn mit einer Vielzahl komplexer Informationen überfordern. Natürliche Objekte und Formen, wie z. B. Kieselsteine, Blätter und Küstenlandschaften, scheinen das Gehirn nicht in dieser Weise zu überfordern. Ausdehnung ist wichtig, damit Faszination entstehen kann, dann fühlt man sich mit der Natur verbunden.

Kompatibilität Hier geht es um einen Ort, an dem Sie sich wohlfühlen, oder um eine Tätigkeit, die Ihnen Freude bereitet. Dabei spielen persönliche Vorlieben eine Rolle. Eine Aktivität, die neu oder übermäßig anspruchsvoll ist, verspricht weniger Erholung als eine vertraute Tätigkeit. So kann es angenehm und entspannend sein, mit dem Fahrrad über einen bekannten Feldweg zu fahren, während es zwar aufregend, aber nicht unbedingt erholsam ist, zum ersten Mal mit einem Traktor denselben Weg entlangzufahren.

31 | Gefiederte Freunde
Pflanzen, die Vögel anlocken

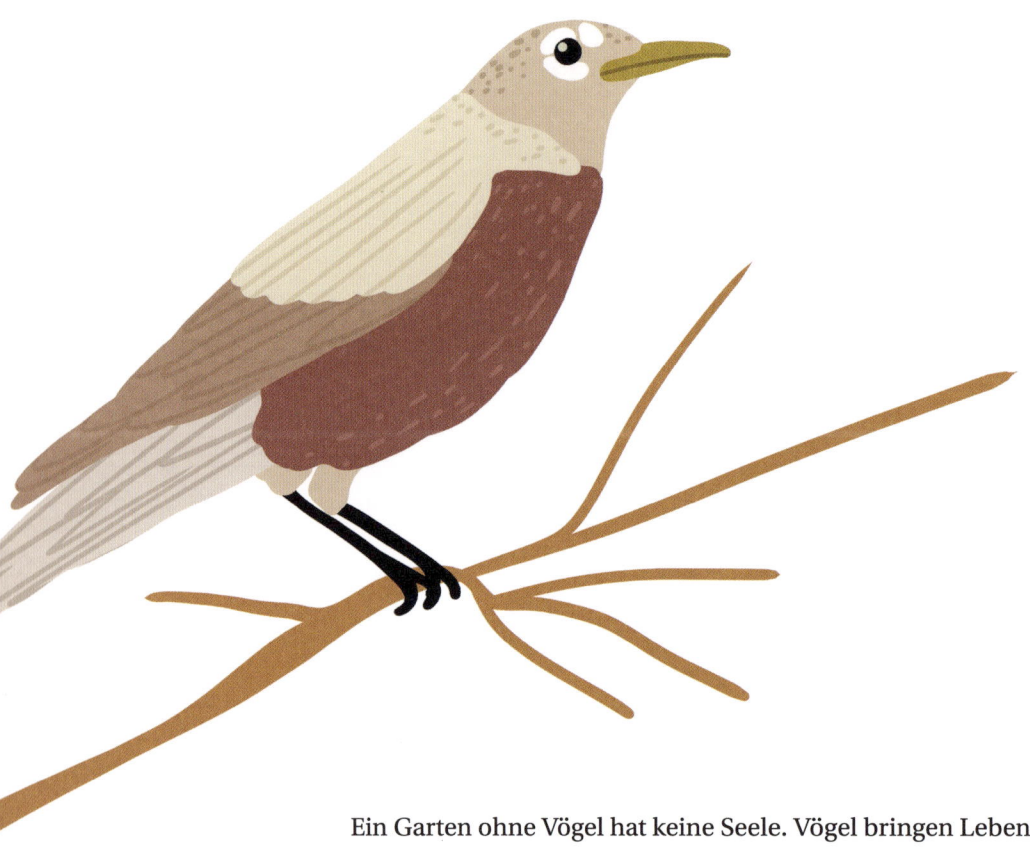

Ein Garten ohne Vögel hat keine Seele. Vögel bringen Leben und Farbe in den Garten. Wer Geduld hat und sich täglich einige Minuten zum Beobachten Zeit nimmt, wird viel Freude an den gefiederten Gartengästen finden. Mit der Zeit entwickelt man einen Blick für die Vögel und beginnt, die Nuancen ihres Verhaltens zu erkennen. Das ist ausgesprochen faszinierend, denn am Futterhaus können sich ebenso aufregende Dramen abspielen wie am Familientisch.

Vögel betrachten den Garten als ihr Zuhause und haben ganz ähnliche Ansprüche an ihn wie wir Menschen. Ist es ein sicherer Ort? Warm und gemütlich im Winter? Ein guter Ort, um eine Familie zu gründen? Sind die Nachbarn freundlich? Sind die Verpflegungsmöglichkeiten gut? Jeder

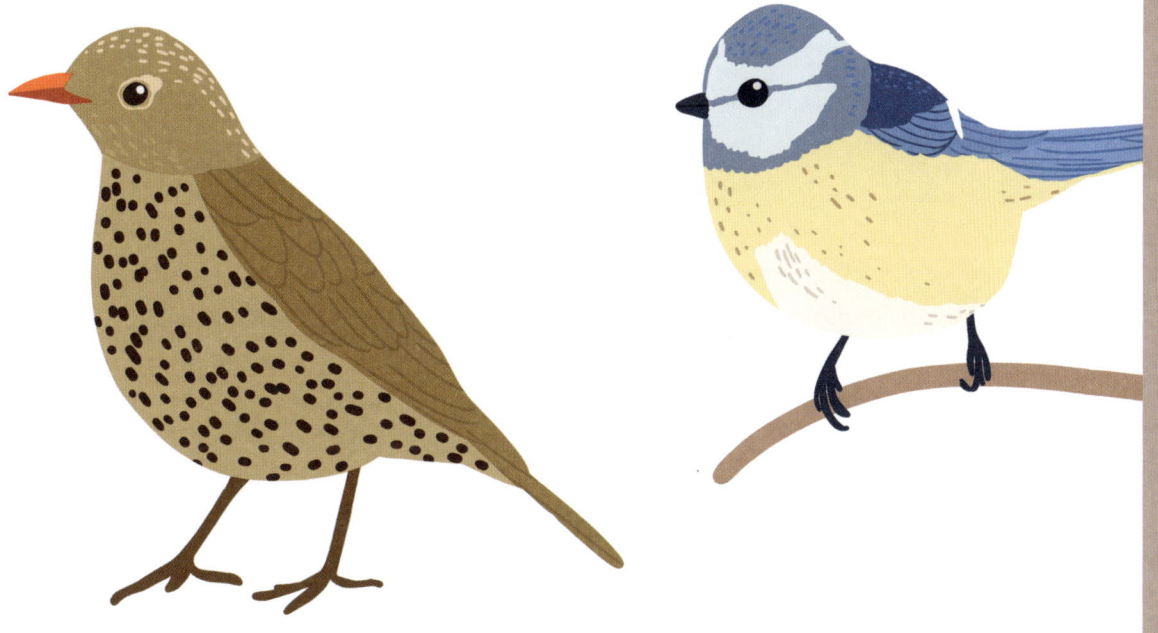

Mensch hat Vorlieben, die auf seiner Persönlichkeit und seinen Wünschen beruhen. Dasselbe gilt für die verschiedenen Vogelarten. Gesellige Arten wie Haussperlinge und Stare bevorzugen einen Gemeinschaftsplatz, an dem sie sich mit ihren Artgenossen aufhalten können. Rotkehlchen und Amseln sind beim Thema Gesellschaft eher wählerisch und halten lieber Abstand zu ihren Nachbarn. Zaunkönige und Heckenbraunellen mögen Kellerwohnungen und hüpfen gern einmal auf dem Boden herum. Für Waldkauz und Buntspecht dagegen kommt nur eine Dachgeschoss- wohnung infrage. Der Amerikanische Rotkardinal ist zwar eigentlich ein Waldbewohner, siedelt sich aber inzwischen zunehmend in Städten an, vermutlich weil es dort im Winter wärmer ist und weil die Menschen Futter anbieten. In Australien sind viele Papageien (und andere Vogel- arten) auf große, alte Bäume als Nisthöhlen angewiesen. Regenbogenloris und Rosellasittiche fühlen sich – wie Aristokraten – nur auf großen Grund- stücken mit altem Baumbestand wohl.

Mit Futter kann man Vögel in den Garten einladen. Stellen Sie die Fut- terstellen an einem Ort auf, an dem Sie die Vögel zwar gut beobachten können, wo die Tiere aber keinen Gefahren ausgesetzt sind. Beim auf- merksamen Beobachten werden Sie feststellen, dass Vögel nie lange an einem Platz bleiben und ständig den Kopf bewegen oder nach Gefahren Ausschau halten. Dieses »flatterhafte« Verhalten ist für sie überlebenswichtig. Jeder kleine Gartenvogel muss ständig in Bewegung bleiben, um nicht als Abendessen eines Fressfeinds zu enden.

Sorgen Sie mit einer geeigneten Bepflanzung für die Sicherheit Ihrer gefiederten Gartenbesucher. Ein dichter, gut verzweigter Strauch in 2 bis 3 Metern Abstand zur Futterstelle kann als sichere Basis dienen, von der die Vögel den Futterplatz immer wieder anfliegen und wohin sie sich zurückziehen können. Immergrüne Sträucher wie Stechpalme *(Ilex aquifolium* oder *I. × altaclerensis)* und Ölweide *(Elaeagnus)* bieten in den Wintermonaten, wenn andere Sträucher kahl sind, einen sicheren Unterschlupf. Dunkle Gartenecken können Sie durch gelb oder weiß panaschierte Sorten aufhellen.

Manche Sträucher und kleinen Bäume können Vögeln als Nahrungsquelle dienen. Ich habe in meinem Garten mehrere Vogelbeeren *(Sorbus)* gepflanzt, die mit ihren roten Beeren (siehe Thema 27) und dem roten Herbstlaub einen schönen Anblick bieten und Vögel magnetisch anziehen. Die heimischen Amseln und Singdrosseln fressen gern die orangefarbenen Beeren der einheimischen Eberesche

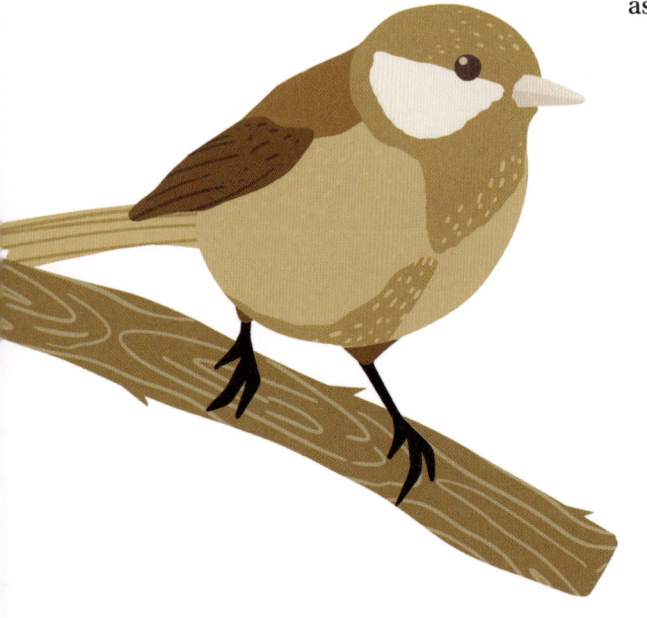

(S. aucuparia), aber nicht die rosa und weißen Beeren asiatischer Sorten (z. B. *S. cashmiriana, S. pseudohupehensis* 'Pink Pagoda' und *S. vilmorinii)*. Sie bleiben daher im Winter länger an den Bäumen und dienen Zugvögeln als Lebensgrundlage. Es kann vorkommen, dass ganze Schwärme von Wacholderdrosseln, Rotdrosseln oder sogar Seidenschwänzen in den Garten einfallen, die Beeren im Handumdrehen vertilgen und sogleich weiterziehen. Solch ein Spektakel ist absolut sehenswert. Auch andere fruchttragende Bäume und Sträucher stehen bei Vögeln hoch im Kurs, beispielsweise Schneeball *(Viburnum)*, Zwergmispel *(Cotoneaster)*, Äpfel *(Malus)*, Kirschen und Pflaumen *(Prunus)*,

Gewöhnliches Pfaffenhütchen *(Euonymus europaeus)*, Holunder *(Sambucus nigra)*, Weißdorn *(Crataegus)*, Efeu *(Hedera)*, Berberitze *(Berberis)* und Feuerdorn *(Pyracantha)*.

Jungvögel – auch die von pflanzenfressenden Arten – brauchen Proteine, um schnell zu wachsen, darum werden sie mit Insekten und anderen Wirbellosen gefüttert. Falls Sie genug Platz haben, reservieren Sie eine Gartenecke für einheimische Pflanzen, die viele Insekten und ihre saftigen Larven beherbergen (siehe Thema 35).

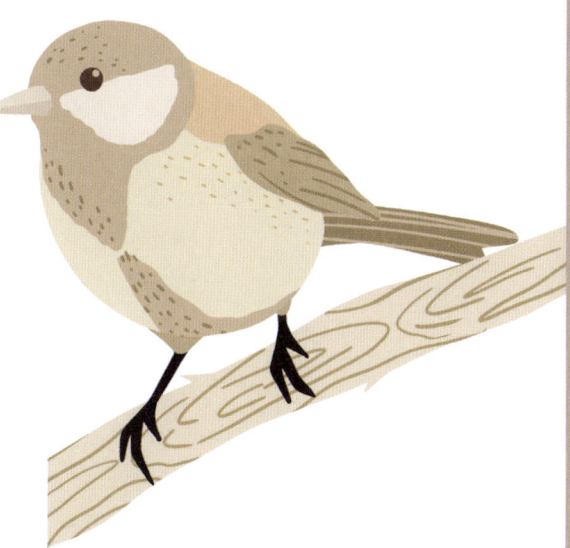

Vögel als Lebensretter?

Viele Menschen finden es wohltuend, Vögel zu beobachten. Es gab sogar Einzelfälle, in denen die Vogelbeobachtung Personen vom Suizid abgehalten hat. Die New Economics Foundation nennt fünf Phänomene zur Verbesserung der psychischen Gesundheit, die sich durch Vogelbeobachtung und andere biophile Aktivitäten erreichen lassen. John Harkness fasst sie in seinem Buch *Bird Therapy* (deutsch: 2020) so zusammen:

1 **Wahrnehmen** Das Beobachten von Vögeln hilft, die Umgebung wahrzunehmen, auf Details zu achten und sich Zeit zu nehmen, um den Moment zu genießen.

2 **Lernen** Wer anfängt, sich für Vögel zu interessieren, erweitert sein Verständnis und seinen Horizont, statt im Vertrauten zu verharren. Man setzt sich Ziele, um neue Informationen zu erwerben.

3 **Bewegung** Wer sich mit Vögeln beschäftigt, muss sie an ihren Standorten aufsuchen und kommt in Bewegung.

4 **Kontakt** Das kann bedeuten, sich in die Vögel und die Herausforderungen ihres Lebens einzufühlen. Zudem findet man leichter Kontakt zu Gleichgesinnten, schließt sich einer regionalen Gruppe an oder unterhält sich in Naturschutzgebieten mit anderen Vogelbeobachtern.

5 **Geben** Teilen Sie Ihr Wissen, indem Sie jemandem Zeit schenken, der neu in das Hobby einsteigt. Oder helfen Sie den Vögeln mit Nahrung und Lebensraum. Geben ist therapeutisch, denn es hilft, sich weniger mit der eigenen Situation und den eigenen Problemen zu beschäftigen. Es macht Freude, anderen zu helfen – Menschen oder Vögeln.

Farbe macht mobil

Pflanzen in heißen Farben:
Sonnenhut, Sonnenbraut und Taglilie

32

Manche Elemente der
Natur begeistern und
beleben uns. Das nennt
man »positiven Affekt«.

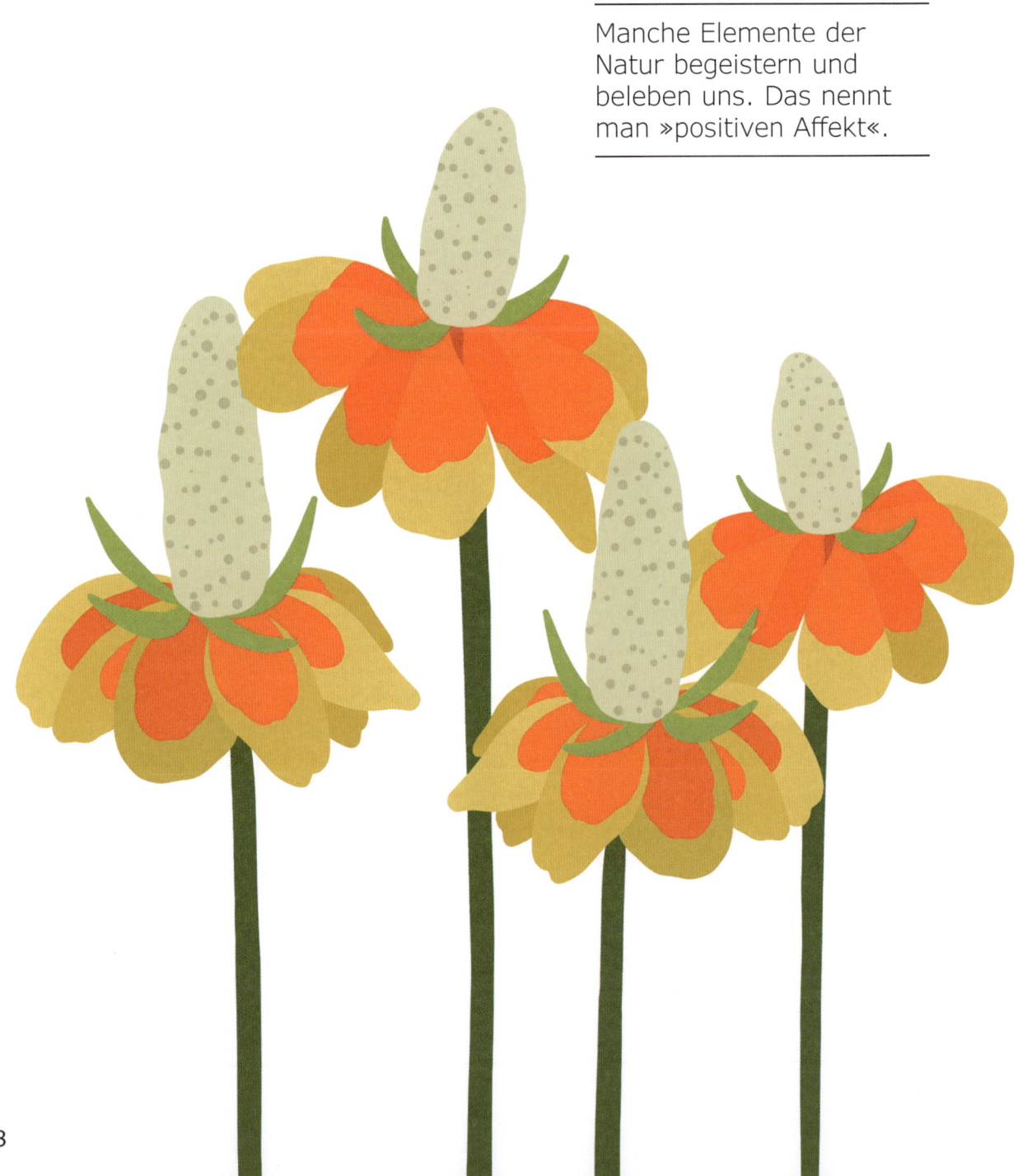

Wir betonen oft die beruhigende Wirkung der Natur. Sie schenkt uns Zeit und Raum zum Entspannen. Sie kann aber auch das Gegenteil bewirken, indem sie uns anregt und belebt. Das nennt man positiven Affekt. Gemeint sind die atemberaubenden Momente, die man vielleicht beim Anblick eines reißenden Flusses, eines flammenden Sonnenaufgangs oder eines riesigen Vogelschwarms erlebt. Solche Momente lassen das Herz höher schlag, bringen uns zum Lächeln und hinterlassen wunderbare Erinnerungen. Erlebt man solche Momente regelmäßig, stärken sie die psychische Widerstandskraft.

Auch Pflanzen können eine positive Wirkung entfalten. Gärten kann man sogar gezielt so gestalten, dass sie zum Innehalten einladen, uns zum Lächeln bringen und ein Wohlgefühl vermitteln. Knallige Farben und kühne Formen in Mengen – hier ist kein Raum für Bescheidenheit. An vorderster Front stehen dabei die warmen Farben: Rot, Gelb und Orange. Klare Farbtöne haben die stärkste Wirkung, aber auch dunkle oder gebrochene Töne können durch den Kontrast einen dramatischen Effekt zu erzielen – denken Sie beispielsweise an die Kombination von kräftigem Gelb mit samtigem Rubinrot oder dunklem Schokoladenbraun.

Vor allem Stauden und Einjährige, die im Hoch- und Spätsommer blühen, haben oft prächtige Farben. Viele von ihnen gehören zur Familie der Korbblütler (z. B. Rudbeckia, *Coreopsis, Helenium* und *Helianthus),* aber auch zahlreiche Tagliliensorten *(Hemerocallis)* und Dahlien gibt es in intensiven Gold-, Bernstein-, Rot- und Violetttönen. Einige Arten sind sehr wüchsig, aber Züchter haben Sorten mit schwächerem Wuchs hervorgebracht, die auch in kleine Beete und sogar Töpfe passen.

Der Sonnenhut *Rudbeckia fulgida* var. *sullivantii* 'Goldsturm' trägt leuchtend gelbe Blüten, die wie Minisonnen aus einer Kinderzeichnung aussehen und hat unbedingt einen Platz im Beet verdient. Er blüht vom Hochsommer bis zum ersten Frost. Für Aufsehen sorgen auch die gelben Blüten des Prärie-Sonnenhuts *(Ratibida pinnata)*, deren Form an Sombreros erinnert. Wer auffällige Orangetöne mag, könnte die Sonnenbraut *(Helenium)* wie 'Sahin's Early' oder 'Chipperfield Orange'

Belebendes Orange

Einer meiner Doktoranden hat in einer Umfrage fast 700 Menschen zu Blütenfarben in einer natürlichen Umgebung, etwa einer Wiese, befragt. Die beliebtesten Farben waren Kombinationen auf der Grundlage von Weiß, Blau oder Orange. Blau wurde als beruhigende, entspannende Farbe angesehen (siehe Thema 18). Orange wurde wegen seiner aufmunternden Wirkung geschätzt und wurde als »leuchtend«, »warm«, »belebend« oder »heiter« beschrieben.

Interessanterweise waren auch weiße Blumen beliebt. Manche empfanden sie als belebend, andere als entspannend. Wer triste Gartenecken aufheitern möchte, sollte sich für anspruchslose Einjährige entscheiden, die sich leicht aus Samen ziehen lassen. Kalifornischer Mohn *(Eschscholzia californica)* und Ringelblumen *(Calendula officinalis)* eignen sich gut. Sie wachsen sogar in Kies und Pflasterfugen und säen sich bereitwillig selbst aus.

oder den Garten-Scheinsonnenhut *Echinacea* 'Orange Skipper' ausprobieren. Dahliensorten wie 'Striped Vulcan' erinnern in Farbe und Form an Flammen. In knalligem Rot kommen *Echinacea purpurea* 'Sombrero Salsa Red' oder auch die gefüllte 'Double Scoop Cranberry' mit ihrer rundlichen Blüte daher. Ich persönlich habe ein Faible für rote Taglilien. Die Sorten *Hemerocallis* 'Chicago Apache' (mit vollerer Blüte) und 'Crimson Pirate' (mit schmaleren Blütenblättern) begnügen sich mit begrenztem Raum. Abschwächen lassen sich die flammenden Farben mit den eher gedeckten Tönen mancher Sonnenblumen *(Helianthus annuus* 'Moulin Rouge' und 'Claret' in Kastanienrot sowie 'Earthwalker' und 'Little Becka' in Rehbraun).

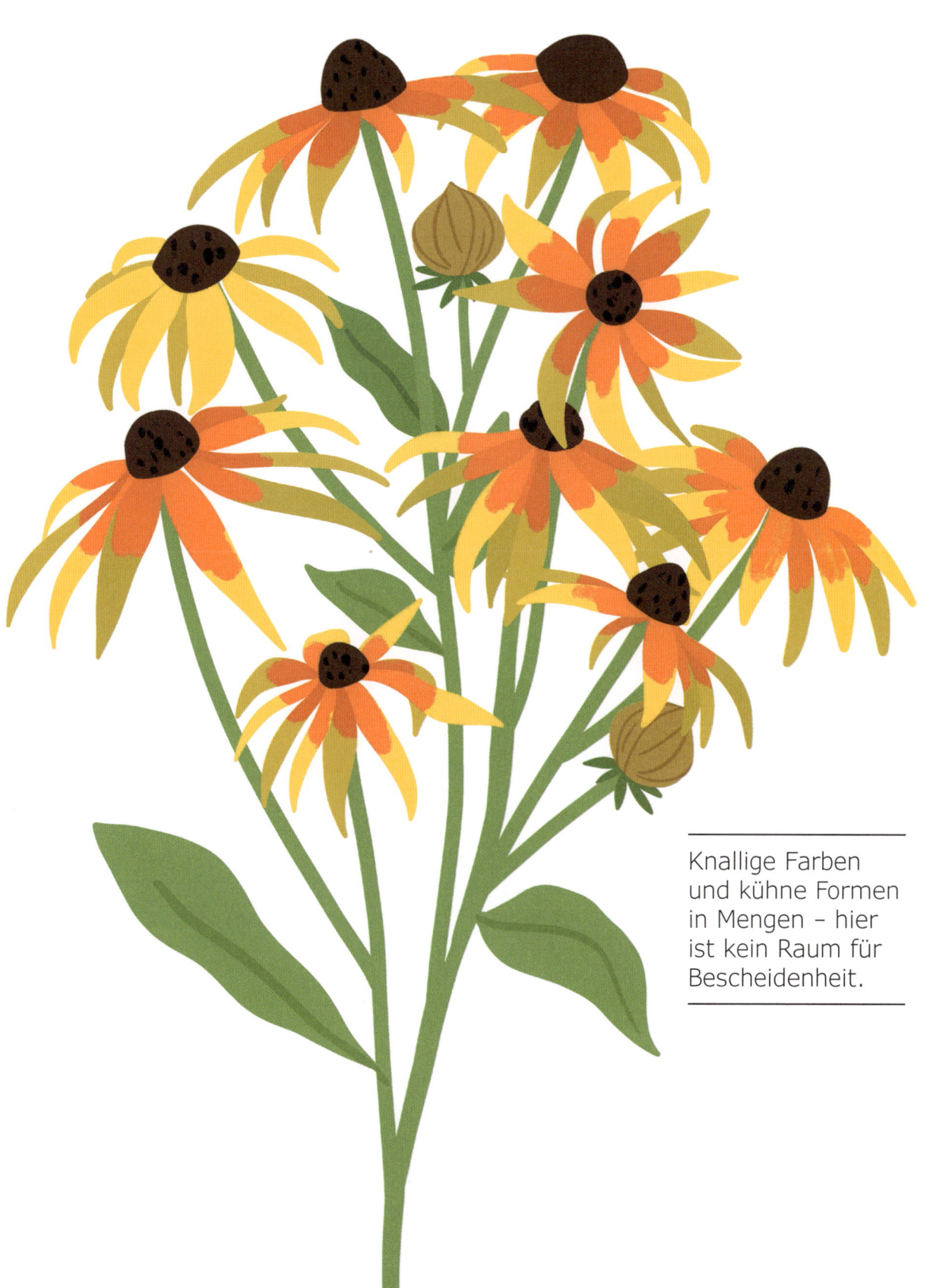

Knallige Farben
und kühne Formen
in Mengen – hier
ist kein Raum für
Bescheidenheit.

33 | Farbfackeln
Tulpen gegen den Winterblues

Schneeglöckchen, Krokusse und Narzissen läuten den Frühling ein
(siehe Thema 48), doch richtig zur Sache geht es im späteren Frühjahr
mit den Tulpen *(Tulipa).* Sie nehmen mit warmen Farben den Sommer
voraus, wecken die Sinne und sind ein Genuss für die Augen. Tulpenblüten kennt man hauptsächlich in klaren, einfarbigen Tönen wie Rot, Gelb,
Violett, Weiß und Orange, es gibt aber auch auffällige zweifarbige Varianten. Gerade wegen ihrer Farbenvielfalt ist diese Gattung so beliebt.
Die ausgedehnten Tulpenfelder der Niederlande darf man getrost als
florales Weltwunder bezeichnen. Ob in Massen oder als Solistin, die
Tulpe ist ein veritabler Stimmungsaufheller.

Tulpenblüten gibt es in vielen Größen und Formen, von den großen
Darwin-Typen bis zu den zierlichen alpinen Arten. Es gibt sie mit einfa-
chen und gefüllten Blüten, mit glatten und gefransten Rändern. Besonders auffällig sind die Sorten mit gestreiften Blütenblättern, darunter
die Rembrandt- und Papageientulpen. Sorten wie 'Flaming Flag' (weiß
mit lila Streifen), 'Spring Green' (weiß und grün), 'Groenland' (rosa und
grün), 'Carnival de Rio' (rot und weiß), 'Prinses Irene' (orange und lila)
und 'Helmar' (dunkelrot und gelb) sind kaum zu übersehen. Papageientulpen sehen aus, als hätte jemand die Blütenränder mit einer Effekt-
schere beschnitten. Beispiele sind 'Blue Parrot' (blauviolett), 'Estella
Rynveld' (rot und weiß), 'Black Parrot' (schwärzliches Dunkelrot) oder
'Flaming Parrot' (gelb mit roter Äderung).

Wenn Sie klassische Blüten bevorzugen, mögen Sie vielleicht die lilien-
blütigen Tulpen mit ihrer Sanduhrform, beispielsweise die burgunder-
rote 'Lasting Love'. Diese Sorten pflanze ich gern in Kübel und stelle sie
so auf, dass sie vom Haus aus gut zu sehen sind. Nach der Blüte können
die Töpfe an einen weniger auffälligen, aber immer noch hellen Platz
gestellt werden, damit das Laub weiterwachsen und natürlich absterben

kann. Das ist wichtig, damit die Tulpenzwiebeln Kraft sammeln und im nächsten Jahr wieder gut blühen können. Wer dafür keinen Platz im Garten hat, kann auch in jedem Herbst neue Tulpenzwiebeln kaufen. Sie sind zum Glück relativ preiswert.

Natürlich kann man Tulpen auch direkt in den Boden pflanzen – in Blumenbeete, zwischen Sträucher oder als Staudenbegleiter, solange sie diese nicht zu stark beschatten. Tulpen mögen keine schweren, nassen Böden, darum sollte man sie auf Grundstücken mit lehmigem Boden in Hochbeete pflanzen. In jedem Boden sollte man bei der Pflanzung Kies oder gut durchlässigen Kompost auf den Boden des Pflanzlochs geben, bevor die Zwiebeln eingesetzt werden. Wenn Sie sich für mäßig wüchsige Sorten entscheiden (weiße 'Hakuun', schwarzviolette 'Queen of Night', 'Red Revival', 'Pink Impression', 'Yellow Emperor' und 'Apricot

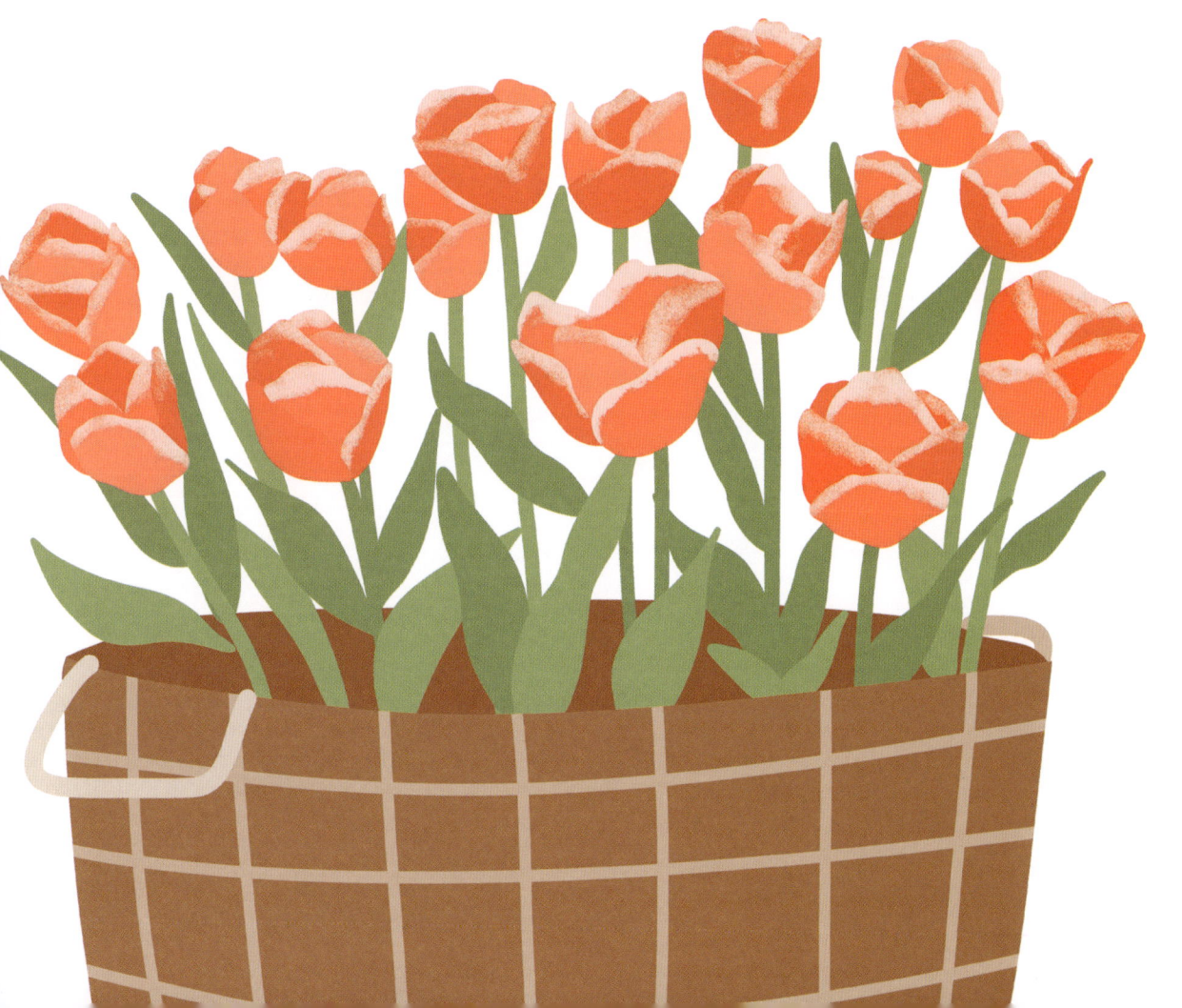

Beauty', um nur einige Farben zu nennen), werden Sie über mehrere Jahre hinweg an den Blüten Freude haben, obwohl nicht jede Zwiebel in jedem Jahr blühen wird. Kaufen Sie möglichst große Zwiebeln. Bei den großblumigen Sorten wie Darwin, Triumph und Single-Early sollte der Umfang an der dicksten Stelle mindestens 10 cm betragen. Große Zwiebeln haben mehr Reserven und tragen eine Blütenknospe in sich. Kleinere Zwiebeln, die oft in gemischten Multipacks angeboten werden, bilden oft erst nach ein oder zwei Jahren Blüten.

Tulpenzwiebeln kommen schon im Spätsommer in den Handel. Sie sollten in Netzen oder belüfteten Beuteln kühl und dunkel gelagert und erst im November gepflanzt werden. Die Tiefe des Pflanzlochs entspricht dabei etwa der dreifachen Zwiebelhöhe. Wenn Sie die verblühten Blütenköpfe (aber nicht die Blätter) entfernen, kann die Zwiebel Reserven für das nächste Jahr sammeln.

Besonders robuste und wüchsige Sorten wie 'Apeldoorn' (rot), 'Purple Pride' (lilaviolett) und 'Golden Apeldoorn' (gelb) können in Wiesen oder Rasenflächen gepflanzt werden, wo sie sich mit der Zeit natürlich vermehren (»verwildern«). Obwohl sie dort mit Gräsern und anderen Pflanzen um Wasser und Nährstoffe konkurrieren, können die Tulpen von einem Jahr zum nächsten überleben, solange man die Blätter natürlich absterben lässt. Das bedeutet allerdings, dass man den Rasen oder zumindest den Bereich der Tulpen nicht mäht, bis das Laub komplett abgestorben ist. Das Zugeständnis finde ich wegen des großartigen

Keukenhof: Pilgerort für Tulpenfans

Der Keukenhof zwischen Amsterdam und Den Haag präsentiert jedes Jahr etwa 800 verschiedene Tulpensorten, für die im vorhergehenden Herbst etwa 7 Millionen Blumenzwiebeln gepflanzt werden. Der Garten ist stolz darauf, seine Blumenschau jedes Jahr thematisch neu zu gestalten. Alle Blumenzwiebeln werden von kommerziellen Tulpenzüchtern gespendet, und der Garten ist in der Tat ein blühender Pflanzenkatalog. Neben Tulpen gibt es hier auch andere Frühlingsblüher zu sehen. Der Keukenhof gilt als größter Blumengarten der Welt und ist ein Muss für alle, die eine Leidenschaft für leuchtende und fröhliche Frühlingsblumen haben.

Ein Rasen voller verwilderter Tulpen ist ein hinreißender Anblick.

Anblicks der Tulpen im Rasen absolut vertretbar. Verwilderte leuchtend rote Tulpen erinnern mich an die Heimat dieser Art (West- und Zentralasien), wo die echten Arten wie *T. montana* und *T. praestans* die Bergwiesen bevölkern.

In Ländern wie dem Iran, Turkmenistan, Usbekistan und der Türkei besitzt die Tulpe traditionell auch symbolische Bedeutung. Das rote Symbol in der Mitte der iranischen Flagge soll der Tulpe nachempfunden sein, und die Legende besagt, dass rote Tulpen dort blühen, wo religiöse Märtyrer ihr Blut vergossen haben. Selbstverständlich erwähnt man Tulpen auch in einem Atemzug mit den Niederlanden, wo sie den Gartenbaubetrieben zu stattlichen Umsätzen verhelfen.

Man schätzt, dass die Niederlande jedes Jahr Tulpenblüten und -zwiebeln im Wert von 220 Millionen Euro exportieren. Die Tulpenfelder liegen an der Touristenroute Europas und ziehen in den 8 bis 10 Wochen, in denen die Hauptkulturen blühen, Millionen von Besuchern an. Leider kommt es immer wieder zu Schäden, wenn Touristen durch die Felder trampeln, um sich gegenseitig zwischen den Blüten zu fotografieren. Aus diesem Grund wirbt der niederländische Fremdenverkehr für die Gärten des Keukenhofs (siehe Seite 134), in denen man die meisten Tulpensorten aus nächster Nähe und in einer natürlicheren und angenehmeren Umgebung als auf den Feldern sehen kann.

Im Fokus
Das Mikrobiom

Jeder Mensch betrachtet sich zwar als Individuum, aber tatsächlich ist jeder Mensch eine vielfältige, wandelnde Lebensgemeinschaft. Nur 43 Prozent »unserer« Zellen sind menschlich, der Rest sind mikrobielle Eindringlinge: Bakterien, Viren, Pilze und Archaeen. Das Verhältnis von nichtmenschlichen zu menschlichen Zellen verschlechtert sich noch, wenn man die Genome vergleicht: In Bezug auf die in unserem Körper befindlichen Gene sind die menschlichen 1000:1 in der Unterzahl. Hinzu kommt, dass von unserer eigenen DNA nur etwa 5 Prozent »einzigartig menschlich« sind. Ist unser Körper also eher ein wandelndes Ökosystem als eine individuelle Persönlichkeit?

Der Begriff »Persönlichkeit« ist in diesem Kontext wichtig, wenn die Wissenschaftler meinen, dass unsere kleinen Mitbewohner unser Denken und Fühlen beeinflussen. Die größte Konzentration menschlicher in Symbiose lebender Mikroben befindet sich im sauerstoffarmen Milieu unseres Darms. Für ihr Leben müssen sie hart arbeiten: Sie verarbeiten unsere Nahrung, verringern unsere Empfindlichkeit gegenüber Allergenen, stärken unser Immunsystem und schützen unsere geistige Gesundheit, indem sie den Hormonhaushalt regulieren. Diese nützlichen Darmmikroben gelangen mit der Atemluft und der Nahrung in unseren Körper. Das »gute« Mikrobiom könnte man mit einem ökologisch gesunden, artenreichen Ökosystem vergleichen.[14] Um es zu pflegen und zu stärken, brauchen wir den regelmäßigen Kontakt mit Pflanzen und Bodenorganismen sowie deren Lebensgemeinschaften. Anderenfalls leiden unsere Immunität und geistige Gesundheit.

Diese Überlegungen stehen im Zusammenhang mit der »Hygienehypothese«. Sie besagt, dass die Immunreaktion eines Babys nach der Geburt darunter leidet, wenn es in einem übermäßig sauberen Haushalt aufwächst – wie es heute in den Industrieländern häufig der Fall ist. In einer zu sauberen Umgebung wird das Immunsystem des Babys nicht gefordert und entwickelt sich unzulänglich. Das wiederum führt zu einer höheren Neigung zu Allergien und Unverträglichkeiten.

In Finnland durchgeführte Studien stützen diese Theorien. Man verteilte Waldboden auf Spielplätzen von Kindergärten und konnte beobachten, dass sich das Haut- und Darmmikrobiom der Kinder veränderte.[15] Innerhalb nur eines Monats wurden auch positive Auswirkungen auf das Immunsystem der Kinder festgestellt. Dazu gehörten Veränderungen der Plasmazytokine (Proteine, die an der Signalübertragung zwischen den Zellen beteiligt sind und häufig mit der Regulierung von Immunität und Entzündungsreaktionen in Verbindung gebracht werden), eine Zunahme der bakteriellen Vielfalt und mehr regulatorische T-Zellen im Blut, was darauf hindeutet, dass das »Spielen im Dreck« die Aktivität des Immunsystems angeregt hat. (Regulatorische T-Zellen kontrollieren die Immunreaktion auf körpereigene und fremde Partikel und tragen dazu bei, Autoimmunerkrankungen zu verhindern). Aber nicht nur Säuglinge und Kinder profitieren vom Kontakt mit der Natur. Auch Erwachsene können so ihr gesundheitsförderndes Haut- und Darmmikrobiom aufrüsten.

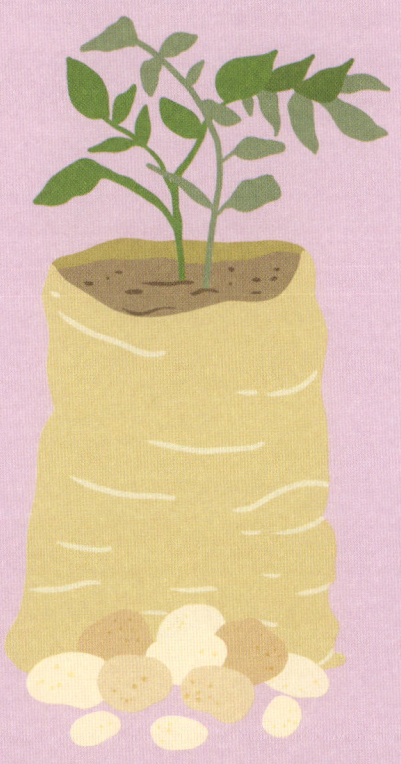

Fabelhafte Früchte
34 | Rotes Obst an unerwarteten Plätzen

*»Strawberries, cherries und an angel's kiss in spring
My summer wine is really made from all these things.«*

In den 1960er-Jahren sang Lee Hazelwood über die Verführungskraft roter Sommerfrüchte. Dazu gehören die Himbeere, die Taybeere, die Loganbeere (alle *Rubus*), die Pflaume *(Prunus domestica)*, die rote Weintraube *(Vitis vinifera)*, die Rote Johannisbeere *(Ribes rubrum)*, die Erdbeere *(Fragaria × ananassa)* und die Süßkirsche *(Prunus avium)*. Alle schmecken direkt vom Strauch oder Baum so herrlich, dass man sich zurückhalten muss, nicht gleich die ganze Ernte aufzuessen, sondern noch genug mit ins Haus zu bringen. Der unwiderstehliche Geschmack ergibt für die Pflanze einen Sinn. Sie verwendet viel Energie darauf, ihre Samen in süße Früchte zu hüllen, um einen Allesfresser oder Fruchtfresser dazu zu verleiten, sie zu fressen und die Samen in der Landschaft zu verteilen. Auch die attraktive rote Farbe ist kein Zufall. Sie signalisiert: »Ich bin reif und verzehrbereit.«

Rote Früchte sind sehr gesund, weil sie viele Anthocyane und Flavonoide enthalten. Anthocyane sind Antioxidantien und unterdrücken die Aktivität von freien Radikalen in unseren Zellen (siehe Thema 14 und Seiten 76–77). Die sekundären Pflanzenstoffe und Ballaststoffe von rotem Obst schützen uns vor Krebs, verbessern die Durchblutung, regulieren die Blutgerinnung und unterstützen so die Herzgesundheit. Sie können also mit gutem Gewissen zugreifen.

Wer genug Platz im Garten hat, sollte unbedingt einige Arten anpflanzen. Sie brauchen dafür keine Obstwiese, sondern nur einen freien, sonnigen Platz. Erdbeeren wie 'Emily' (frühe Ernte), 'Cambridge Favourite', 'Redgauntlet' (beide mittelfrüh), 'Fenella' und 'Symphony' (beide spät) gedeihen auch in einem Blumenkasten am Fenster. Neuere Sorten wie

'Toscana' sehen mit den dunkelrosa Blüten, die zwischen den Früchten stehen , besonders dekorativ aus. Diese Sorte produziert vom Hochsommer bis in den frühen Herbst hinein Früchte. Rote Johannisbeeren wie 'Jonkheer van Tets' und 'Stanza' können an einem Fallrohr gepflanzt werden. Alternativ könnten Sie eine oder zwei Terrassenplatten aufnehmen und dort eine stachellose Himbeersorte wie 'Sweet Sunshine' pflanzen.

Kirschbäume können 10 bis 15 Meter hoch werden, es gibt aber inzwischen auch Zwergformen, die man ohne Leiter abernten kann. Die Höhe und Wuchskraft von Obstbäumen wird durch die Veredelungsunterlage bestimmt. Eine gute kleinwüchsige Unterlage für Kirschen ist »Gisela 5«. Fragen Sie in der Baumschule nach Sorten, die auf diese Unterlage gepfropft wurden. Für den oberen Teil der Kirsche (das Edelreis)

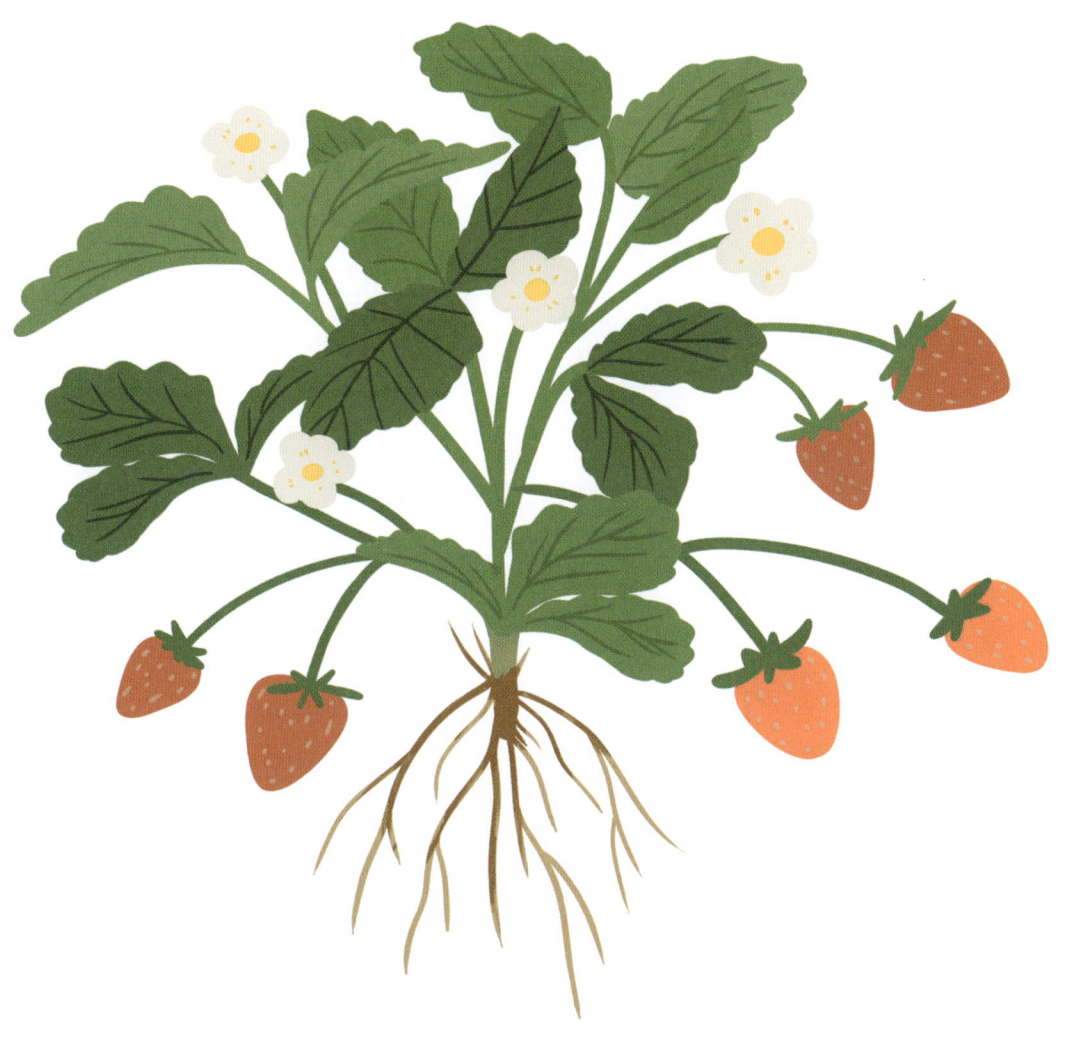

Freie Radikale: Keine neue politische Strömung

Unser Körper ist ebenso wenig perfekt wie seine Umgebung. Durch biochemische Prozesse in unserem Körper entstehen Moleküle auf Sauerstoff- oder Stickstoffbasis, die als freie Radikale bezeichnet werden. Diese existieren unabhängig in unserem Gewebe, besitzen aber wegen eines ungebundenen Elektrons eine hohe Reaktionsfähigkeit. Sie sind also darauf aus, ein anderes Molekül zu treffen und ihm entweder eines seiner Elektronen zu stehlen oder ihr ungebundenes Elektron als Oxidationsmittel an das neue Molekül abzugeben. In jedem Fall stören sie die natürliche Ordnung des anderen Moleküls – und dieses Molekül kann ein wichtiger Bestandteil eines Zellkerns oder einer seiner Schutzmembranen sein. Freie Radikale können Moleküle aller Art angreifen: DNA-, Protein-, Kohlenhydrat- und Lipidstrukturen (Fette). Unser Körper kann ihre Aktivität in gewissem Umfang verkraften, aber wenn freie Radikale zu häufig zu aktiv auftreten, überfordern sie die Abwehrmechanismen des Körpers und lösen Beschwerden und Krankheiten aus.

Rote Früchte sind sehr gesund, weil sie viele Anthocyane und Flavonoide enthalten.

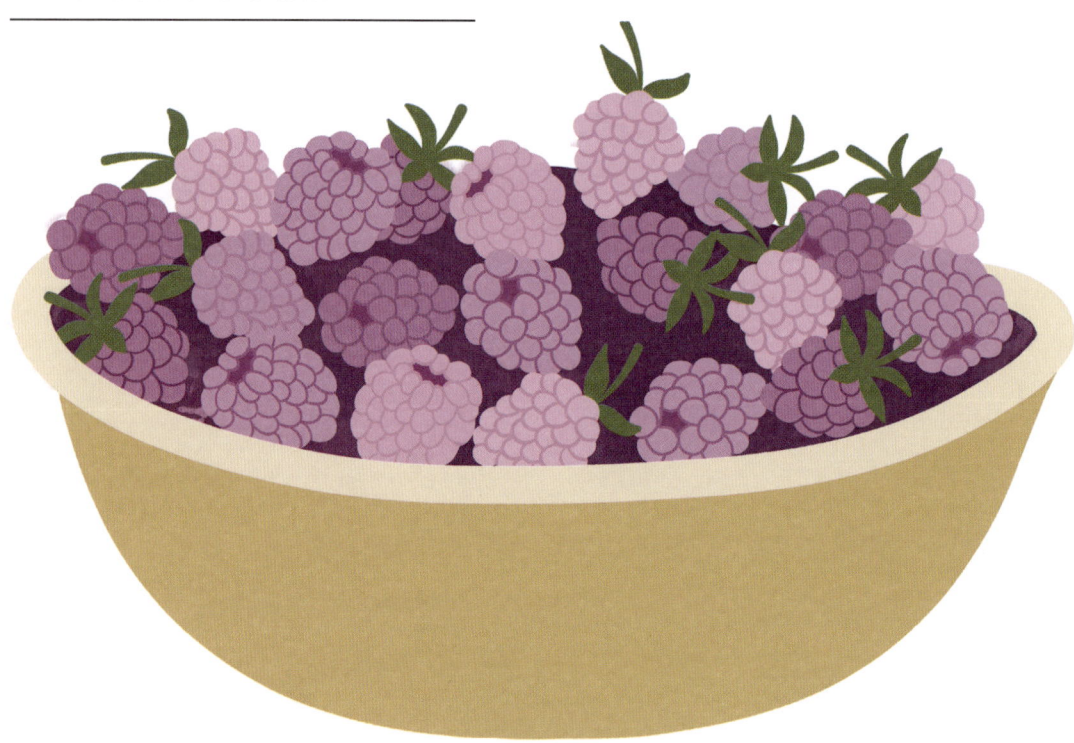

empfehle ich die aromatischen, saftigen Sorten 'Summer Sun', 'Sunburst' und 'Van'. Sehr kompakte Säulenkirschen eignen sich sogar für einen großen Kübel auf der Terrasse.

Besonders schnell und gleichmäßig reifen Kirschen, wenn man die Bäume als Fächerspalier an einer Wand pflanzt, weil dort ein warmes Mikroklima herrscht. Außerdem sehen auf Spalier gezogene Zweige sehr hübsch aus. Wenn man es schafft, die Vögel fernzuhalten, kann man jede Menge pralle, fast schwarze Früchte (wie 'Sasha' oder die üppige 'Kordia'), scharlachrote Herzkirschen ('Sweetheart', 'Celeste', 'Stella' und 'Meteor Korai') oder goldgelbe, manchmal rot gefleckte Früchte ('Vega', 'Stardust Coveu') ernten. Etwas verwirrend ist, dass die gelben und hell-roten Kirschen manchmal als weiß bezeichnet werden – das bezieht sich auf die Farbe des Fruchtfleisches, nicht auf die Haut. In diese Kategorie fallen alte Sorten wie 'Napoleon' und 'Merton Glory'. Übrigens lassen sich an einer Wand recht gut Netze anbringen, um die Kirschen während der Reifezeit vor Vögeln zu schützen.

Schützender roter Farbstoff

Anthocyane sind die Pigmente, die roten und violetten Früchten ihre Farbe verlei-hen. Sie gehören zu den Antioxidantien und schützen vor den schädlichen Auswirkungen freier Radikale (siehe Seite 140). Antioxidan-tien neutralisieren das Verhalten der freien Radikale, indem sie mit ihnen Elektronen tauschen. So verhindern sie, dass andere lebenswichtige Teile unserer Zellen angegrif-fen und beschädigt werden. Auf diese Weise schützen sie die Unversehrtheit der DNA (und verhindern so die Bildung von Krebszellen)

und der Lipide (die die Funktionsfähigkeit wichtiger Organellen, wie z. B. der Arterien, gewährleisten).

Die Belastung durch freie Radikale hat teilweise mit schädlichen Umwelteinflüssen zu tun. Aber auch eine ungesunde Lebens-führung, Stress, Rauchen, Bewegungsman-gel und fettreiche Ernährung erhöhen das Auftreten und die Aktivität freier Radikale. Wir können jedoch unsere Abwehrkräfte durch die regelmäßige Einnahme von Anti-oxidantien wie Anthocyanen stärken.

35 Der Natur Raum geben
Unkraut tolerieren und Gras wachsen lassen

Gärten erzählen etwas über Interessen, Werte und die Persönlichkeit des Gärtners. Im Großen und Ganzen lassen sich die Gärtner in Bezug auf ihre Eigenschaften und Wünsche in drei Gruppen einteilen. Die einen sehen den Garten als eine Erweiterung des Hauses. Sie halten in den Wohnräumen ebenso Ordnung wie im Garten. Die Rasenkanten werden ordentlich getrimmt, die Beetpflanzen in durchdachten Mustern angeordnet und die Wege sauber gehalten. So ein Garten ist das Aushängeschild eines gut geführten und geordneten Haushalts und spiegelt den Wunsch nach Ordnung, Sauberkeit und Kontrolle wider.

Andere interpretieren den Garten als Spielplatz und Ort, um künstlerische und kreative Interessen auszudrücken. In solchen Gärten kann

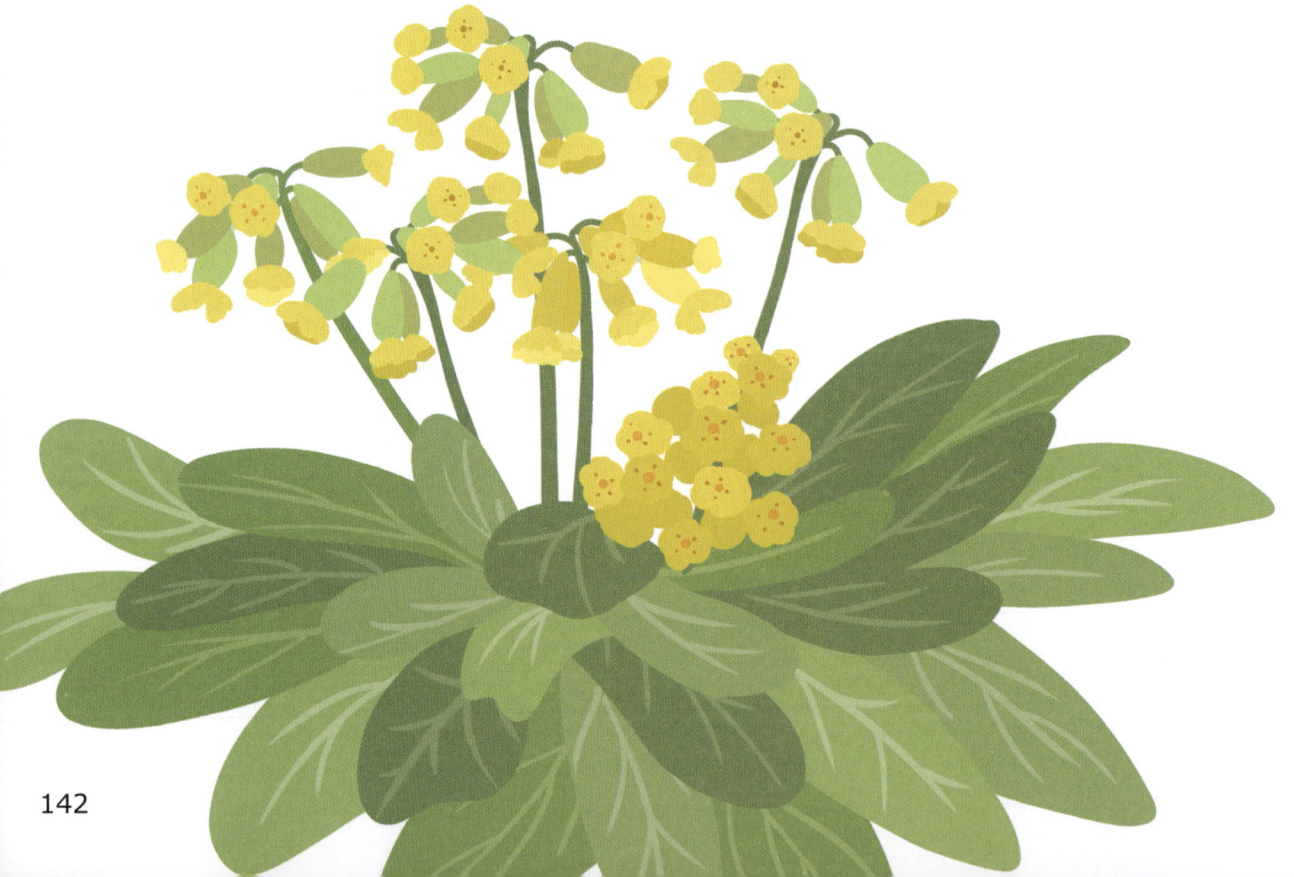

man skurrile Elemente finden, sie können thematisch gestaltet sein oder einen historischen Gartenstil nachempfinden. Was auch immer den Gärtner fasziniert, kann sich in seiner Grundstücksgestaltung ausdrücken: das Meer, japanische Philosophie oder antiker viktorianischer Zierrat. Solche Gärten sind wie eine Leinwand, auf der kreative Ideen verwirklicht werden, und ihre Besitzer wissen oft gerade den gestalterischen Aspekt der Gartenarbeit besonders zu schätzen.

Für die dritte Gruppe ist der Garten der erste Schritt in die weite Welt der Natur: Hier beginnt die weite Reise in die Serengeti, den Amazonas oder die Arktis. Diese Gärtner betrachten die Natur als großes Ganzes und ihren Garten als stets erreichbaren Ort, um die Natur zu erleben. Er ist ein Ort, an dem man gestalten und kreativ sein kann, aber er gehört auch den anderen, den Schnecken, den Asseln, den Spitzmäusen und all ihren Kollegen. Solche Gärtner haben oft eine ausgeprägt ökologische Einstellung und betrachten den Garten als kleines Paradies vor der Haustür.

Die letztgenannte Gruppe wird am ehesten dazu neigen, der Natur ihren Lauf zu lassen. Ihre entspannte Herangehensweise bezeichnen Angehörige der ersten Gruppe möglicherweise sogar als unordentlich. Dabei versuchen entspannte, ökologisch orientierte Gärtner meist, das Geschehen im Garten sanft zu lenken, statt es rigide zu kontrollieren. Bei dieser Art des Gärtnerns geht es darum, die Natur zu beobachten, Platz für Artenvielfalt zu schaffen und sich an den kleinen Dingen, die sich wie von selbst einstellen, zu erfreuen. Das ist eine wahrhaft biophile Philosophie.

Wer Liebe zum Lebendigen erfahren möchte, könnte einfach den Rasen seltener mähen – vor allem, wenn der Boden nährstoffarm ist (siehe Thema 25). In Nordwesteuropa werden sich überraschend schnell Blumen wie Scharbockskraut *(Ficaria verna)*, Kriechender Hahnenfuß *(Ranunculus repens)* und Scharfer Hahnenfuß *(R. acris)*, Löwenzahn *(Taraxacum)*, Duftveilchen *(Viola odorata)* und Blutwurz *(Potentilla erecta)* ansiedeln. Lässt man das Gras zwischen den Mähvorgängen länger stehen, kommen bald auch Goldnessel *(Lamium galeobdolon)*,

Weiße Taubnessel *(L. album)*, Rote Taubnessel *(L. purpureum)*, Betonie *(Betonica officinalis)*, Schlüsselblume *(Primula veris)*, Acker-Witwen-blume *(Knautia arvensis)*, Kuckucks-Lichtnelke *(Lychnis flos-cuculi)* und Wiesen-Storchschnabel *(Geranium pratense)* hinzu. Auch die gemeinen Rasengräser *(Festuca* und *Agrostis)* blühen und sehen zauberhaft aus, wenn Morgentau auf ihren Samenständen liegt.

Dennoch ist eine sanft lenkende Hand notwendig, denn wenn man gar nicht eingreift, kann die Artenvielfalt sogar verloren gehen. Auf nähr-stoffreichem Boden können sich beispielsweise Brennnesseln *(Urtica dioica)*, Ampfer *(Rumex)*, Brombeeren *(Rubus fruticosus)* und Disteln *(Cirsium arvense)* aggressiv ausbreiten. Das ist gut für Wirbellose und kleine Säugetiere, aber diese wüchsigen Pflanzen neigen dazu, andere blühende Pflanzen komplett zu verdrängen. Andererseits kann die Pflanzenvielfalt von kleinen, seltenen Stressereignissen wie Trocken-heit, Mangel an wichtigen Nährstoffen oder Feuer profitieren, denn sie verhindern, dass eine kleine Anzahl sehr konkurrenzfähiger Arten die Oberhand gewinnt.

Wer entspannt gärtnert, wird auch zulassen, dass sich dekorative »Unkräuter« an Wegen und in Mauern aussäen. Es kann vorkommen, dass sich Rote Spornblume *(Centranthus ruber)*, Silberblatt *(Lunaria annua)* und Klatschmohn *(Papaver rhoeas)* von selbst einstellen. Vor meiner Garage habe ich einmal Stiefmütterchen und Hornveilchen in Saat gehen lassen, seitdem erscheinen in den Ritzen der Pflastersteine winzige Exemplare von *Viola*-Nachkommen. Es ist erstaunlich, wie Pflanzen unverhofft an unerwarteten Plätzen auftauchen können.

Lassen Sie nach Möglichkeit heimische Wildblumen wachsen. Sie etab-lieren sich in der Regel leicht und sind eine wichtige Nahrungsquelle für Bestäuberinsekten und andere Tiere.

Wer entspannt gärtnert,
wird zulassen, dass sich
dekorative »Unkräuter«
selbst aussäen.

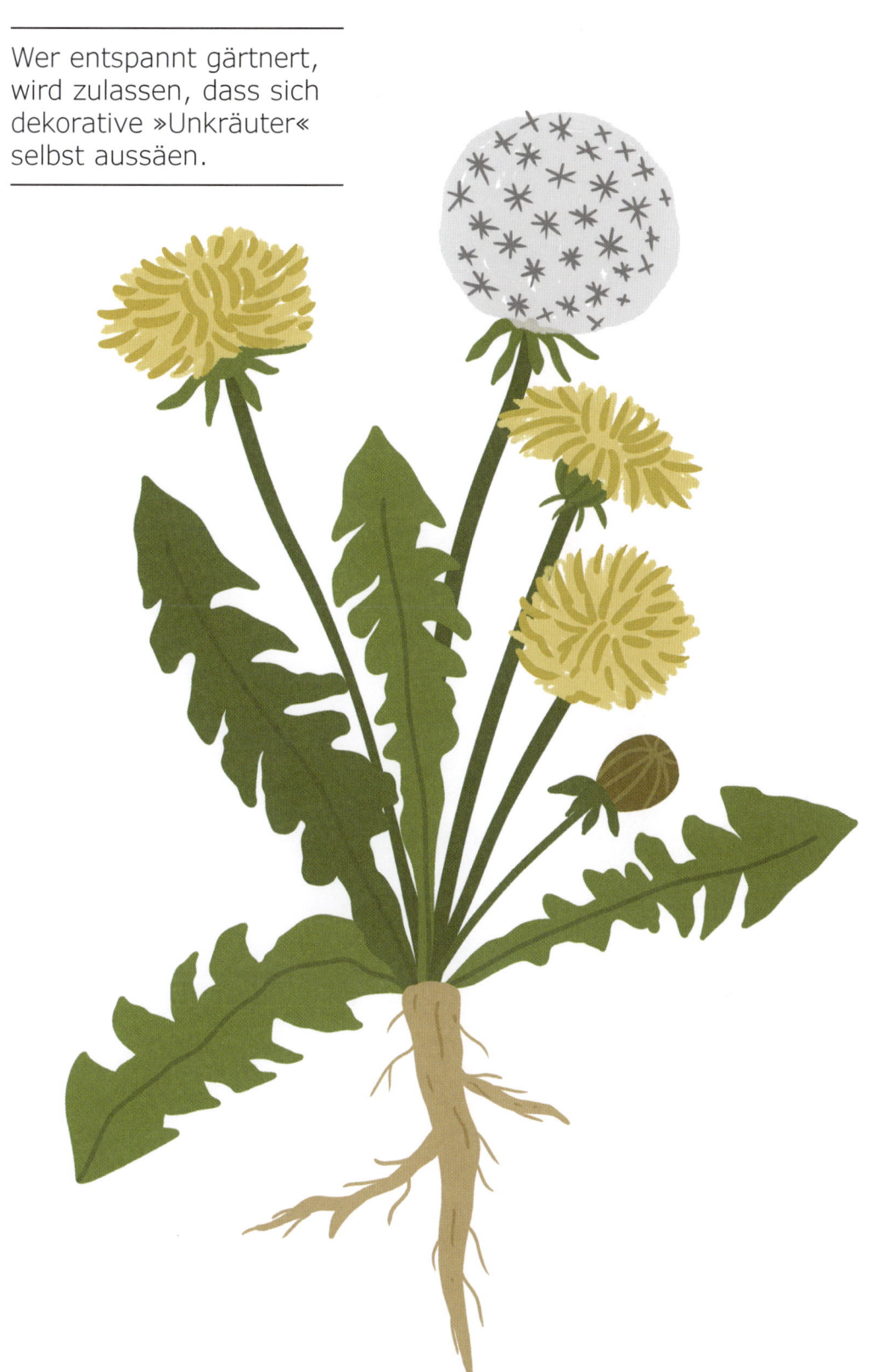

36 Rückzugsort
Intimes Plätzchen mit Bank

Traumatisierte oder trauernde
Menschen suchen oft nach einem
intimen, geschützten Ort.

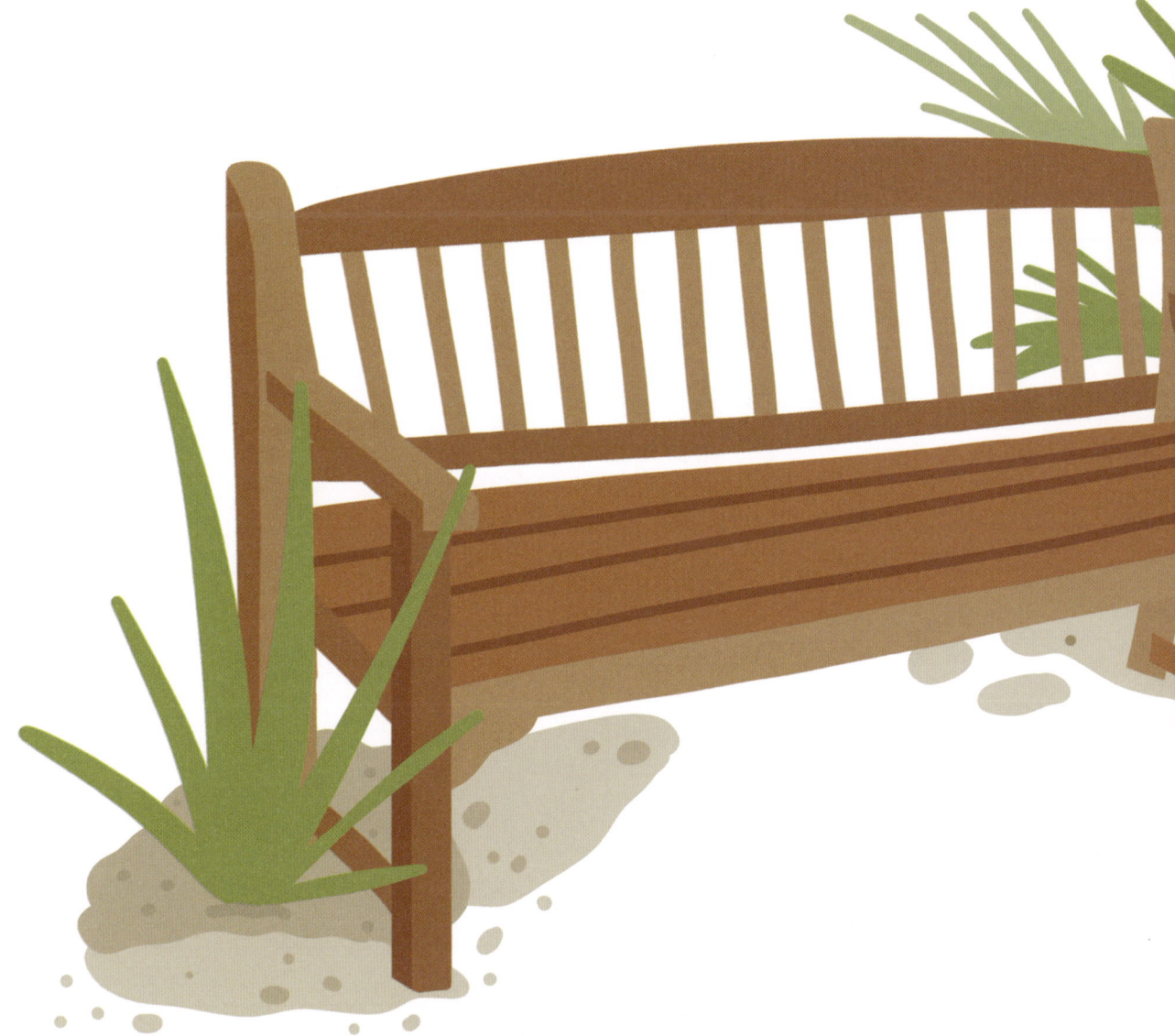

Die Biophilie-Theorie besagt, dass der Mensch eine Beziehung zu Landschaften hat, die in unserer Evolution von Bedeutung waren. Ein Beispiel ist der typische Stadtpark mit freien Flächen, die von großen Baumgruppen gesäumt sind. Er hat gewisse Ähnlichkeit mit den Savannen des östlichen und südlichen Afrikas. Man nimmt an, dass dort der *Homo erectus* (unser erster aufrechter Vorfahre) aus den Wäldern kam und umherzuwandern begann. Er richtete sich auf, um über das hohe Gras hinwegzusehen, so wie es heute manchmal Paviane tun, wenn sie nach Gefahren Ausschau halten.

Diese frühen Hominiden waren durch große Raubtiere gefährdet und bevorzugten darum eine Umgebung, die ihnen Schutz und Aussichtspunkte bot. Solche Plätze bevorzugen wir noch heute, obwohl Säbelzahntiger in Vorstädten keine Bedrohung darstellen. Wir stellen gern Sitzgelegenheiten und andere Ruheplätze dort auf, wo wir uns umschlossen und sicher fühlen oder von wo wir dennoch eine gute Aussicht haben. Im Garten kombinieren wir manchmal beides: Die Rückseite der Bank schmiegt sich an das Haus oder die Gartenmauer, während die Vorderseite den Blick auf den Rasen, den Teich oder vielleicht eine flache Böschung freigibt. Wir schätzen den unverstellten Blick nach vorn in die Landschaft und haben gleichzeitig gern Rückendeckung.

Wir schätzen auch intime Plätze, etwa eine Bank, die zur Hälfte oder zwei Dritteln abgeschirmt ist. Für eine solche konkave Raumform könnte der äußere Kreis eine niedrige Mauer, eine Hecke oder eine Reihe von Töpfen und Kübeln mit Pflanzen sein, die Ruhe ausstrahlen. Mittelgroße Sträucher empfehlen sich, weil sie Sichtschutz bieten, ohne stark beengend zu wirken. Geeignete Pflanzen wären Seidelbast *(Daphne),* Säckelblume *(Ceanothus),* Zistrose *(Cistus),* Orangenblüte *(Choisya ternata),* Winterblühende Heckenkirsche *(Lonicera fragrantissima)* und Lavendel *(Lavandula angustifolia)* – allesamt Pflanzen mit Blüten in zarten Farben und beruhigenden Düften. Für Bewegung könnten hohes Lampenputzergras *(Pennisetum alopecuroides)* oder Chinaschilf *(Miscanthus sinensis* 'Morning Light') mit kleineren Ziergräsern wie Blauschwingel *(Festuca glauca)* und Zartes Federgras *(Stipa tenuissima)* kombiniert werden. Wenn es der Platz zulässt, sollten Sie eine höhere, immergrüne Pflanze mit markanter Form wählen, beispielsweise eine Konifere in etwas Abstand zur Bank. Die Serbische Fichte *(Picea omorika)* in einer langsamer wachsenden Sorte wie 'Peve Tijn' oder die Blaufichte *(Picea pungens* 'Hoopsii') wären ideal. Das Wichtigste ist, diesen Ort so behaglich wie möglich zu gestalten, damit er in stressigen Zeiten seine maximale Wirkung entfalten kann.

Wichtig sind auch die Landschaft und die Pflanzen, die der Blick vom Sitzplatz aus erfasst. Forschungen haben ergeben, dass nordamerikanische Kinder unter zwölf Jahren savannenartige Landschaften gegenüber vertrauten Biotoptypen wie Nadel- oder Laubwäldern bevorzugen.[16] Ideal ist darum ein Ausblick auf eine Mischung aus Gräsern und blühenden Stauden mit einem eher flachkronigen Baum im Hintergrund, der dem typischen Wuchs von Savannenbäumen ähnelt. Geeignet wäre beispielsweise ein Fächerahorn *(Acer palmatum)* mit seiner von Natur aus horizontalen Struktur oder eine Wald-Kiefer *(Pinus sylvestris).* Letztere bildet im Alter eine flache, ausladende Krone; man kann den Vorgang aber beschleunigen, indem man jedes Frühjahr die Leittriebe

Abgeschiedenheit als Schutz

Trauernde oder traumatisierte Menschen suchen oft nach einem intimen, abgeschiedenen Platz. Sie wünschen sich Zeit für sich selbst und zum Nachdenken. Gesellschaft, abgesehen vielleicht von einem engen Familienmitglied oder Freund, ist ihnen eher nicht willkommen. Ruhe, Gelassenheit, Privatsphäre, eine vertraute Umgebung und natürliche Geräusche wie Wind oder Vogelgezwitscher empfinden sie als wohltuend. Eindringlinge, äußere Ablenkung und intensiverer Kontakt zu anderen wünschen sie meist nicht.

Angst vor Spinnen: angeboren oder abgeguckt?

Die Biophilie-Theorie ist umstritten, denn sie besagt im Wesentlichen, dass es uns angeboren ist, bestimmte Merkmale der natürlichen Welt zu mögen. Dies verträgt sich nicht gut mit der Überzeugung, dass wir frei entscheiden können. Ironischerweise ist der beste Beweis für die Liebe zum Lebendigen wahrscheinlich ihr negativer Gegenpart, die Biophobie.

Viele Menschen haben Angst vor Spinnen und Schlangen. Das ist durchaus sinnvoll, denn manche dieser Tiere sind gefährlich. Aber ist diese Angst erlernt oder angeboren? Eine Studie mit sechs Monate alten Babys aus dem Jahr 2017 deutet darauf hin, dass sie angeboren ist.[17] Die Pupillen der Babys weiteten sich, wenn man ihnen Bilder von Schlangen oder Spinnen zeigte, während sie beim Anblick von Fischen oder Blumen diese Reaktion nicht zeigten. Während des Experiments saßen die Babys auf dem Schoß ihrer Mütter, aber die Mütter trugen dunkle Brillen und konnten die Bilder nicht sehen, also reagierten sie auch nicht mit körperlichen Signalen darauf. Die erweiterten Pupillen der Säuglinge wurden als Stressreaktion gewertet: Bei Stress werden Hormone ausgeschüttet, um die Wachsamkeit zu erhöhen. Dadurch weiten sich unter anderem die Pupillen.

Die Säuglinge reagierten also auf die Spinnen und Schlangen negativ, ohne dass sie von ihrer Umgebung beeinflusst wurden. Das legt nahe, dass es sich um eine instinktive und nicht um eine erlernte Reaktion handelt. Andere Forscher mutmaßen jedoch, dass Babys bereits im Alter von sechs Monaten von ihren Eltern gelernt haben könnten, wie sie auf Schlangen und Spinnen reagieren. Die Debatte darüber ist noch nicht abgeschlossen.

vorsichtig zurückschneidet. Diese Technik ist in Japan weit verbreitet, wo Gärtner mit viel Fingerspitzengefühl junge Kiefern so beschneiden, dass sie aussehen, als wären sie bereits Hunderte von Jahren alt. Auch andere Bäume wie Zedern *(Cedrus)*, Beschuppter Wacholder *(Juniperus squamata)*, Pagoden-Hartriegel *(Cornus controversa)*, Äpfel *(Malus)* und Wildpflaumen *(Prunus cerasifera)* können durch entsprechenden Schnitt eine flache Baumkrone bilden. Verschiedene Studien haben gezeigt, dass Menschen intuitiv Bäume mit flachen, ausladenden Kronen, wie man sie in Savannenlandschaften findet, gegenüber solchen mit runden oder kegelförmigen Kronen bevorzugen.

37 | Verwandtschaften
Pflanzen sammeln
und vergleichen

Gut gestaltete Gärten beschränken sich oft auf eine relativ geringe Zahl von Formen und Farben. Aus Hochglanz-Gartenmagazinen kennen wir solche Anlagen, die durch ihre ruhige Eleganz bestechen. In der Praxis bin ich persönlich für eine solche Gestaltung leider nicht diszipliniert genug. Es gibt einfach zu viele verschiedene interessante Pflanzen, die ich kultivieren möchte. Unter meiner Regie würde eine Gestaltung darum wohl nicht lange minimalistisch bleiben.

Pflanzen können für Menschen aus unterschiedlichen Lebensbereichen einen gemeinsamen Nenner darstellen.

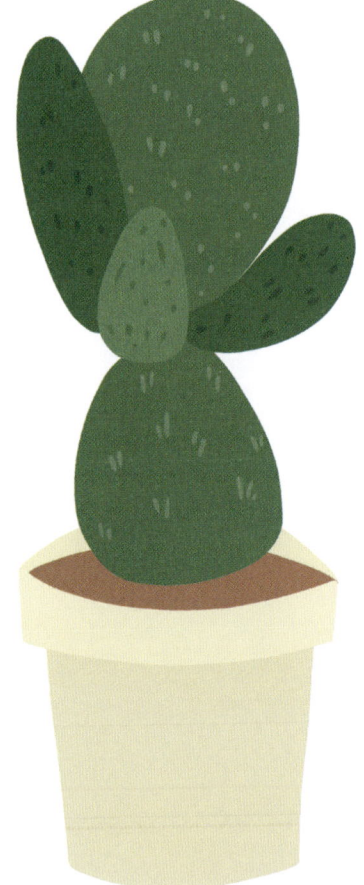

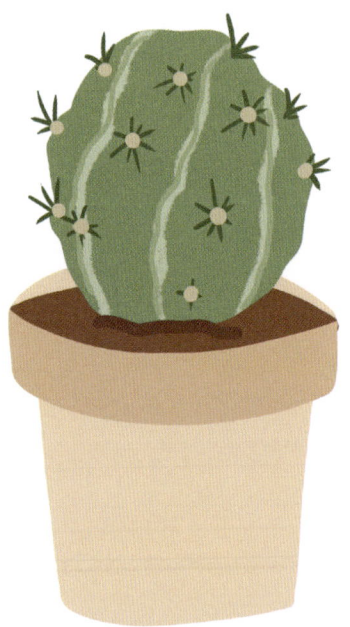

Das hat etwas mit meiner Weltsicht zu tun. Als Dozent habe ich viel über das Lernverhalten meiner Studierenden gelernt. Wie viel und welches Wissen Menschen aufnehmen, hängt von ihrem Charakter ab sowie von der Art, wie ihr Gehirn die Welt um sie herum interpretiert. Mein Lernstil ist logisch-linguistisch. Logische Lerntypen klassifizieren und gruppieren Informationen gern. Sie machen Listen von Dingen: Autokennzeichen, Lokomotivnummern – oder eben Pflanzen.

Einige der großen Landschaftsgärten sind ein Beweis dafür, dass das Sammeln und Vergleichen von Pflanzen große Freude machen kann. In den Exbury Gardens in Hampshire (Südengland) gibt es nicht nur einige Rhododendren, sondern Hunderte von Sorten. Das Morton Arboretum in Illinois hat sich zum Ziel gesetzt, alle in Nordamerika wachsenden Gehölze zu präsentieren. Auch Privatpersonen lassen sich

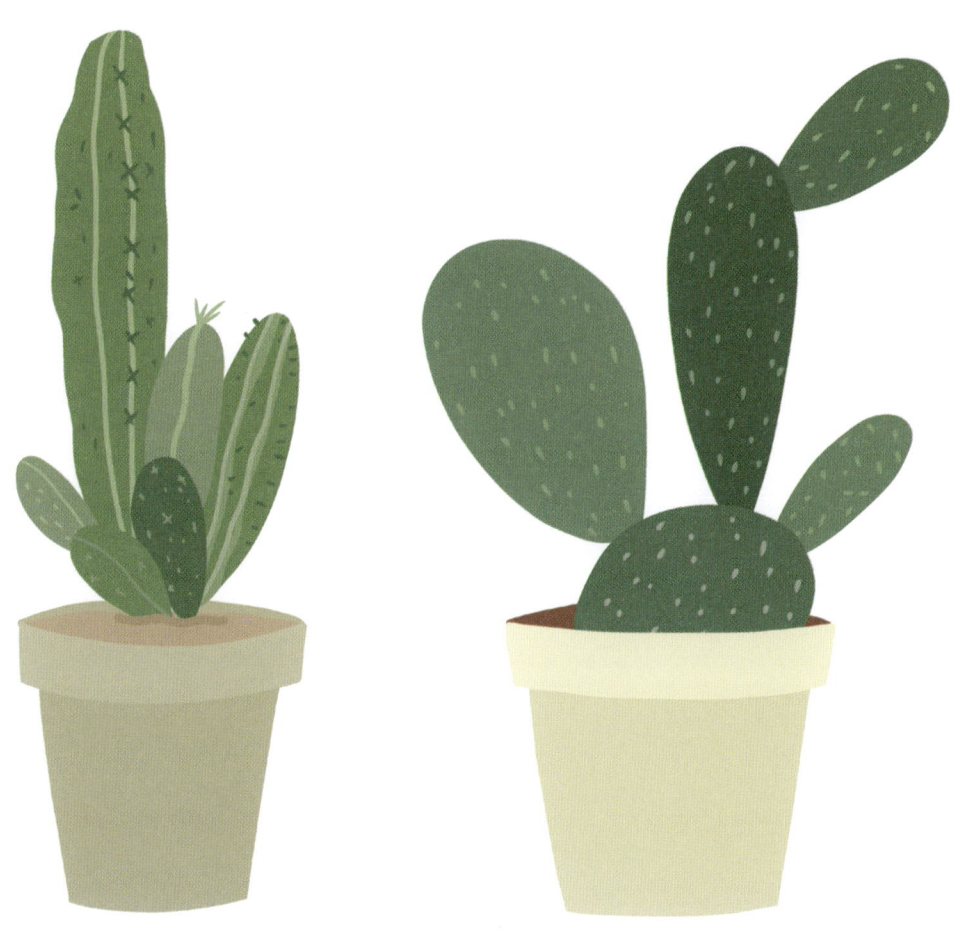

vom Sammeln faszinieren. Manche Menschen entwickeln eine lebenslange Sammelleidenschaft für Orchideen (manchmal zum Nachteil der Arten in der freien Natur; siehe Thema 8), andere widmen sich Salvien, Dahlien, Kakteen oder Aurikeln. In meinem Fall sind es die Ebereschen *(Sorbus)*. In einer Lieblingsbaumschule steuere ich direkt die dort angebotenen Sorten an. Erst wenn ich mich vergewissert habe, dass es keinen neuen Sorbus gibt, wende ich mich dem restlichen Sortiment zu. Dabei spielt es keine Rolle, dass ich in meinem Garten eigentlich überhaupt keinen Platz für einen weiteren Baum habe – und hier ist der Punkt erreicht, wo der »logische« Lernansatz an seine Grenze stößt. Das führt zu einem wichtigen Gedanken: In Maßen kann die Sammellust positiv, zerstreuend und therapeutisch sein, aber sie sollte nicht zur Obsession werden.

Wenn Sie eine ähnliche Einstellung haben, finden Sie heraus, wofür Sie eine Schwäche haben. Dafür könnten Sie einen botanischen Garten besuchen. Aber fangen Sie klein an! Kleinere Blühpflanzen wie Elfensporn *(Diascia)*, *Viola*, *Dianthus* oder *Primula* sind faszinierend und oft für relativ wenig Geld zu bekommen. Werden Sie Mitglied in einem Gartenverein und tauschen Sie Pflanzen mit Gleichgesinnten. Pflanzen bieten viel Gesprächsstoff und sind eine gute Möglichkeit, neue Bekanntschaften zu schließen.

Zaungespräche

Pflanzen gelten als unverfängliches Gesprächsthema, ähnlich wie das Wetter. Wer sich über einen Garten oder eine Pflanze äußert, läuft kaum Gefahr, jemanden zu beleidigen. Im Gegenteil: Die meisten Gärtner*innen freuen sich über Komplimente oder das Interesse bekundende Fragen. Menschen, die sich gar nicht kennen, kommen spontan ins Gespräch, wenn jemand seinen Vorgarten in Ordnung bringt oder die Rosen schneidet. Der soziale Wert von Pflanzen und Gartenarbeit ist noch nicht sehr gut erforscht, aber es spricht einiges dafür, dass sich hier gesellschaftliche Unterschiede ausgleichen können, weil Pflanzen für Menschen mit sehr unterschiedlichen Lebensumständen und kulturellem Hintergrund einen gemeinsamen Nenner bilden. Es heißt, dass in früheren Zeiten Gutsherren von ihrem Personal einzig den Chefgärtner als ebenbürtig ansahen, weil sie sein Wissen schätzten.

Raritäten

Sammler sind wählerisch. Sie möchten von jeder erhältlichen Farbe ein Exemplar haben, suchen nach den allerneuesten Züchtungen oder besonders exklusiven Sorten, vielleicht auch nach alten Sorten, die sie aus der Kindheit kennen. Die Musselinweber der schottischen Stadt Paisley waren weltweit führend in der Zucht neuer und farbenfroher Nelkensorten *(Dianthus).* Sie entwickelten ein- und mehrfarbig blühende Sorten mit glattrandigen und gefransten Blütenrändern. Eine der wenigen noch in Kultur befindlichen Sorten ist 'Dad's Favourite', deren weiße Blütenblätter einen breiten roten Streifen tragen. Mich hat die Nelkenlust noch nicht erfasst, aber da ich in Paisley geboren und aufgewachsen bin, wäre eine Nelkensammlung eigentlich ein Muss.

Wer Zierpflanzen sammelt, knüpft an eine alte Tradition an. Im Mittelalter wurden in Europa Pflanzen wegen ihrer symbolischen Bedeutung und ihrer praktischen, meist heilenden Eigenschaften angebaut. In den 1630er-Jahren brach in den Niederlanden die »Tulpenmanie« aus. Extravagante Sorten wurden gezüchtet und zu exorbitanten Preisen verkauft. Viele Menschen sahen die Tulpenzwiebeln als Investition an und verloren ihr Vermögen, als die Blase platzte. Vom 18. Jahrhundert an schlossen sich Landbesitzer und Gewerbetreibende, die ein gemeinsames Interesse an Zierpflanzen hatten, zu Floristengesellschaften zusammen und veranstalteten jährliche Blumenausstellungen. Damals wurden Gesellschaften gegründet, die sich mit einzelnen Gattungen wie Nelken *(Dianthus),* Chrysanthemen, Aurikeln *(Primula),* Ranunkeln *(Ranunculus)* und Stockrosen *(Alcea rosea)* sowie selbstverständlich Tulpen *(Tulipa)* beschäftigten.

Während der Industriellen Revolution entdeckten auch einfache Arbeiter Zierpflanzen als Möglichkeit, sich einige Augenblicke von der täglichen Schufterei zu erholen. Bergleute, Stahlarbeiter, Weber und andere hatten ihre Vereine, die sich oft auf eine bestimmte Gattung konzentrierten und darin wetteiferten, neue Farben und Formen zu züchten und zu sammeln. Im Lauf der Zeit waren immer wieder andere Pflanzen in Mode, aber die Faszination des Sammelns selbst hat überdauert.

38 | **Ein Sack Kartoffeln**
Anbau in Kübel oder Sack

Es ist sehr befriedigend, Obst und Gemüse selbst anzubauen, und eine reiche Ernte macht stolz. Der eigene Anbau ist oftmals zwar nicht die wirtschaftlichste oder effizienteste Art, sich zu ernähren, aber es macht unheimlich viel Spaß. Produkte direkt aus dem Boden oder vom Strauch sind frischer als alles, was man kaufen kann. Und sie schmecken besser, denn durch Waschen, Lagern, Verpacken und Transportieren geht eine Menge Aroma verloren.

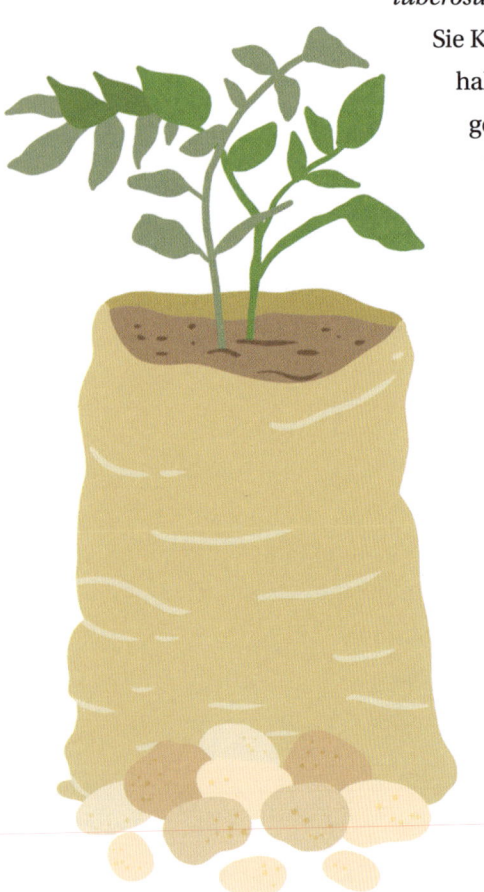

Wer noch nie Nutzpflanzen angebaut hat, sollte mit Kartoffeln *(Solanum tuberosum)* beginnen. Wenn der Platz im Garten knapp ist, können Sie Kartoffeln erfolgreich in Kartoffelsäcken, großen Kübeln oder halben Fässern anbauen. Kartoffeln werden nicht aus Samen gezogen, weil es zu lange dauert, bis die Pflanze genügend Biomasse aufgebaut hat, um keimfähige Knollen zu produzieren. Stattdessen verwenden wir sogenannte Pflanzkartoffeln, die speziell für diesen Zweck gezüchtet werden und frei von Krankheitserregern sein sollen.

Am besten legt man Pflanzkartoffeln im Spätwinter in einen Eierkarton und stellt diesen auf die Fensterbank, um die Knollen vorzukeimen. Dabei werden die »Augen« (ruhende Triebknospen) zum aktiven Wachstum angeregt. Mitte des Frühjahrs pflanzen Sie die gekeimten Knollen in Kübel. Dabei dürfen die sich entwickelnden Triebe keinesfalls abgebrochen werden. Der Kübel sollte etwa 50 cm breit und doppelt so tief sein. Füllen Sie ihn bis zur Hälfte mit einem guten Anzuchtsubstrat, legen Sie drei oder vier Knollen darauf und geben Sie darauf eine 15 cm dicke Substratschicht. Sobald die Triebe aus dem Substrat sprießen, werden sie erneut mit einer 15 cm dicken

Eine reiche Ernte
macht stolz.

Substratschicht bedeckt. Dies wiederholen Sie so oft, bis der Kübel voll ist. Durch das Nachfüllen werden die Triebe mit Substrat bedeckt, und an ihnen bilden sich neue Knollen. Im Frühsommer lassen Sie die Kartoffeln einfach wachsen, und im Hochsommer kann die Ernte beginnen. Kleine Frühkartoffeln werden gern für Sommersalate verwendet. Andere Kartoffelsorten reifen später und bilden größere Exemplare, die man gut in Folie im Ofen garen kann.

Kartoffeln sind reich an Kohlenhydraten, darum dienen sie in vielen Ländern als Grundnahrungsmittel. Sie liefern außerdem Vitamine, Ballaststoffe und Mineralien wie Mangan und sind reich an antioxidativen Flavonoiden, Carotinoiden und Phenolsäuren. Wie bei anderen Gemüsesorten (siehe Thema 14) können farbige Sorten, wie z. B. lila Kartoffeln, drei- bis viermal mehr Antioxidantien enthalten als weiße. Darüber hinaus enthalten Kartoffeln resistente Stärke. Sie wird vom Körper nicht sofort aufgespalten und absorbiert, sondern wandert in den Dickdarm, wo sie den nützlichen Darmbakterien als Nahrung dient (siehe Seiten 136–137). Studien zufolge soll resistente Stärke helfen, Insulinresistenz vorzubeugen und den Blutzuckerspiegel zu regulieren. Es wird vermutet, dass der Gehalt an resistenter Stärke in Pellkartoffeln noch ansteigt, wenn man sie über Nacht im Kühlschrank lagert und kalt verzehrt.

Der Nährstoffgehalt von Kartoffeln hängt von der Sorte und der Zubereitungsart ab. Grundsätzlich sollte man aber bedenken, dass ein Großteil der Nährstoffe in der Schale steckt. Frittierte Kartoffeln (die ich zugegebenermaßen besonders gern mag) enthalten viel Fett, sind also kalorienreich. Gekochte und im Ofen gebackene Kartoffeln sind die weitaus gesündere Variante.

Im Fokus
Biophilie

Dass wir bestimmte Aspekte der Natur lieben (Biophilie) oder verabscheuen (Biophobie, siehe Seite 149), hat evolutionäre und genetische Gründe. Bestimmte Landschaftstypen, Pflanzen und Tiere mögen wir, weil unsere frühen Vorfahren Savannenbewohner waren. Studien deuten darauf hin, dass wir offene, wenig bewaldete Landschaften, Grünflächen mit offenem oder fließendem Wasser und Aussichtspunkte bevorzugen, von denen aus wir unsere Umgebung überblicken können, weil wir uns dabei sicher fühlen. All dies hat mit unserem Überleben als frühe Hominiden zu tun.

Der Begriff »Biophilie« geht auf den deutsch-amerikanischen Psychoanalytiker und Philosophen Erich Fromm (1900–1980) zurück, wurde aber durch den Biologen Edward O. Wilson (1929–2021) und sein Buch Liebe zum Lebendigen (1984) erst richtig bekannt. Wilson argumentiert, dass unsere Reaktion auf die Natur genetisch und evolutionär vorbestimmt ist. Es gibt gute Gründe dafür, dass wir uns von manchen Dingen angezogen fühlen. Blüten beispielsweise zeigen an, wo später im Jahr Früchte zu finden sind – was wichtig ist, wenn man in einer unberechenbaren Landschaft Nahrung finden muss. Menschen, die sich in ihrer Umgebung gut auskannten, Wasser zu finden wussten und

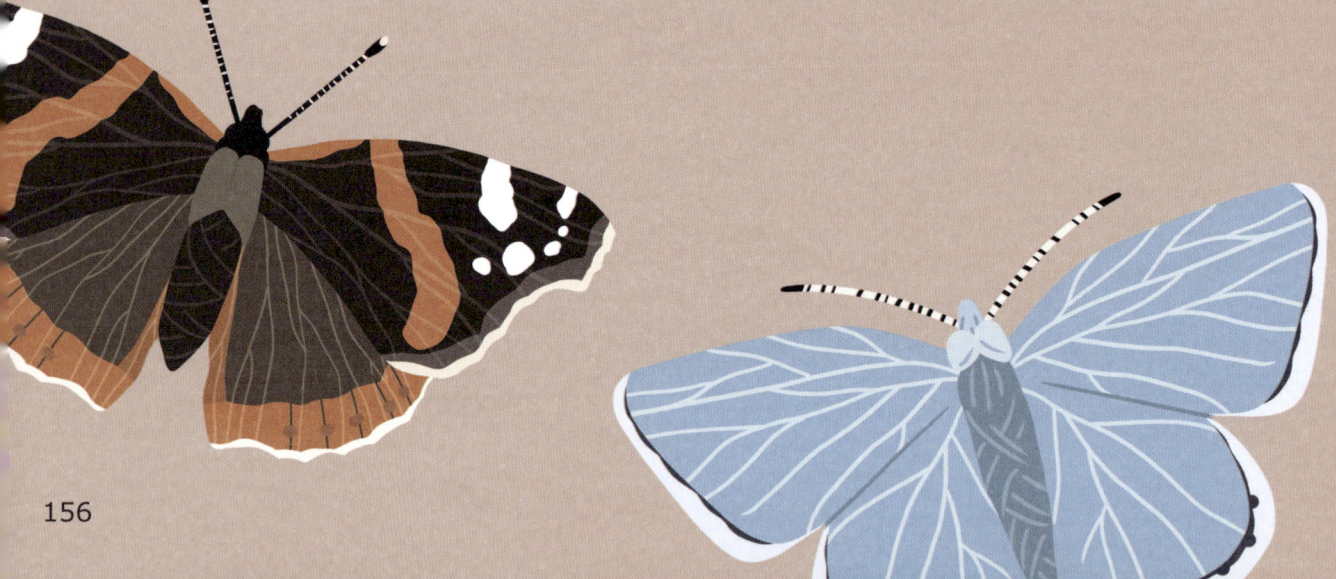

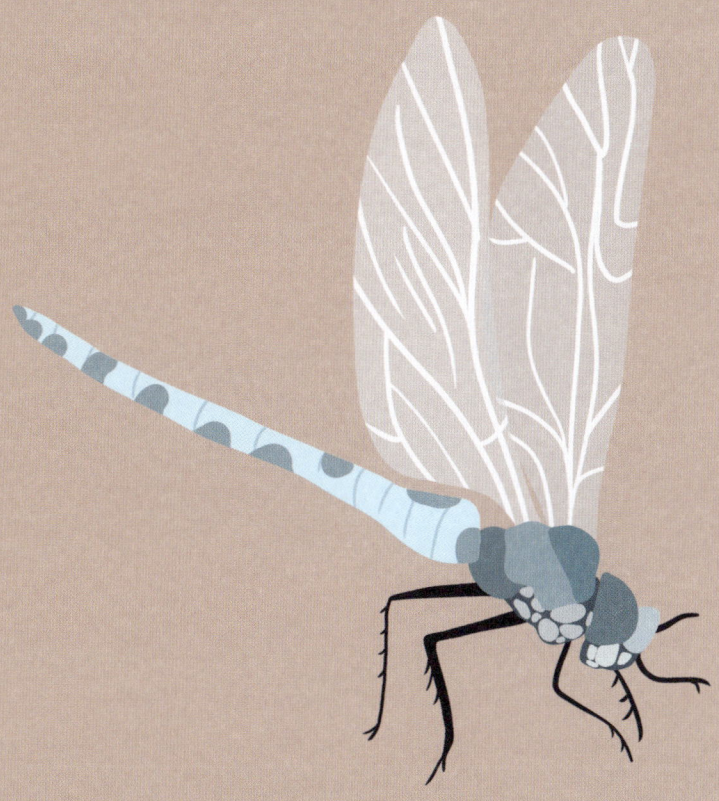

die regionale Tierwelt kannten, hatten eine höhere Überlebenschance und konnten ihre Gene weitergeben. Dafür gibt es auch heute noch einige Belege. So laufen Kinder beim Betreten eines Parks oft direkt auf den Teich oder Bach zu und ignorieren dabei vielleicht sogar den Kiosk, der mit Speiseeis lockt. Wasser war schon immer eine lebenswichtige Ressource, und noch heute fesselt es uns durch die Art, wie es das Licht reflektiert und für Bewegung sorgt. Am Ufer des Teiches angekommen, verbringt man die ersten Momente damit, nach Fischen oder Kaulquappen Ausschau zu halten oder die Enten zu beobachten. Dies waren früher Orte, an denen unsere Vorfahren nicht nur ihren Durst stillen, sondern auch jagen konnten. Im Vergleich zu offenerem Buschland war Beute hier relativ leicht zu finden, und Tiere, die zum Trinken kamen, konnten aus der Deckung erlegt werden.

Es scheint also, dass die Beziehung des Menschen zur Natur in unseren Genen verankert ist. Insofern kann man die Liebe des Menschen zu Gärten und zu sanften, ungefährlichen Haustieren als biophile Beziehungen bezeichnen.

39 | Vogelperspektive
Auf einen Baum klettern

Wer auf Bäume klettern möchte, braucht Schutzhelm, Klettergeschirr, Warnweste, möglichst eine Ausbildung als Baumpfleger, und schwindelfrei sollte man sein. Das alles gilt, wenn man höher als 2 oder 3 Meter klettert. Von solchen Kletterpartien möchte ich unbedingt abraten, ich müsste das Buch umbenennen in »Mit Pflanzen gefährlicher leben«. Andererseits macht es großen Spaß, auf Bäume zu klettern. Bitte beschränken Sie sich aber auf niedrige Äste oder kleine, stabile Bäume. Sich an Ästen festhalten, auf einem Ast hocken, still dasitzen und Vögel beobachten oder einfach den Moment genießen – all das ist gut für das Wohlbefinden. Früher war es ganz normal, dass Kinder auf Bäume kletterten. Aktuelle Umfragen haben aber ergeben, dass viele Menschen noch nie auf einen Baum geklettert sind. Und selbst wenn Sie spontan der Drang packen würde, ist das Klettern in Parks und an anderen öffentlichen Orten meist verboten, vor allem aus Angst vor Haftung und Rechtsstreitigkeiten. Kindern geht damit ein wertvolles Ritual verloren.

Wir Waldbewohner

Da wir Primaten sind, ist unser Gehirn möglicherweise noch darauf programmiert, sich in baumreichen Umgebungen zurechtzufinden. Unsere beiden nach vorn gerichteten Augen helfen uns beispielsweise, Entfernungen einzuschätzen, wenn wir uns durch Äste und Unterholz bewegen. Einige Forschungsergebnisse deuten darauf hin, dass körperliche Aktivitäten wie Klettern das Gehirn auch auf andere Anforderungen vorbereiten und die Konzentration fördern können. Erwachsene, die sich im Wald bewegen und beispielsweise über am Boden liegende Äste balancieren, haben Studien zufolge ein besseres Kurzzeitgedächtnis als solche, die primär (isometrische) Halteübungen machen, wie z.B. beim Yoga.

Das ist schade, denn Baumklettern ist wie das Leben: Es birgt Risiken, verspricht aber auch Freude. Kinder können dabei lernen, Risiken selbst einzuschätzen und abzuwägen. Sie können sich ausprobieren, Erfolge erleben und an ihre Grenzen stoßen. Dabei wiederum lernen sie, diese Grenzen zu respektieren. Baumklettern und ähnliche Aktivitäten mit einem begrenzten, kalkulierbaren Risiko fördern die körperliche Leistungsfähigkeit und Beweglichkeit von Kindern. Sie bewirken, dass sie weniger sitzen, länger spielen, kreativer und belastbarer sind. Wenn solche Aktivitäten auch

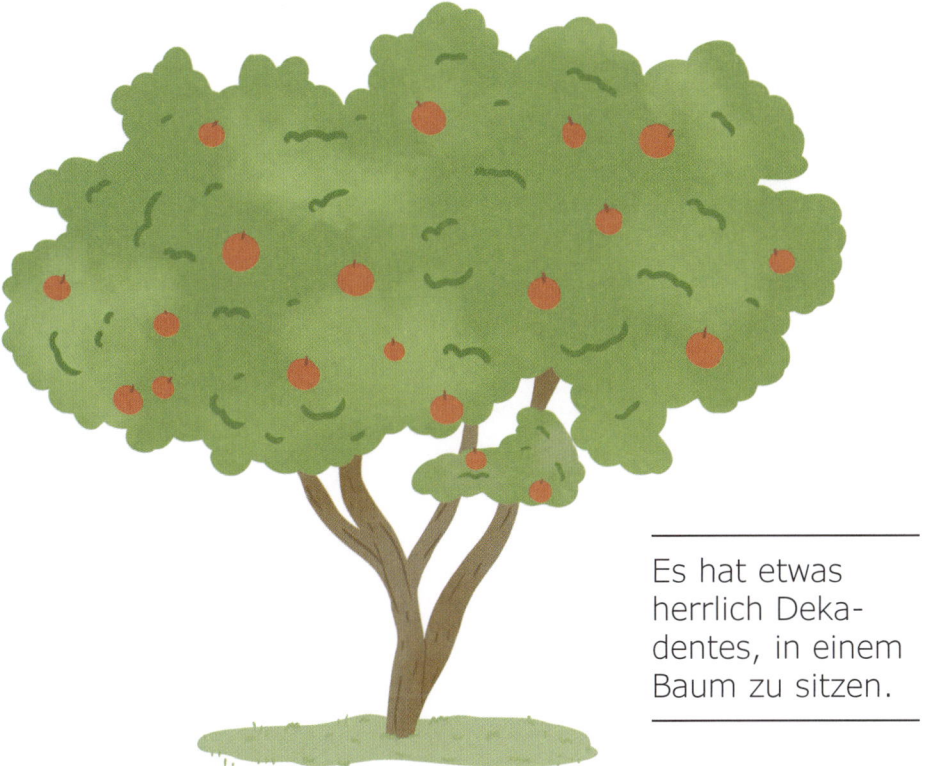

Es hat etwas herrlich Dekadentes, in einem Baum zu sitzen.

noch in der Gruppe stattfinden, tragen sie zur Verbesserung der sozialen Kompetenz bei, und letztlich schulen solche vermeintlich riskanten Spiele auch die Entscheidungsfähigkeit.

Wenn Sie schon lange nicht mehr auf einen Baum geklettert sind (oder es gar noch nie getan haben), ist es an der Zeit, es zu versuchen. Es hat etwas herrlich Dekadentes, auf einem Baum zu sitzen und den Lauf der Dinge zu betrachten, während andere Sie nicht sehen können. Meine Tochter turnte liebend gern in Bäumen herum. Wenn sie zwischen den Blättern hockte, schienen die Gartenvögel sie nicht als Bedrohung zu betrachten und wagten sich ganz nah heran, um sie ihrerseits zu beobachten. Wer nicht so hoch hinaus möchte, könnte sich auch eine Hängematte anschaffen. Es ist ganz leicht, dem Alltag zu entfliehen, wenn man an einem windigen Tag darin schaukelt und den rauschenden Blättern zuhört. Wer mehr ausgeben möchte oder handwerklich geschickt ist, für den kommt der Bau eines Baumhauses infrage.

40 Den Horizont erweitern
Blüten aus fernen Ländern

Pflanzen öffnen Türen zu neuen Welten. Gemäß dem Konzept der Ausdehnung bieten sie uns die Möglichkeit, uns vom Normalen und Vertrauten zu lösen und den Ursachen von Anspannung oder Stress zu entkommen. Der Anblick einer Blüte kann Bilder von exotischen Landschaften und aufregenden Abenteuern heraufbeschwören, aber auch Gedanken über Kultur, Lebensweisen und unbekannte Philosophien. Man könnte es mit den Wortassoziationsspielen vergleichen, die manchmal in der Psychiatrie eingesetzt werden.

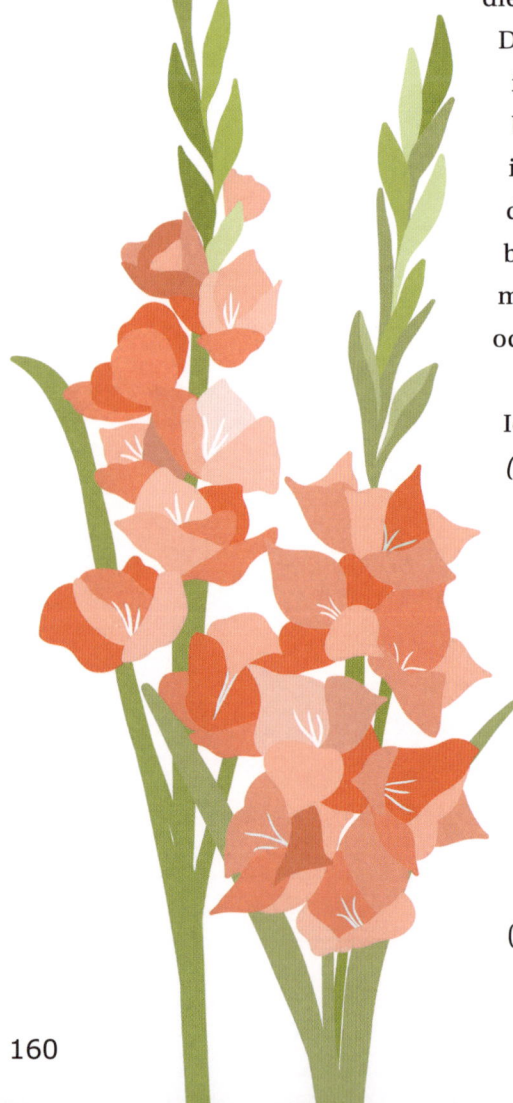

Denken Sie zum Beispiel an Safran. Was kommt Ihnen in den Sinn? Vielleicht die roten Blütennarben eines blassrosa oder lila Krokus *(Crocus sativus)*? Bergwiesen in Griechenland und Vorderasien? Das teuerste Gewürz der Welt (teurer als Gold), das Gelb der Paella, Safranbrötchen aus Cornwall, aromatische Currys, Verzicht auf materiellen Besitz (im Hinduismus und Buddhismus) oder eine der Farben der indischen Nationalflagge?

Ich sehe viele Gartenpflanzen auf diese Weise. Lilien *(Lilium)* assoziiere ich mit Berghängen in Asien (auch wenn einige Lilienarten aus Nordamerika oder Europa stammen). Ich stelle mir meine Lilien an einem steilen Waldrand in China vor, im Hintergrund ein breiter Fluss, der ins viele Kilometer entfernte Südchinesische Meer mündet. Einige Arten passen genau in diese Szene – *L. taliense* und *L. henryi* zum Beispiel. Aber meine Fantasie ist recht großzügig und nimmt auch Gartensorten mit nicht sonderlich asiatischen Namen 'Casa Blanca' (reinweiß), 'Star Gazer' (pink), 'African Queen' (mittelorange) und 'Redhill' (scharlachrot) wohlwollend auf.

Lilien mögen einen nährstoffreichen, gut durchlässigen Boden. Ich pflanze sie gern in die Nähe von Sträuchern wie Rhododendron, Kamelie und Magnolie, um auf das Motiv der chinesischen Berge anzuspielen. Sie gedeihen aber auch sehr gut in Kübeln. Lilien-Neulinge können mit den asiatischen Hybriden beginnen, die recht niedrig sind und offene, aufrechte Blüten in einer breiten Farbpalette haben. Wer mehr Erfahrung hat, kann sich an Lilien mit anderen Blütenformen versuchen, darunter die wirklich großblütigen *L. regale,* Tigerlilien wie *L. henryi* (orange), *L. auratum* var. *platyphyllum* (gelb-weiß, rote Sprenkel) und die Türkenbundlilie *(L. martagon).*

Wenn uns Lilien in die Ausläufer des Himalayas entführen, versetzen uns Gladiolen in die südafrikanischen Drakensberge. Die heutigen Gartenhybriden sind zwar größer und auffälliger als die wild wachsenden Gladiolenarten, aber die schwertförmigen Blätter und die charakteristisch geformten Blüten sind dennoch typisch für die Graslandschaften Südafrikas – vor allem, wenn man Gladiolen mit attraktiven Ziergräsern kombiniert. Besonders überzeugend wirken in einer solchen Umgebung Sorten wie *Gladiolus* 'Fiorentina' (weiß mit dunkelrosa Mitte), 'Verax' (weiß mit blau/lila Mitte), 'Evergreen' (hellgrün), 'Sapporo' (lila Ränder mit blassgrünem Schlund und roter Mitte) und 'Lumiere' (intensiv violett und dunkelrosa). Ergänzen könnten Sie das Ensemble mit anderen südafrikanischen Pflanzen wie *Pelargonium* und *Kniphofia.*

Der Anblick einer Blüte kann Bilder von exotischen Landschaften und aufregenden Abenteuern heraufbeschwören.

41 | Naturklänge
Dem Garten zuhören

Geräusche und andere Aspekte der Natur sollen dazu beitragen, Stress, Anspannung und Schmerzen zu lindern, die Stimmung zu verbessern und die kognitive Leistung zu steigern. Sie helfen uns, eins mit der Natur zu werden (Kompatibilität) und sie in vollem Umfang zu schätzen (Biophilie). Ein Blick ins Grüne ist wohltuend, und ebenso wichtig ist eine natürliche Geräuschkulisse.

Am besten lauscht man der Natur am frühen Morgen und am späten Abend. Ärgern Sie sich darum nicht, wenn Sie zwischen vier und fünf Uhr morgens aufwachen. Kochen Sie sich einen Kaffee oder Tee und gehen Sie in den Garten – vorausgesetzt, Sie wohnen in einer relativ ruhigen Gegend. Wenn der Rest der Welt still ist, kann man die Geräusche der Natur umso besser hören.

Berühmt ist natürlich morgendliche Chor der Vögel. Er erreicht seinen Höhepunkt im Frühling, und obwohl manche Singvogelarten seltener werden, kann er bei Sonnenaufgang noch immer einen beachtlichen Geräuschpegel erreichen. Was Sie hören, hängt davon ab, wo Sie wohnen, wie viele Bäume in der Nähe sind und ob es in Ihrem Garten dichte Sträucher gibt (siehe Thema 31). Die Auftritte erfolgen in einer festen Reihenfolge, darum sollten Sie – wie bei jedem Musikfestival – zur richtigen Zeit für Ihren Lieblingssänger da sein. In Nordeuropa beginnt das Konzert mit Feldlerchen, Singdrosseln, Amseln und Rotkehlchen; Grasmücken und Zaunkönige frühstücken erst einmal, bevor sie sich die Seele aus dem Leib singen.

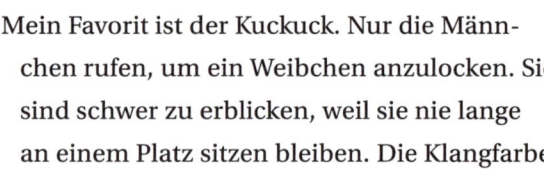

Mein Favorit ist der Kuckuck. Nur die Männchen rufen, um ein Weibchen anzulocken. Sie sind schwer zu erblicken, weil sie nie lange an einem Platz sitzen bleiben. Die Klangfarbe seines Rufs hat dem Vogel seinen Namen gegeben. In meinem Garten stellen sich jedes Jahr drei Männchen ein, von denen eines seinen Ruf stets mit einem heiseren Quietsch-laut beendet. Ich bin nicht sicher, ob das die Damenwelt beein-druckt.

Jeder Teil der Welt hat seine eigenen typischen Vogelstimmen. Der australische Peitschenvogel hat, wie sein Name ahnen lässt, einen Ruf, der dem Knallen einer Peitsche ähnelt. Der Ruf des Glanzhaubenturakos aus Ostafrika erinnert an ein Auto mit Fehlzündungen. Die nordameri-kanischen Spechte erkennt man an ihrem »Jiep-jiep-jiep« oder »Joup-joup-joup« und natürlich dem Trommeln, mit dem sie Larven aus totem Holz herausmeißeln. Wo Grundstücke an Wälder grenzen, hört man sie recht oft.

Vögel haben kein Monopol auf beruhigende oder faszinierende Klänge. Einige Pflanzen flüstern und rauschen im Wind (siehe Thema 47). Eine der bekanntesten ist die Zitter-Pappel *(Populus tremula),* aber auch Ahorn *(Acer)* und Weide *(Salix)* sind gesprächig. Fließendes, plätschern-des Wasser darf in einem therapeutischen Garten nicht fehlen. Natürlich haben auch die Säugetiere ihr Geräuschrepertoire. Helles Quietschen aus dem ungemähten Rasen weist auf Rötelmäuse hin, niedliche Nage-tiere mit kurzen Nasen, ähnlich wie Hamster. Mitten im Winter kann man manchmal noch den markerschütternden Ruf eines weiblichen Fuchses (Fähe) hören – eindringlich, und auch etwas gespenstisch.

42 | Augenweide
Mit Laubfarben spielen

Wir begeistern uns im Garten meist für Blüten, dabei sind oft auch die Farben und Formen von Blättern und Stängeln einen zweiten Blick wert, zumal sie viel dauerhafter sind als die Blüten. Interessanterweise achten Käufer von Zimmerpflanzen häufiger auf die Form und Struktur des Laubs als auf die Blühfähigkeit, obwohl es selbstverständlich Ausnahmen gibt, etwa die Orchideen (siehe Thema 8).

Wenn die Farbe der Blätter relativ einheitlich ist, kann sich das Auge auf andere Merkmale wie Größe, Festigkeit, Struktur und Form konzentrieren. Darum können grüne Blätter durchaus ein interessanter Anblick sein. Große, ausdrucksvolle Blätter mit einer gewissen Festigkeit tendieren dazu, dem Betrachter ins Auge zu springen, während Pflanzen mit feinen, kleinen oder weichen Blättern optisch eher in den Hintergrund treten. Man kann daher einen kleinen Gartenbereich größer erscheinen lassen, indem man Pflanzen mit markanten Blättern in der Mitte und feinere Pflanzen im hinteren Bereich gruppiert. Durch unterschiedliche Laubtexturen lassen sich außerdem reizvolle Kontraste zwischen Pflanzen schaffen. Für eine attraktive und interessante Komposition von Blattpflanzen könnten die kräftigen, sternförmigen Blätter der Zimmeraralie *(Fatsia japonica)* mit feinblättriger Gartensegge *(Carex oshimensis* 'Eversheen'), Straußenfarn *(Matteuccia struthiopteris)* und der Beet-Prachtspiere *Astilbe chinensis* 'Vision in Pink' kombinieren.

Kontrastreiche Laubfarben besitzen ihre ganz eigene Dramatik. So könnte beispielsweise Gold-Hartriegel *(Cornus alba* 'Aurea') mit seinen goldgelben Trieben mit der Dunkelroten Blasenspiere *(Physocarpus opulifolius* 'Diabolo') zusammen gepflanzt werden. Die bernsteinfarbenen Blüten der Bastard-Montbretie *(Crocosmia × crocosmiiflora* 'George Davison') sorgen im Spätsommer für einen schönen Effekt. Ebenso harmoniert der Kanadische Judasbaum *(Cercis canadensis* 'Forest Pansy',

Oft sind die Farben und Formen von Blättern und Stängeln einen zweiten Blick wert, zumal sie viel dauerhafter sind als die Blüten.

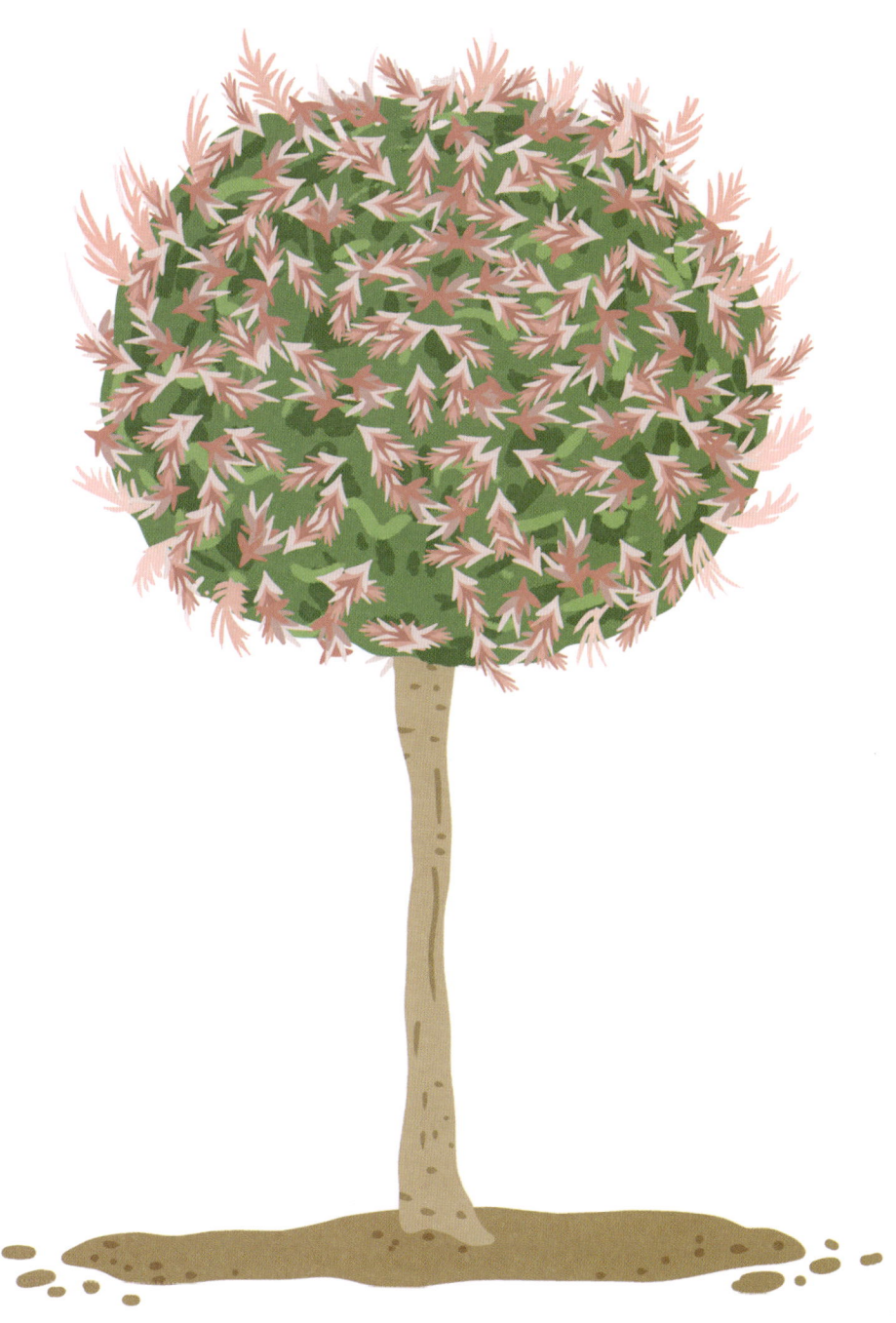

Kontrast-
reiche
Laubfarben
besitzen
ihre ganz
eigene
Dramatik.

tiefrot bis violett) hervorragend mit den herzförmigen, blassgelben Blättern des Gold-Trompetenbaums (*Catalpa bignonioides* 'Aurea'). Letzterer kann sehr groß werden, lässt sich aber durch einen radikalen Rückschnitt einhegen. Wann immer ich solche Kontraste sehe, bringen sie mich zum Lächeln.

Gärtner, die weniger Platz haben, können mit den vielen Varianten des Purpurglöckchens (*Heuchera*) viel Freude haben. In den letzten Jahren sind viele neue Sorten auf den Markt gekommen, sodass die Palette der Blattfarben nun von tiefem Violett über Purpurrot, Rosa mit silbernem Rand, gelblichen Beige- und Brauntönen bis zu hellem Lindgrün reicht. Mit diesen schönen Bodendeckern könnten Sie sogar ein Mosaik oder ein Muster gestalten.

An Pflanzen mit panaschiertem Laub scheiden sich die Geister. Ich mag sie, wenn die Blattzeichnung eher plakativ und nicht zu kleinteilig ist. Grün-Gold-Kombinationen gefallen mir besonders gut, beispielsweise bei der Wintergrünen Ölweide (*Elaeagnus* × *ebbingei* 'Gilt Edge') mit streng abgegrenztem Grün und Gold. Bei der Gelbrand-Funkie *Hosta* 'Liberty' wird das olivgrüne Zentrum schön ergänzt. Die buttergelben Blattränder des Tulpenbaums (*Liriodendron tulipifera* 'Aureomarginata') verblassen mit der Zeit, bilden aber immer einen schönen Kontrast zum dunklen Zentrum. Der Tulpenbaum besticht nicht nur durch sein Laub,

Die Stunde der Nadelgehölze

Wenn der Garten im Winter optisch nicht viel bietet, können Nadelgehölze für Abwechslung sorgen. Die stimmungsvollen, blauen und ruhigen silbrigen Sorten (wie Blaufichte *Picea pungens* 'Edith' und Blauer Zwerg-Wacholder *Juniperus squamata* 'Blue Star') bilden einen guten Kontrast zu ihren gelbnadeligen Verwandten. Viele der goldenen Nadelbäume verstärken ihre Farbe im Winter, weil sich ihr Chlorophyllgehalt verringert. Dazu gehören die Kiefernarten *Pinus mugo* 'Aurea' und *P. sylvestris* 'Gold Coin'. Wenn Sie den ausladenden Wacholder 'Blue Star' mit etwas Goldenem kombinieren möchten, versuchen Sie es mit der Nordmann-Tanne (*Abies nordmanniana*) 'Golden Spreader', die an frostigen Tagen ein schönes, warmes Gelb zeigt. Denken Sie daran, dass Koniferen reich an ätherischen Ölen sind (siehe Seiten 172–173), die man allerdings an warmen Tagen besser wahrnimmt.

Die Silberblättrigen

Pflanzen mit silbernem Laub können im Garten eindrucksvoll aussehen, wenn man sie gekonnt platziert. Die Bezeichnung »Silber« ist etwas übertrieben, denn nur wenige Pflanzen haben tatsächlich diese Färbung. Meist sind es eher graue oder bläuliche Farbtöne. Graublättrige Pflanzen können im Winter auch trist aussehen – die Jahreszeit ist schließlich schon grau genug. Blaublättrige Arten dagegen heben mit ihrem Schimmer die Stimmung. Bläuliche Nadelbäume und Gräser im Morgentau sehen geradezu märchenhaft aus.

Andererseits kommen an sonnigen Böschungen die silbrig grauen Arten gut zur Geltung. Viele Pflanzen aus dem Mittelmeerraum haben diese Blattfärbung, darum passen sie gut in einen insgesamt mediterran gestalteten Garten und sehen vor allem zu unglasierten Terrakottatöpfen sehr charmant aus.

Gestaltungen, die der natürlichen Heimat der Pflanzen nachempfunden sind, wirken immer sehr ansprechend. Für viele Pflanzen stellt das silbrige, reflektierende Laub eine Anpassung an ihre heiße, helle Heimat dar, denn es schützt sie vor Schäden durch ultraviolettes Licht. Oft sind gar nicht die Blätter selbst silbrig gefärbt, sie sind vielmehr mit feinen, silbrigen Härchen besetzt. Gute Gartengestalter wissen, dass die Form der Funktion folgt, dass also überzeugende Gartenanlagen sich an den geologischen und ökologischen Details des natürlichen Lebensraums der Pflanzen orientieren. Und was in freier Natur gut funktioniert, sieht in der Regel auch im Garten gut aus.

sondern auch durch seine Gesamtform. Panaschierte Rhododendren sind sehr selten, es gibt jedoch einige neuere Sorten wie 'Goldflimmer' und 'Molten Gold'. (Für Rhododendren habe ich nämlich eine Schwäche; sie waren ein Thema meiner Doktorarbeit.)

Wenn die Panaschierung zu kleinteilig ist und drei oder mehr Farben umfasst, kann das viel Unruhe in eine Bepflanzung bringen. Dennoch lieben viele Gärtner die Zierweide (Salix integra 'Flamingo'), vielleicht weil die äußeren rosa Blätter wie Blüten aussehen.

43 | Wie geht es dir?
Mit Pflanzen sprechen

Sprechen Sie mit Ihren Pflanzen? Gut so – davon profitieren beide Beteiligten. Immerhin sind Pflanzen Lebewesen. Im Gegensatz zu uns haben sie zwar kein Gehirn oder zentrales Nervensystem, aber sie sind komplexe lebende Organismen und besitzen verschiedene Organe, die innerhalb der Pflanze interagieren und es auch ermöglichen, dass Pflanzen miteinander und mit anderen Organismen kommunizieren. Pflanzen »sprechen« ständig mit Insekten (Freund sowie Feind) und ihren verbündeten Mikroorganismen. Diese Sprache basiert auf chemischen Signalen. Ganz ähnlich kommunizieren auch unsere Zellen, wenn sie gemeinschaftlich auf eine Bedrohung reagieren. Pflanzen produzieren ebenfalls hormonähnliche Substanzen. Es ergibt wenig Sinn, mit einem Auto zu reden, das nicht anspringen will – bei einer Pflanze sieht es ganz anders aus.

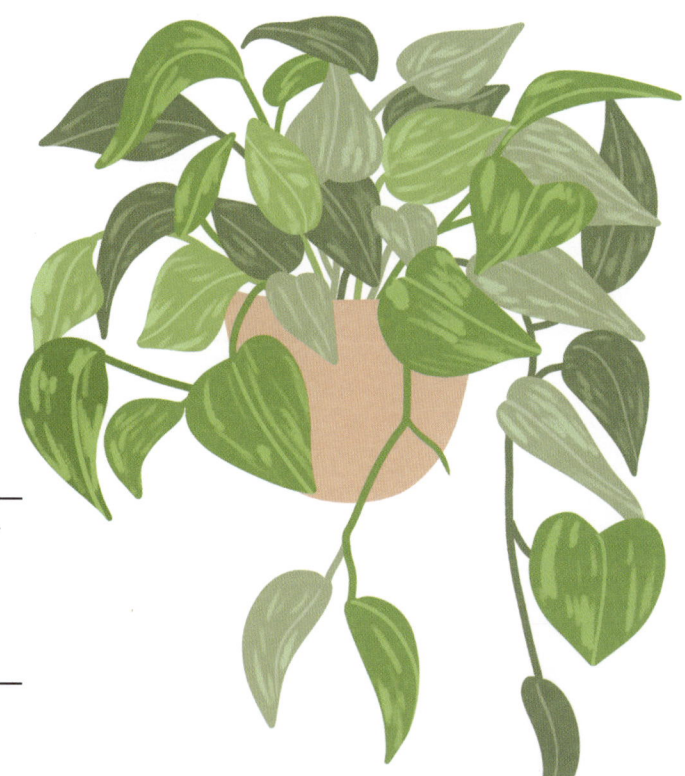

Es scheint wichtig für uns zu sein, für ein anderes Lebewesen zu sorgen.

Pflanzen wollen leben und gedeihen, und wir sind für sie verantwortlich. Das ist aber gar nicht so schwierig, denn die »grünen Kinder« können vieles unabhängig von uns erledigen. Sie brauchen den Menschen aber für einen guten Start ins Leben. Wir müssen die Pflanze an einem hellen Platz in die Erde setzen und in den ersten Wochen nach der Pflanzung mit Wasser versorgen. Den Rest schafft sie dann meist allein. Stärker vom Menschen abhängig sind Pflanzen, die in einem Topf in der Wohnung leben. Sie benötigen mehr und regelmäßig Fürsorge. Wir Menschen müssen ihren Bedürfnissen nach Licht, Wasser und Nahrung (Dünger) Rechnung tragen und daran denken, sie ab und zu umzutopfen. Menschen, die mit ihren Pflanzen sprechen, kümmern sich auch sonst meist intensiv um die Gewächse. Sie achten darauf, ob die Blätter sattgrün und glänzend sind, dass sie nicht von Schädlingen (z. B. Schildläusen) belästigt werden und dass die Pflanzen keinen Durst leiden. Beim Sprechen atmen wir Kohlendioxid aus, das der Pflanze als Nahrung dient, und möglicherweise sorgen wir mit dem Luftstrom der Atemluft auch für die Bestäubung. Die Pflanzen wiederum geben ätherische Öle und möglicherweise Mikroben ab, die wir einatmen und die unserer Gesundheit nützen (siehe Seite 172–173). Ein Gespräch ist also tatsächlich von gegenseitigem Nutzen.

Es scheint uns Menschen ein Bedürfnis zu sein, für ein anderes Lebewesen zu sorgen. Das Gefühl, gebraucht zu werden (und sei es nur von einer Pflanze), fördert positive Emotionen und Perspektiven und kann von Sorgen und Problemen ablenken. Möglicherweise kann altruistisches Verhalten vor Depressionen und anderen psychischen Problemen schützen, wenn der Kontext eine positive Reaktion fördert. Mich fasziniert, dass in meinem Wohnort stets zu Semesterbeginn der Verkauf von Zimmerpflanzen stark ansteigt. Viele junge Leute, die vielleicht zum ersten Mal von daheim wegziehen, schaffen sich grüne Mitbewohner an. Sicherlich wollen sie ihre Studiwohnung verschönern. Wahrscheinlich vermittelt es aber auch Sicherheit und Beruhigung, wenn man etwas hat, um das man sich kümmern kann.

44 | **Familiengeschichten**
Pflanzenverwandtschaften kennenlernen

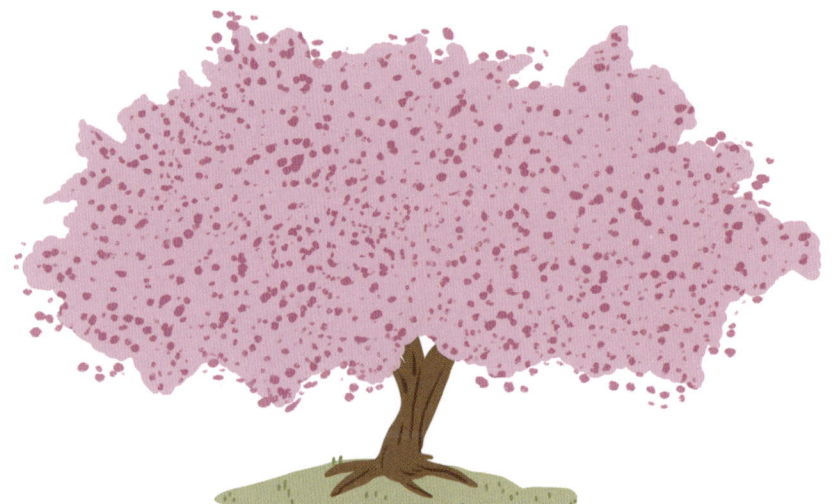

Bei genauem Hinsehen kann man Pflanzenmerkmale erkennen, die etwas über die Verwandtschaftsverhältnisse aussagen.

Die Phylogenese beschäftigt sich mit der Entwicklung einer Gruppe verwandter Organismen, also ihrer Stammesgeschichte. Die Phylogenese der Pflanzen ist faszinierend, und sie hilft, Pflanzen besser zu verstehen. Letztlich sorgt das Wissen um die größeren Zusammenhänge sogar, ebenso wie die reine Freude an der Ästhetik, für einen positiven Affekt.

Was haben Butterblume und Rittersporn gemeinsam? Nicht viel, könnte man meinen. Die eine hat schlichte gelbe, offene, becherförmige Blüten und macht sich im Rasen breit. Die andere bildet große Blütenstände mit blauen, violetten oder weißen Blüten, erreicht eine stattliche Höhe und gehört zu den Lieblingsspeisen von Nacktschnecken. Botanisch sind beide jedoch verwandt, sie gehören zur Familie der Hahnenfußgewächse *(Ranunculaceae)*. Dafür gibt es einige Anhaltspunkte, beispielsweise Gemeinsamkeiten in der Blattform. Meist werden Pflanzen aber nach ihrer Blütenform und der Anzahl der Blütenbestandteile klassifiziert. Sowohl der Rittersporn als auch der Hahnenfuß etwa haben fünf Kelchblätter (grüne Blätter, die die ungeöffnete Knospe schützen).

Heute werden Verwandtschaftsverhältnisse meist durch genetische Untersuchung aufgedeckt. Sie ist genauer als die visuelle Analyse, und so werden immer wieder Pflanzen in andere Gruppen als früher eingeordnet. Es kam bereits zur Sprache, dass der Rosmarin von der Gattung *Rosmarinus* in die Gattung *Salvia* verschoben wurde (siehe Thema 6).

Bei genauem Hinsehen kann man Merkmale an Pflanzen erkennen, die etwas über die Verwandtschaftsverhältnisse aussagen, manche sind recht offensichtlich. Kirschen *(Prunus)* und Äpfel *(Malus)* gehören beispielsweise zur Familie der Rosengewächse *(Rosaceae)*, und das erscheint plausibel, wenn man ihre Blüte und die allgemeine Struktur ihrer Früchte betrachtet: ein Stein oder Kerne, umgeben von süßem Fruchtfleisch. Aber auch die Erdbeere *(Fragaria × ananassa)* gehört zu dieser Familie. Die Blüte offenbart die Familienähnlichkeit, aber die Samen sitzen hier auf der Außenseite der fleischigen Frucht.

Diese vergleichende Detektivarbeit kann viel Spaß machen. Manchmal ist das einzige gemeinsame Merkmal die Blütenform. Nehmen wir zum Beispiel die Hülsenfrüchtler *(Fabaceae)*. Zu dieser Familie gehören Erbsen, Bohnen und Duftwicken *(Lathyrus odoratus)*, aber auch hohe Robinien mit ihrer rauen, zerklüfteten Rinde, kleinere Judasbäume *(Cercis)* mit glatter Rinde, aus der direkt kirschrote Blüten entspringen, sowie dünner, biegsamer Ginster *(Cytisus)*. Nur wer genau hinschaut, wird verblüffende Ähnlichkeiten entdecken.

Heutzutage neigen wir dazu, Pflanzen nach ästhetischen Gesichtspunkten (Farbe oder Größe), nach Standortanforderungen (z. B. feuchter Boden) oder nach Kulturzeitpunkt (Aussaat von Einjährigen und deren Heranwachsen im Beet) zu gruppieren. In den traditionellen botanischen Gärten waren die Beete jedoch normalerweise nach Familien geordnet. In einigen älteren botanischen Gärten kann man diese Ordnung manchmal noch antreffen.

Im Fokus
Ätherische Öle

Pflanzen produzieren ätherische Öle mit antibiotischer Wirkung (Phytonzide), die sie vor mikrobiellen Krankheitserregern oder pflanzenfressenden Insekten schützen. Wenn wir diese Öle einatmen, beispielsweise in einem Wald, regen sie in unserem Körper verschiedene Abwehrreaktionen an. So können sie natürliche Killerzellen (Lymphozyten) aktivieren, die helfen, Krebszellen aufzuspüren und unschädlich zu machen.

Eine beliebte Praxis in Japan ist *shinrin yoku* – Waldbaden – also die Atmosphäre des Waldes in sich aufnehmen. Ursprünglich ging man davon aus, dass die wohltuende Wirkung psychologischer Natur ist, weil die Menschen sich Zeit zur Entspannung nehmen und sich der Hektik des Alltags entziehen. Erst später wurde festgestellt, dass das Waldbaden auch in physiologischer Hinsicht von Nutzen ist.[18] Forscher untersuchten, wie die im Wald häufig vorkommenden Phytonzide – etwa Alpha-Pinen und Beta-Pinen – die menschliche Physiologie und das Verhalten von Zellen beeinflussen. Sie fanden heraus, dass die erhöhte Aktivität der natürlichen Killerzellen noch mehr als sieben Tage nach einem Waldbesuch zu beobachten war.

In Studien wurde nachgewiesen, dass die Wirkung auch ohne direkten Kontakt mit den Pflanzen eintritt. In einem Experiment wurde in einem Hotelzimmer Öl aus dem Stamm der Hinoki-Scheinzypresse *(Chamaecyparis obtusa)* mit einem Luftbefeuchter verdampft. Dies bewirkte bei den Übernachtungsgästen eine signifikante Erhöhung der Aktivität der Killerzellen und niedrigere Konzentrationen der »Kampf- oder Fluchthormone« Adrenalin und Noradrenalin.

Solche Forschungsergebnisse legen nahe, dass wir viel enger mit unserer Umwelt interagieren als bisher angenommen. Die Redensart

»Du bist, was du isst« trifft sicherlich zu. Wenn man aber bedenkt, wie stark die unmittelbare Umgebung die allgemeine Gesundheit und das Wohlbefinden beeinflusst, könnte man auch sagen »Deine Postleitzahl bestimmt deine Gesundheit«. Menschen, die in der Nähe von Wäldern oder anderen natürlichen Landschaften leben, sind häufiger Phytonziden ausgesetzt. Davon profitiert ihre Gesundheit. Hinzu kommt eine steigende Zahl von Studien, denen zufolge ein gesundes Mikrobiom vom regelmäßigen Kontakt mit den komplexeren biologischen Gemeinschaften abhängt, die in natürlichen Grüngebieten anzutreffen sind. All das zeigt, dass unser Wohnort deutliche Auswirkungen auf unsere Gesundheit haben könnte. In den letzten Jahren nehmen politische Entscheidungsträger zunehmend zur Kenntnis, dass gesundheitliche Ungleichheiten in der Gesellschaft nicht nur auf Einkommen und Lebensstil basieren, sondern auch auf dem Zugang zu qualitativ hochwertigen und biologisch vielfältigen Grünflächen.

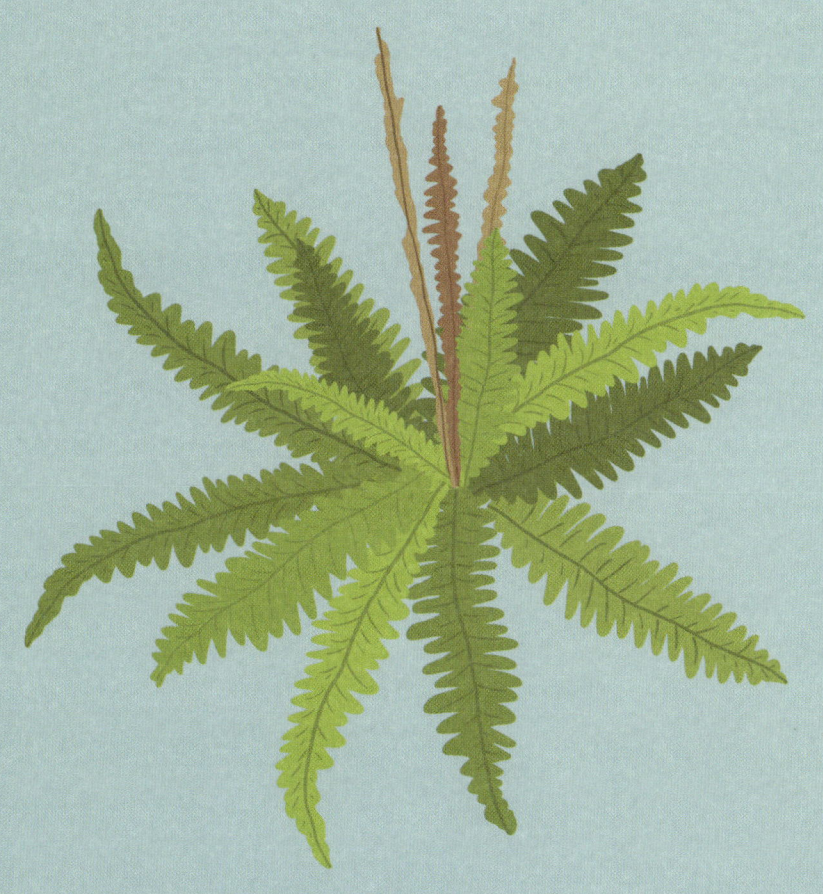

45 | Ferner Osten
Ein kleiner japanischer Garten

Japanische Gärten sind faszinierend, lassen sich aber nicht auf eine einfache Formel reduzieren. Einige Gärten in Japan sind so angelegt, dass man durch sie spazieren kann, andere wiederum kann man nur von einem bestimmten Aussichtspunkt aus betrachten (häufig ein Teehaus oder ein Tempel). Letztere sind oft mit Bambus oder Mauern umgeben und wirken so wie ein Landschaftsgemälde. Minimalistische Gärten, die beispielsweise nur aus einem einzigen Felsen und geharktem Kies bestehen, stellen oft einen heiligen Ort dar und verweisen auf eine Zeit, in der bestimmte Felsen in der natürlichen Landschaft mit einem göttlichen Wesen in Verbindung gebracht wurden. Gärten mit einem größeren Anteil an Pflanzen und Wasser stellen dagegen die weltliche Welt dar und sollen mit ihrer Ästhetik die Betrachter erfreuen. Beide Gartentypen haben jedoch gemeinsame Elemente und Themen, die eine gewisse Ordnung vermitteln und beim Betrachter ein Gefühl von Ruhe auslösen.

Viele echte japanische Gärten beziehen Landschaftselemente außerhalb ihrer Grenzen mit ein.

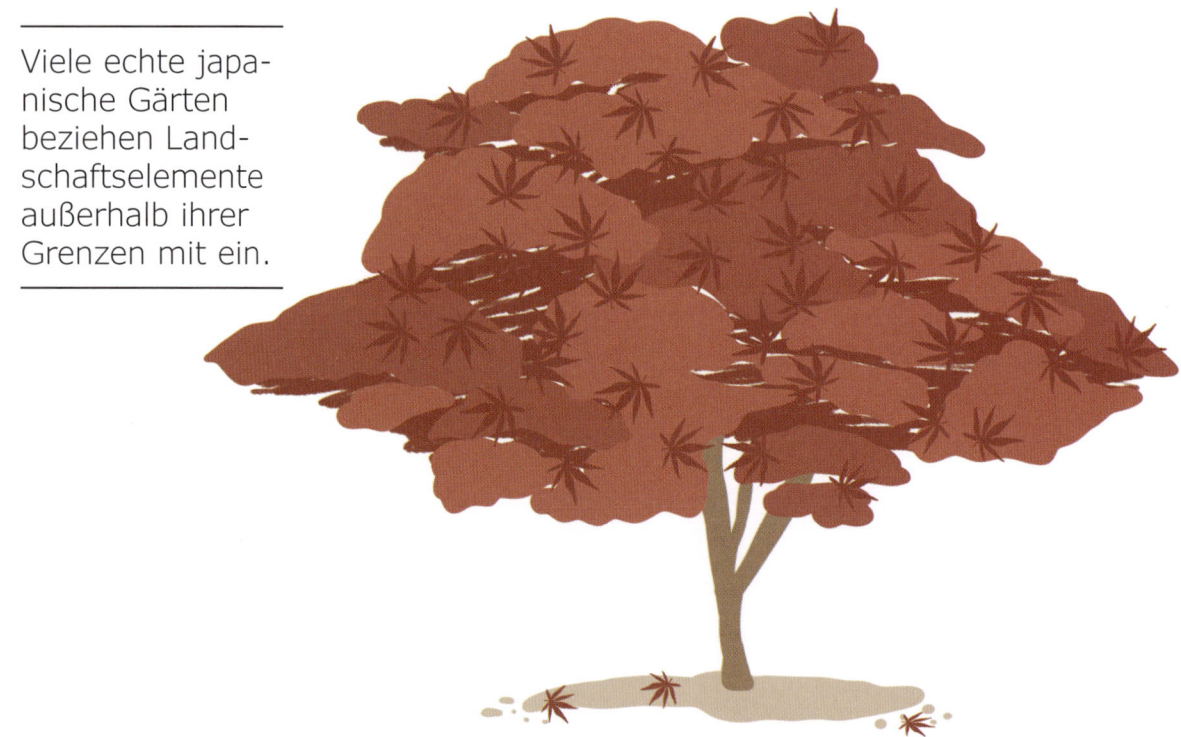

Beruhigende Landschaften

Japanische Gärten strahlen ein hohes Maß an Ruhe und Gelassenheit aus. Grünflächen werden allgemein als beruhigend empfunden, besonders von Kindern. Die Umgebung, der eine schwangere Frau ausgesetzt ist, kann Auswirkungen auf die Gesundheit des Kindes haben. In Stadtteilen mit vielen Bäumen und Grünflächen haben Säuglinge im Durchschnitt ein höheres Geburtsgewicht.

Eine Studie mit zehnjährigen Kindern zeigte, dass diejenigen, die in Gegenden mit mehr Grün lebten, einen niedrigeren (und damit gesünderen) Blutdruck hatten als diejenigen in weniger grünen Gegenden – selbst unter Berücksichtigung anderer Faktoren wie Temperatur, Luftverschmutzung, Lärm und Urbanisierung.[19]

Oft sind japanische Gärten realen Landschaften nachempfunden (siehe Thema 46). Es mag paradox erscheinen, dass diese sauberen und aufgeräumten Gärten die urtümlichen Naturlandschaften Japans (und teilweise Chinas) en miniature nachbilden, aber solche wilden Landschaften werden eben oft idealisiert: Sie sind die Heimat von Geistern, nicht von unordentlichen Menschen. Ein sorgfältig platzierter Felsen in einem Sand- oder Kiesbett (oder vielleicht auf einer Kiesinsel in einem ansonsten bepflanzten Garten) könnte den Berg Horai darstellen, die Heimat der Unsterblichen. Bäume und Sträucher werden gekonnt beschnitten, um verschiedene Waldtypen im Kleinformat darzustellen. Ein knorriger Bonsai könnte eine einsame, windgepeitschte Kiefer am Rande eines Abgrunds imitieren, während kuppelförmig gestutzte Azaleen die Kronen von Laubbäumen in Tälern symbolisieren. Viele echte japanische Gärten beziehen Landschaftselemente wie Berge oder Wälder jenseits ihrer Grenzen in die Gestaltung ein.

Oft bleiben Teile der Gartenlandschaft zunächst verborgen und werden erst sichtbar, wenn man durch den Garten schreitet. Diese Strategie des »Versteckens und Enthüllens« wird *miegakure* genannt. Asymmetrie sorgt dafür, dass kein einzelnes Merkmal die Szene dominiert. Ein markantes Element, etwa ein Findling als »Berg«, sollte nicht in der Mitte stehen. In Dreiergruppen angeordnete Elemente, wiederum mit unregelmäßigen Größen und Winkeln, tragen zur natürlichen Wirkung bei.

Sie müssen nicht die asiatische Philosophie studieren, um einen Garten im klassisch japanischen Stil zu gestalten. Wählen Sie die Elemente, die Sie ansprechen, und gestalten Sie einen ruhigen und entspannenden Raum, der zu Ihnen passt. Sie könnten mit einem kleinen Teich als Hauptelement beginnen – natürlich nicht genau in der Mitte des Gartens! Pflanzen Sie an eine Seite einen Fächer-Ahorn *(Acer palmatum)*, damit jeder Gartenbesucher das asiatische Thema sogleich erkennt. Gute Sorten sind z. B. 'Beni-maiko', dessen rosarotes Laub sich im Frühjahr entfaltet und im Herbst leuchtend bunt ist, 'Sango-kaku', dessen rötliche Rinde im Winter einen Blickfang bildet, und der zuverlässige, aber exotisch anmutende 'Orange Dream'. Etwas anspruchsvoller ist *(A. shirasawanum* 'Aureum'*)*. Alle schätzen einen halbschattigen, windgeschützten Standort und einen lockeren, gut durchlässigen Boden mit viel organischer Substanz.

Auf der anderen Seite des Teiches könnte ein bemooster Felsen oder eine asiatische Steinlaterne stehen. Wenn dieser Bereich schattig genug ist, wird sich das Moos auf dem umliegenden Boden ausbreiten. Sie werden dann mit der eher ungewöhnlichen Tätigkeit konfrontiert, Gras aus Ihrem Moosrasen zu zupfen (während die meisten Gärtner das Gegenteil tun). Alternativ könnten Sie neben und hinter dem Teich eine Kiesfläche anlegen, die auch als Weg dient. Harken Sie den Kies regelmäßig, um das Wellenmuster des Wassers nachzuempfinden.

Ich habe in jedem meiner Gärten versucht, einige »Wolkenbäume« zu ziehen. Dabei schneidet man eine Kiefer oder einen Wacholder so zurecht, dass benadelte Kugeln oder Wolken entstehen. An allen anderen Stellen werden Seitentriebe und Nadeln entfernt, um die älteren, im Lauf der Zeit verkahlten Stämme zu betonen. Für diesen Zweck eignen sich vor allem schnittverträgliche Arten wie die Waldkiefer *(Pinus sylvestris)* und die Japanische Sicheltanne *(Cryptomeria japonica)*. Auch

Waldschulen

Waldschulen haben seit der Jahrtausendwende an Beliebtheit gewonnen. Solche »Klassenzimmer im Freien«, in denen die Kinder in natürlicher Umgebung lernen können, scheinen besonders für Kinder von Vorteil zu sein, die sich in herkömmlichen Klassenräumen nur schwer konzentrieren können. So wurde beispielsweise festgestellt, dass sich die Symptome der Aufmerksamkeitsdefizit-/Hyperaktivitätsstörung (ADHS) in solchen Waldumgebungen besser behandeln lassen und die schulischen Leistungen betroffener Schüler steigen. Auch für Schüler ohne sonderpädagogischen Förderbedarf scheinen Grünflächen von Vorteil zu sein. Bei Kindern im Alter von sieben bis zehn Jahren wurde eine bessere kognitive Entwicklung festgestellt, wenn sie in einer grünen Umgebung aufwachsen, selbst wenn Faktoren wie Soziodemografie und Umweltverschmutzung herausgerechnet werden.

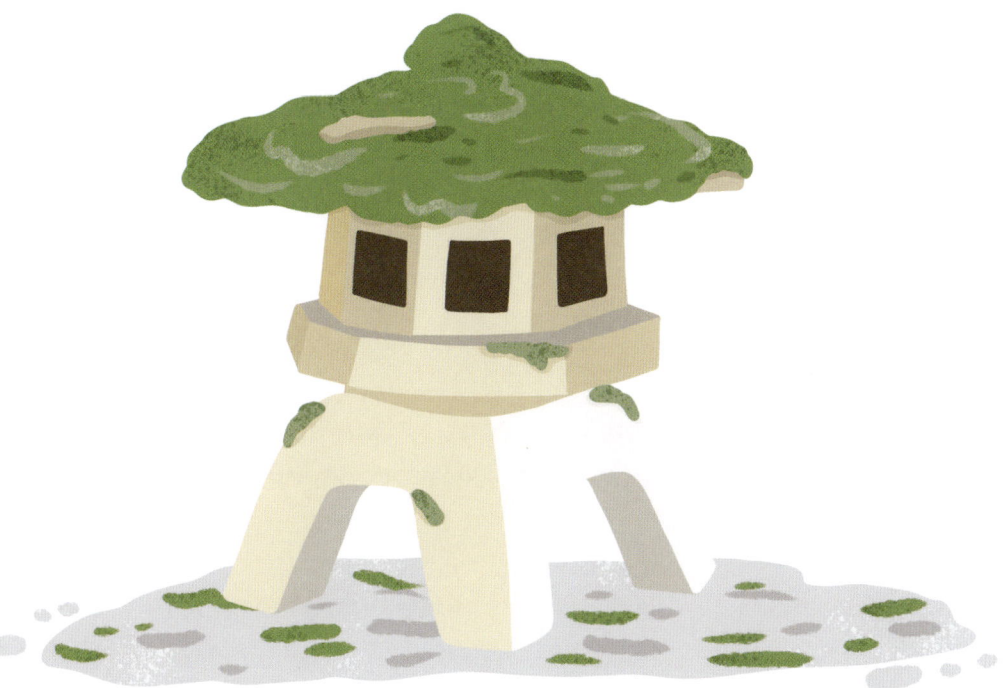

immergrüne Azaleen *(Rhododendron)* lassen sich zu kleinen grünen Kugeln schneiden, die entlang eines Weges oder zwischen sorgfältig platzierten Findlingen angeordnet werden können. Wenn Sie den Rückschnitt zum richtigen Zeitpunkt vornehmen, müssen Sie auf die Blüte im Frühjahr nicht verzichten. Schneiden Sie die Triebe nach der Blüte leicht zurück, wenn möglich mehrmals (dies hängt vom Klima ab), aber vermeiden Sie einen Rückschnitt nach dem Spätsommer, um sicherzustellen, dass sich an den neuen Trieben noch Blütenknospen bilden. Bedenken Sie bei der Pflanzung, dass Azaleen und Rhododendren sauren Boden benötigen.

Wer genug Platz hat, könnte auch eine Zierkirsche pflanzen. Besonders reich blüht die Art *Prunus × yedoensis*. Ihre Blüten sind zunächst weiß (manchmal auch bläulichweiß), färben sich mit zunehmender Reife blassrosa und entwickeln dann, kurz bevor die Blütenblätter abfallen, eine tiefrosa Mitte. Der Baum wächst ausladend mit einer konvexen Spitze. Die Blüte hält nur zwei Wochen an und wird gerade wegen ihrer flüchtigen Schönheit in Japan verehrt: *mono no aware* – nichts ist von Dauer.

Im Lauf der Jahrhunderte wurden in Japan zahlreiche Zierkirschen-sorten gezüchtet. In Westeuropa findet man am häufigsten die Sorte 'Kanzan' mit bronzegrünem Laub und bonbonrosa Blüten. Er ist kein schlechter Baum, aber wegen seiner Allgegenwart etwas aus der Mode gekommen, zumal jetzt auch weniger verbreitete Sorten erhältlich sind. Mein persönlicher Favorit ist *P. serrulata* 'Shirotae' mit seinen polarwei-ßen Blütenbüscheln. Er ist auch als 'Mount Fuji' oder Fujiyama-Kirsche bekannt, und tatsächlich ist der schöne Baum mit seiner breiten, koni-schen Form dem Berg nicht unähnlich. Er passt besonders gut neben einen ruhigen Teich im japanischen Stil, nicht zuletzt, weil die Blätter im Gegensatz zu anderen Kirschen den ganzen Sommer über ein frisches Grün behalten. 'Tai Haku' (große weiße Kirsche) trägt ähnliche, aber größere Blüten, hat einen y-förmigen Wuchs und wird recht groß. Zier-licher und daher besser für den kleinen Garten geeignet ist 'Shimidsu Sakura', mit weißen, bläulich überhauchten Blüten.

Ihre kulturelle Symbolik verdankt die Kirschblüte ihrer Vergänglichkeit. Gerade in kleinen Gärten, wo wenige Elemente viel fürs Auge bieten müssen, würde ich *P. sargentii* oder *P.* 'Royal Burgundy' empfehlen. Beide verdienen ihren Platz allein durch ihr Laub: Das von *P. sargen-tii* färbt sich im Herbst feurig orange und rot, während das Blatt von *P.* 'Royal Burgundy' tiefviolett ist und vor dem Abfallen dunkelkarmin-rot wird. Beide haben rosafarbene Blüten (bei 'Royal Burgundy' sogar gefüllt), die einen tollen Kontrast zum dunklen Laub bilden, das sich um die Mitte des Frühjahrs entfaltet.

Mit Ausnahme der Lotusblume *(Nelumbo nucifera),* die für Reinheit steht, spielen blühende Pflanzen in einem klassisch-minimalistischen japanischen Garten keine große Rolle. In einer häuslichen Umgebung würde ich jedoch einige bescheidene Blumen einführen, um zu jeder Jahreszeit etwas Interessantes zu sehen. Diese sollten jedoch mit dem Gesamtthema in Einklang stehen. So könnte man elegante Sumpf-Schwertlilien *(Iris sibirica)* mit ihren tiefblauen Blüten an den Teichrand pflanzen oder einen lockeren Bambus (z. B. *Fargesia murielae* 'Simba') mit Herbst-Anemonen umrahmen. Sehr zuverlässig ist *Anemone × hybrida* 'Whirlwind' mit gefüllten weißen Blüten. Wenn Sie Rosa bevorzugen, passt *A. hupehensis* var. *japonica* 'Pamina', die schon ab Hochsommer gefüllte Blüten trägt. *A.* rupicola 'Wild Swan' trägt weniger Blüten, blüht dafür aber länger. Ihre Blüten sind auf der Rückseite fliederfarben und auf der Vorderseite schneeweiß.

An einem sonnigen, offenen Platz stehen die aufrechten Päonien in Reih und Glied. Ihre etwas starre Anmutung verliert sich aber, sobald sich die prächtigen Blüten zeigen. *P. officinalis* 'Rubra Plena' ist die alte Bauern-Pfingstrose mit ihren weinroten Blüten. Es gibt aber auch Verwandte mit anderen Blütenfarben von Weiß *(P. lactiflora* 'Catharina Fontijn') über Zartrosa *(P. lactiflora* 'Alertie') bis Zitronengelb *(P.* 'Bartzella') sowie Sorten mit ungefüllten Blüten in Rot *(P.* 'Scarlet Heaven'), Weiß *(P. lactiflora* 'Krinkled White'), Rosa *(P. lactiflora* 'Nymphe') und hellem Gelb *(P. mlokosewitschii),* häufig mit schwefelgelben Staubgefäßen.

Wenn die harmonische asiatische Landschaft gestaltet ist, muss man sie auch betrachten können. Stellen Sie Stühle im Garten auf, um einen guten Aussichtspunkt zu haben, oder legen Sie Ihren »Zen-Garten« so an, dass sie ihn durch ein Fenster des Hauses betrachten können. Und wenn Freunde zu Besuch kommen, müssen Sie selbstverständlich einen guten Tee aufbrühen.

46 | Miniaturlandschaften
Alpinum im Trog

Während der COVID-19-Pandemie mussten die Menschen viel Zeit zu Hause verbringen. Um sich die Zeit zu vertreiben, entdeckten viele häusliche Hobbys wie Gartenarbeit, Backen, Zeichnen/Malen, manche lernten Sprachen oder begannen, ein Musikinstrument zu spielen. Einige dieser Aktivitäten könnte man als »Eskapismus« bezeichnen. Ob die Betroffenen Puppenhausmöbel bastelten, Modellflugzeuge bauten oder eine Landschaft für die Modelleisenbahn entwarfen: Sie nutzten ihre Fantasie und Kreativität, um abzuschalten und sich der nicht enden wollenden Flut negativer Nachrichten zu entziehen.

Einigen dieser Aktivitäten gemeinsam war der Gedanke, in einer Miniaturwelt Zuflucht zu suchen. Das ist auch im Garten möglich, sogar in einem kleinen Hof, mit einem Kübel oder Trog. Mit geeigneten Baumaterialien und Pflanzen kann man den Grand Canyon, ein Gebirge, ein trockenes Flussbett in Arizona oder ein Stück Heidelandschaft nachbilden. Die Kunst besteht darin, die Pflanzen so zu wählen, dass sie maßstabsgetreu zu ihrer Umgebung passen. Grobe Granitblöcke können eine Reihe von Berggipfeln imitieren, mit Sandstein kann man eine Steilwand gestalten. Kies- oder Schiefersplitter können Geröllhalden im Gebirge andeuten, und Treibholzstücke übernehmen die Rolle von umgestürzten Baumstämmen in einem ausgetrockneten Flussbett. Lassen Sie Ihrer Fantasie freien Lauf – schließlich ist dies Ihre kleine Rückzugswelt.

Viele Pflanzen sind von Natur aus kleinwüchsig, weil sie sich in einer rauen Umgebung entwickelt haben. Die Arktische Weide *(Salix arctica)* wird selbst in 100 Jahren nicht höher als 30 cm. Alles andere wäre angesichts des Polarwindes ein Todesurteil. Alpenpflanzen sind in vielen Gartencentern in einer separaten Abteilung zu finden. Viele haben Glocken- oder Rispenblüten, Blattrosetten oder Triebe mit

Die Alpen im Trog

Freunde alpiner Pflanzen verwenden gern antike Tröge oder Becken aus Steinzeug, um ihre Miniaturwelten darin zu schaffen. Solche Gefäße werden immer teurer und sind schwer zu bekommen (ganz zu schweigen von dem stattlichen Transportgewicht). Sie können jedoch Ihren eigenen rustikalen Trog herstellen, indem Sie einen viel leichteren Kunststoffbehälter mit Hypertufa (»Torfbeton«, einer Mischung aus Zement, Sand und Kokosfasern/Torf/Blumenerde, die nach dem Aushärten wie Stein aussieht) verkleiden. Bohren Sie aber unbedingt Abzugslöcher in den Boden, sonst haben Sie am Ende einen Alpensee. Füllen Sie den Behälter mit Kies, Sand oder anderem wasserdurchlässigem Material. Das »Gebirge« selbst gestalten Sie aus größeren Steinen. Scharfkantige Granitbrocken ergeben einen Grat wie das Matterhorn, während rundere Felsen (z. B. Sandstein) wie ältere, verwitterte Gebirgszüge wie die schottischen Cairngorms aussehen. Richten Sie die Felsen sorgfältig so aus, dass die Schichten oder Linien innerhalb der Felsen wie in der Natur aufeinandertreffen. Gebrochene Linien und Winkel wirken unglaubwürdig, immerhin zeichnet sich die Natur durch eine erstaunliche Strukturvielfalt aus.

> Viele Menschen nutzten ihre Fantasie und Kreativität, um abzuschalten und sich der nicht enden wollenden Flut negativer Nachrichten zu entziehen.

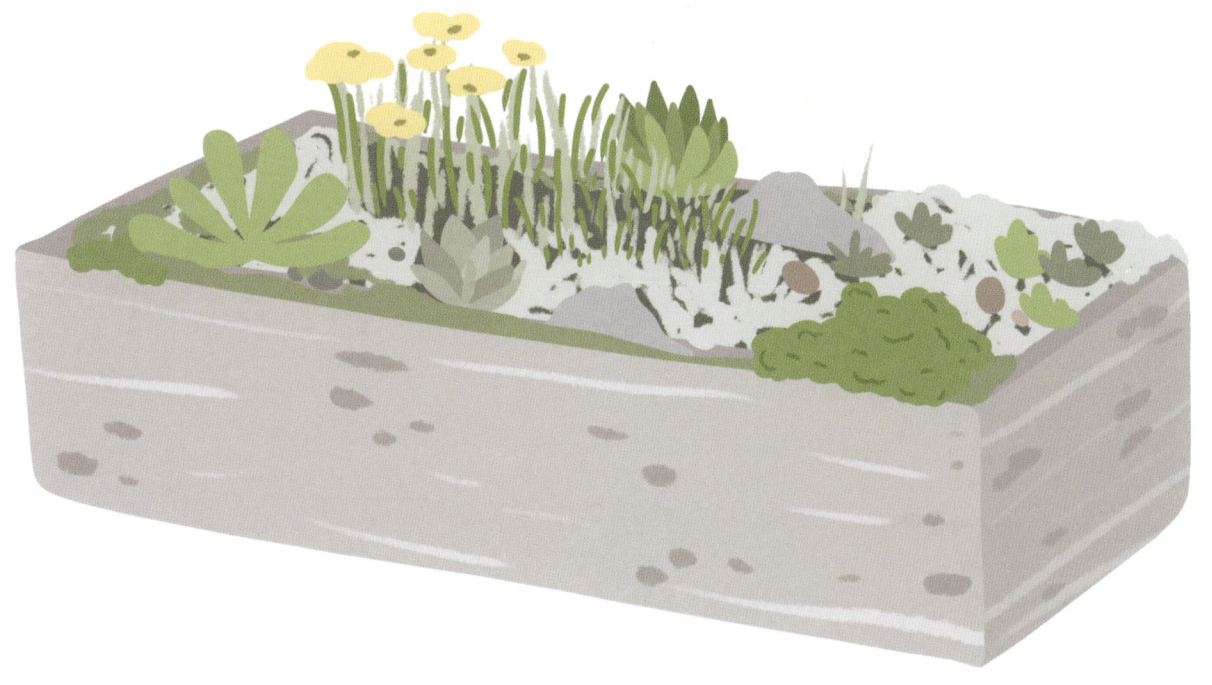

Eine Miniaturwelt als
Zufluchtsort kann man sich
auch im Garten schaffen.

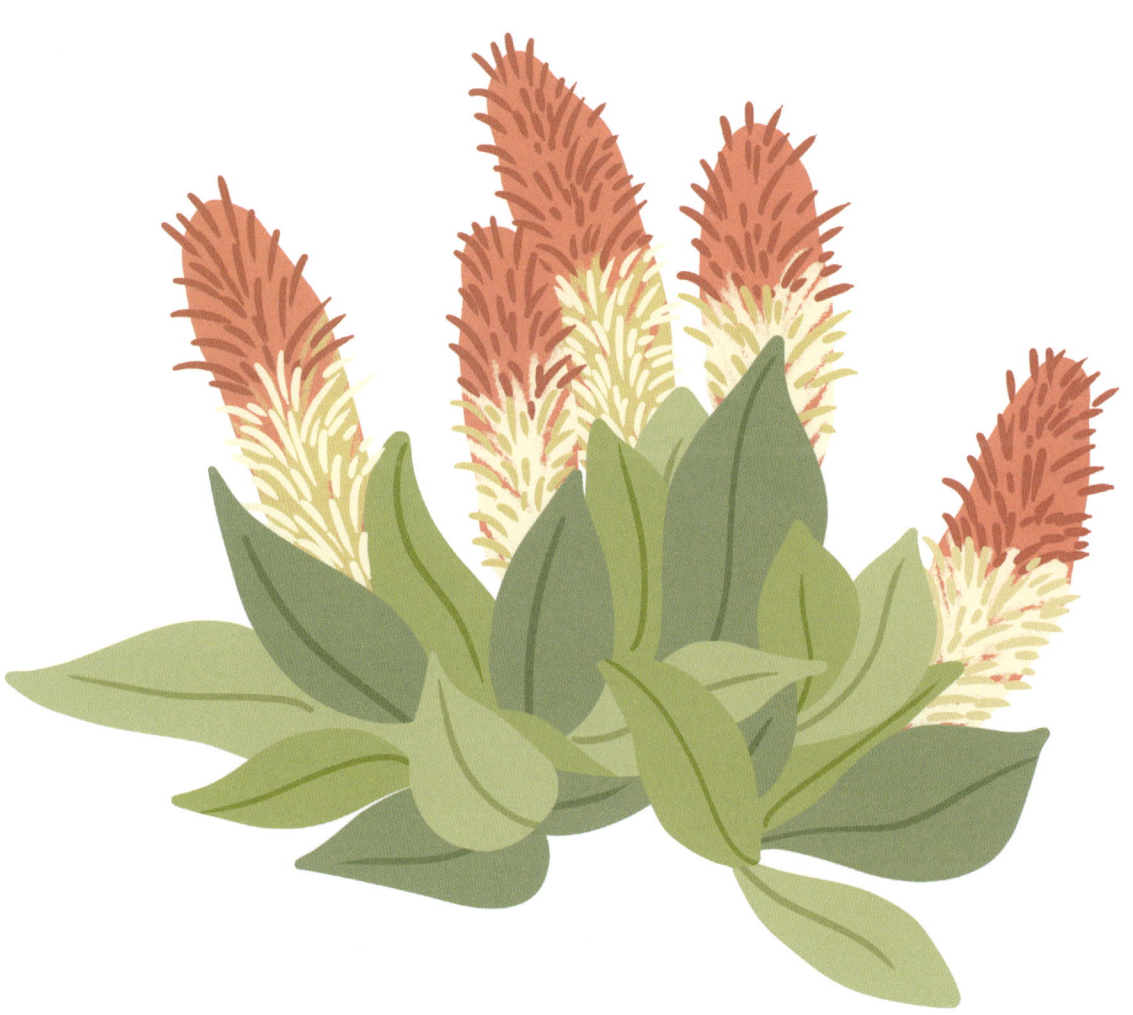

winzigen Blüten in Gelb, Blau, Rosa oder Weiß, aber keine Pflanze
wird mehr als einige Zentimeter hoch und alle wachsen kissen- oder
mattenförmig. Mit solchen Pflanzen könnten Sie einen Alpenpfad
nachbilden oder Wälder im Vorgebirge Ihres Alpenpanoramas darstellen. Moosige Steinbrecharten wie *Saxifraga arendsii* 'Scenic Red'
und *S. × urbium* erinnern mich immer an tropische Regenwälder – aus

dem Flugzeug gesehen. Ein anderer Steinbrech mit dem sprechenden Namen *S. longifolia* 'Tumbling Waters', lässt seine weißen Blüten wie Schaum über eine Felswand hinunterstürzen.

Für das trockene Flussbett (das sowohl für Südafrika oder Australien als auch für Arizona stehen könnte) pflanzen Sie Zwerggräser zwischen das Treibholz. Sukkulenten wie *Delosperma, Mesembryanthemum* und die Portulakröschen *(Portulaca)* sorgen im Hochsommer für Farbe, passen aber trotzdem zur trockenen Landschaft. Silbriger Beifuß *(Artemisia ludoviciana* 'Silver Queen') und Greiskraut *(Senecio)* können verwendet werden, um die typischen Salbeibüsche des amerikanischen Mittelwestens darzustellen. Am trockeneren Ende des Flussufers könnten Zwergkakteen wie Greisenhaupt *(Cephalocereus senilis)* oder *Neocardenasia herzogiana* mitsamt ihren Töpfen stehen, um ihre größeren Brüder aus Mexiko zu repräsentieren. Im Herbst müssen die Kakteen aus dem Minigarten entnommen und im Haus überwintert werden.

Jederzeit etwas fürs Auge

Auch ein kleines Alpinum im Trog kann zu jeder Jahreszeit attraktiv aussehen. Dafür genügen schon ein oder zwei zwergwüchsige Nadelbäume. *Pinus mugo* 'Little Delight' wächst langsam und bleibt klein, ebenso die Zwerg-Scheinzypresse *(Chamaecyparis pisifera)* 'White Pygmy', Zwergfichte *(Picea abies)* 'Little Gem', *Pinus heldreichii* 'Smidtii', *Pinus strobus* 'Sea Urchin' und *Abies balsamea* 'Piccolo'. Interessante Blautöne könnten *Picea glauca* var. *albertiana* 'Alberta Blue', *Picea pungens* 'Glauca Compacta' oder der Zwerg-Wacholder *(Juniperus squamata)* 'Blue Star' beisteuern. *J. com-*

munis 'Miniature' hat einen aufrechten Wuchs, während *Pinus sylvestris* 'Jeremy' und *Picea sitchensis* 'Papoose' etwa so breit wie hoch sind.

Für mehr Farbe können Sie neben Zwiebelblumen – *Crocus, Iris* und kleinwüchsige Tulpen *(Tulipa)* – auch alpine Arten wählen. Blaukissen *(Aubrieta)* gibt es in Blau, Mauve und Rosa, *Lewisia* trägt Blüten in Rosa, Weiß und Apricot. In saurem Substrat (aber bitte ohne Torf) gedeiht auch Enzian *(Gentiana)* und bezaubert mit seinen leuchtend blauen Blüten.

47 | Flüsternde Halme
Gräser, die im Wind tanzen

Schon bevor ich das Gärtnern für mich entdeckte, war ich beeindruckt davon, wie Pflanzen und Tiere interagierten oder von den Kräften der Natur beeinflusst wurden. Mich faszinierte, wie ein Turmfalke seine Muskelkraft gegen die Kraft des Windes setzte, um völlig regungslos am Himmel zu stehen. Bäume, die im Binnenland gerade und hoch wachsen, sind am Meer knorrig und gekrümmt. Sie ducken sich und kauern sich zusammen, um dem Wind standzuhalten, der ihnen »das Rückgrat brechen« will.

Pflanzen und Tiere werden durch ihre Umgebung geformt. Fast alle Pflanzen streben zum Licht, aber sie tanzen auch nach der Melodie des Windes. Tatsächlich brauchen viele Pflanzen Luftbewegung, um stabiler zu wachsen. Die Windeinwirkung stärkt ihre Zellen und bewirkt eine sekundäre Verdickung, durch die ihre Stängel widerstandsfähiger werden. Wenn Sie jemals eine Sonnenblume oder eine andere hohe Pflanze in

Entspannende Gräser

Um das entspannende Gefühl wogender Gräser zu erleben, pflanzen Sie eine oder mehrere feinblättrige Arten wie Federgras (*Stipa tenuissima*) oder Federborstengras (*Pennisetum setaceum*) in einen Kübel oder an den Rand eines Beetes. Der Standort darf nicht zu geschützt liegen, und Sie brauchen einen Aussichtsplatz – vielleicht ein Sofa hinter einem Fenster, auf dem Sie einschlafen können. Wer mehr Platz hat, könnte auch eine Sammlung von verschiedenen Gräsern und Binsen am Rand einer Rasenfläche oder in einem Geröllbeet gruppieren. Oder mischen Sie Gräser mit bunt blühenden Stauden, um eine Prärieatmosphäre zu schaffen. Die verschiedenen Höhen, Halmstärken und Gewichte der Samenstände bewirken, dass die Gräser ganz unterschiedlich auf den Wind reagieren. *Miscanthus*-Arten zeigen sich flexibel, behalten aber ihre Gesamtform, Rutenhirse (*Panicum virgatum*) schwankt und zuckt im Wind, und die steiferen, aufrechten Stängel des Bambus drängen und reiben sich aneinander, wenn der Wind hindurch will. Normalerweise denken wir bei Gartenpflanzen nicht an Bewegung, aber bei Gräsern ist sie eine wesentliche gestalterische Komponente.

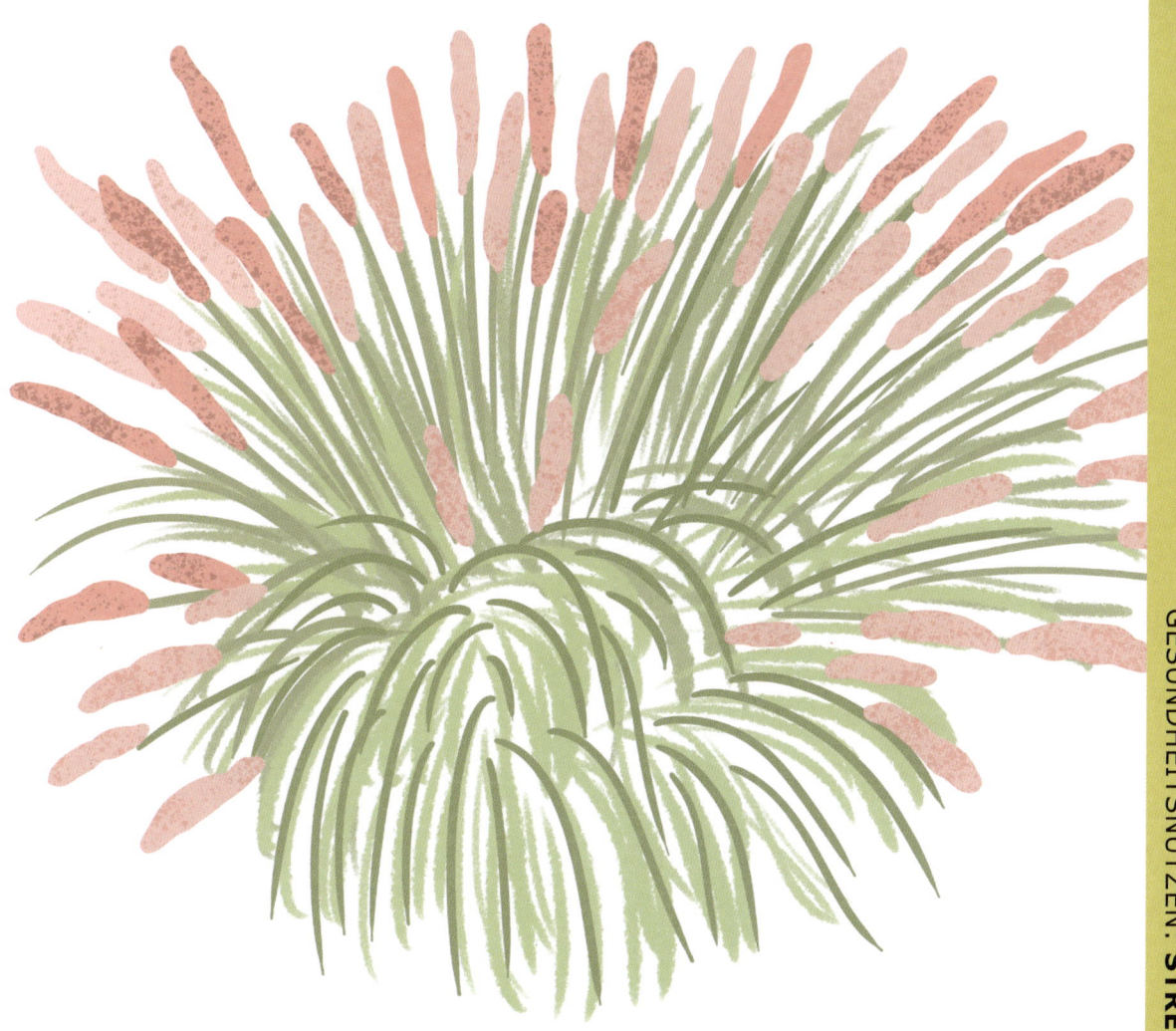

einem geschützten Gewächshaus gezüchtet und dann ins Freie gebracht haben, wissen Sie, was ich meine. Innerhalb von ein oder zwei Tagen ist Ihre stolze, gerade Pflanze ramponiert und abgebrochen, während sich aus den Sonnenblumenkernen, die vom Vogelfutter ins Beet gefallen sind, robuste, kompakte und widerstandsfähige Exemplare entwickelt haben. Die Reaktion der Pflanzen auf Berührungsreize nennt man Thigmomorphogenese (Entschuldigung, wieder so ein Zungenbrecher).

Pflanzen und Wind stehen in einer engen Wechselbeziehung. Manche Pflanzen widerstehen dem Wind: Fichten und Tannen bieten dem Wind mit ihrer schlanken Form wenig Angriffsfläche (und von ihren schrägen Ästen rutscht Schnee leicht ab). Alpine Pflanzen schmiegen sich an den Boden, bilden Matten und Kissen im Windschatten von Felsen, um dem Wind nicht im Weg zu stehen. Andere haben flexible Stängel und

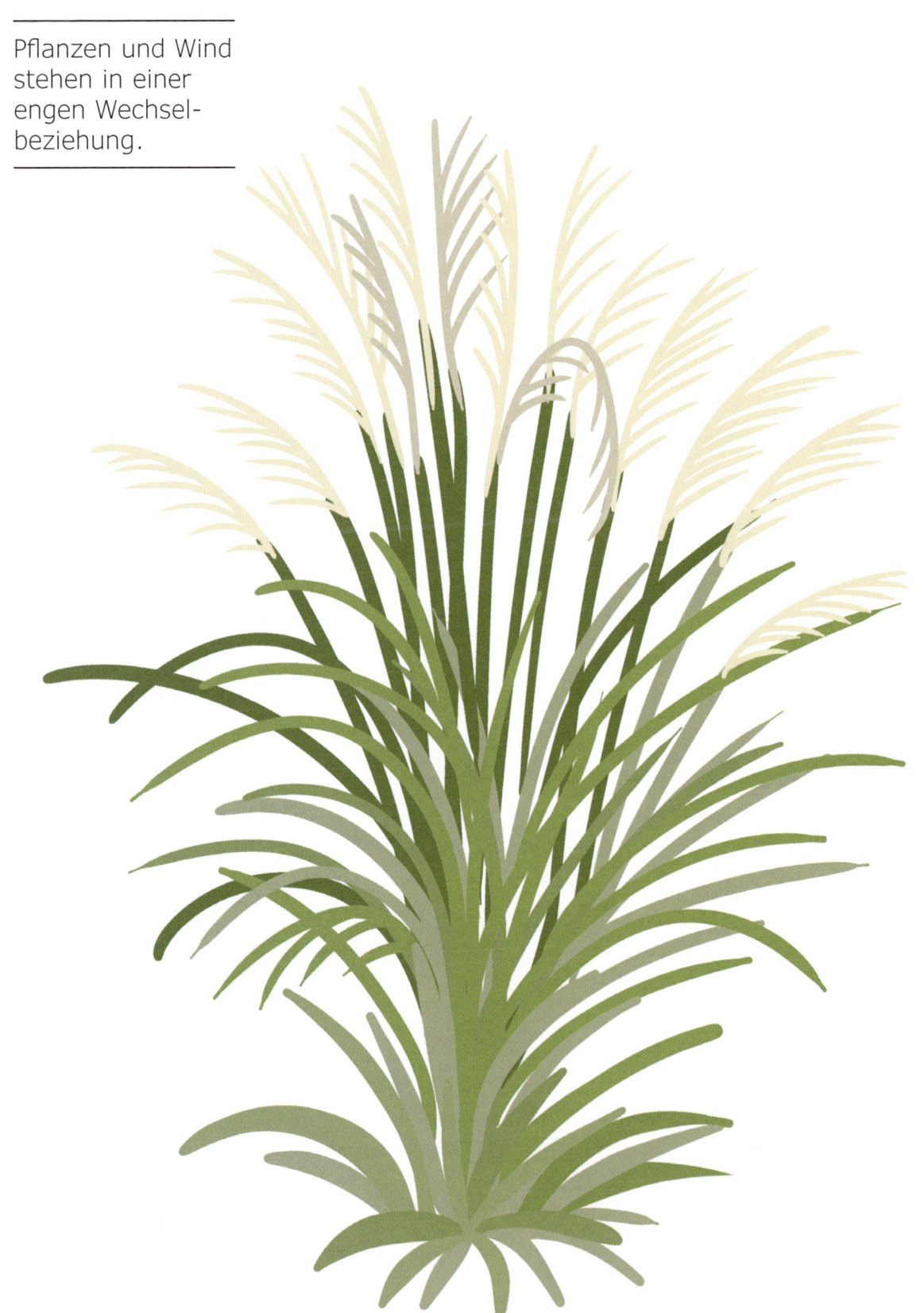

Blätter. Zu dieser Kategorie gehören die Gräser, die oft auf freien Flächen wachsen. Je nach ihrer Widerstandsfähigkeit gegen Kälte, Trockenheit und Feuer bilden die verschiedenen Grasarten unterschiedliche Biome und prägen damit die Graslandschaften der Welt: Tundra, Steppe, Prärie und Savanne. Wie in einer Wechselbeziehung zu erwarten ist, beeinflussen die Pflanzen aber auch den Wind. Wir Menschen nutzen Pflanzen beispielsweise als Windschutz, denn sie können seine Energie absorbieren oder seine Strömungsmuster verändern, sodass seine Kraft wenigstens reduziert wird.

Der Wind ist ebenso faszinierend wie Regen, Schnee und andere Naturphänomene. Treten sie in gemäßigter Form auf, empfinden wir sie als entspannend und sprechen von »sanfter Brise«, »weichem Landregen« oder dem »Knirschen von Neuschnee«. Nimmt ihre Energie zu, steigt unsere Aufregung: »ein stürmischer Tag«, »Schneegestöber und Schneesturm«. Extreme Wetterereignisse versetzen uns gar in Angst: »orkanartige Böen«, »von sintflutartigen Regenfällen überrascht«, »eingeschneit«. Auch die Interaktion des Windes mit den Pflanzen beeinflusst uns. Viele Menschen lieben das Rascheln der Blätter, das rhythmische Schwingen der Zweige oder das Prasseln herabfallender Samen, die durch gemäßigte Luftbewegungen hervorgerufen werden. Mit der Energie des Windes steigt unser Unbehagen: »Bäume, die sich im Sturm biegen«, »Blätter, die durch die Straßen gewirbelt werden«, »Zweige, die gegen die Fensterläden peitschen«.

Ziergräser können der »Stimmung« des Windes Ausdruck verleihen und unsere Gefühle beeinflussen. Weiche, feinblättrige Gräser schwingen und wiegen sich sanft in einer leichten Brise. Diese Bewegung zieht uns in ihren Bann und beruhigt unser Gemüt. Jeder kleine Wirbel des Windes überträgt sich in eine sanfte Drehung oder Aufwärtsbewegung der Grashalme oder Samenstände. Versuchen Sie einmal, dieses sanfte Wechselspiel zu beobachten, ohne sich zu entspannen und schläfrig zu werden! Und wenn der Wind nachlässt, entspannt sich das Gras, als ob es einen tiefen Seufzer ausstieße.

Der Lenz ist da
Die ersten Blüten des Jahres

Frühlingsblumen begrüßen das neue Jahr mit bunten, fröhlichen Farben, die wir nach dem langen, grauen Winter gut gebrauchen können. Der Januar gilt für Menschen in nördlichen Breitengraden als die deprimierendste Zeit des ganzen Jahres, und der 3. Montag wird oft als »Blue Monday« bezeichnet – der traurigste Tag des Jahres. Die meisten Menschen sehnen sich dann nach wärmeren, helleren Frühlingstagen und empfinden die ersten Blütenfarben in der Landschaft als echte Stimmungsaufheller.

In meinem Garten im englischen Yorkshire kommt der Frühling immer ganz langsam. Die Veränderung ist zunächst kaum wahrnehmbar, wenn die weißen Spitzen der Schneeglöckchen *(Galanthus)* aus den tiefgrünen Stängeln herausschauen. Auch die schüchternen Christrosen *(Helleborus niger)* verstecken ihre schönen Blüten noch sittsam unter dem herabgefallenen Laub des vorherigen Herbstes.

Doch wenn dann ein hellerer Tag kommt, entfalten sich die Blütenblätter, die nach Licht und Wärme suchen. Dann geht es richtig los. Schon bald summt die erste Biene, dann erscheinen die wärmeren Farben der gelben und violetten Krokusse *(Crocus),* der schwefelgelben Winterlinge *(Eranthis)* und der orangefarbenen, violetten und gelben Schöteriche *(Erysimum).* Sie alle versuchen, das Insekt zum Landen zu verführen. Mit dem Ausklingen des Winters spüren wir, dass die Sonne wieder Kraft gewinnt.

Ein altes englisches Sprichwort besagt, dass der März wie ein Löwe kommt (wütend) und wie ein Lamm geht (friedlich). Damit ist wohl das Wetter gemeint, denn in der Pflanzenwelt verhält es sich umgekehrt. Anfang März geht es noch relativ dezent zu, wenn die zarten, blassgelben Schlüsselblumen *(Primula vulgaris)* im Gras und unter Bäumen

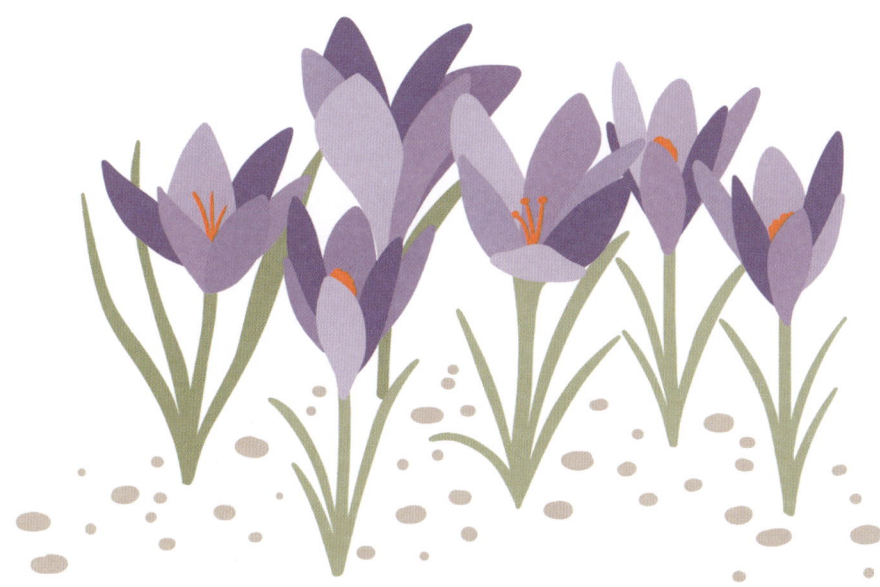

blühen. Ein Rhododendron 'Praecox' entfaltet seine blasslila Blüten unter dem schützenden Dach einer Fichte, und Narzissen 'Ice Follies' zeigen Blüten in Weiß und Zitronengelb.

Und dann: Peng! Ende März öffnen in meinen Beeten leuchtend rote, blaue, orange, violette, gelbe, rosa und pink-gelbe *Primula*-Hybriden ihre Blüten. Auch die Narzissen spielen verrückt und übertrumpfen die zarteren Frühlingsblüher mit leuchtendem Pink und Orange. Rosa und rubinrote Tausendschönchen *(Bellis)* wetteifern mit violetten und orangefarbenen Stiefmütterchen *(Viola)* um Aufmerksamkeit. Offenbar weckt das stärker werdende Sonnenlicht diesen farblichen Überschwang der Blumenwelt. Im April, wenn der Frühling in vollem Gange ist, ist endgültig Schluss mit der Zurückhaltung. Kamelien kleiden sich in Magenta und Purpur, bald darauf bezaubern uns Pfingstrosen und Rhododendren mit ihrer Farbenpracht.

Ob Sie die ersten zarten Frühlingsboten oder die spätere Farbenpracht lieben – der Frühling ist auf jeden Fall eine Zeit zum Genießen. Er kommt oft zögerlich, aber überall regt sich neues Leben. Nehmen Sie sich also Zeit, es wahrzunehmen, dann verfliegt der Trübsinn der dunklen Wintertage im Handumdrehen.

49 | Im Flow
Einen kleinen Kanal anlegen

Ein Kanal ist ein von Menschen geschaffener Wasserlauf, der gerade oder kurvig verlaufen kann. Im Garten sind Kanäle meist recht schmal, oft nur 10 bis 15 cm breit. Das Kanalbett muss wasserundurchlässig sein. Bei formelleren Kanälen kann es aus Beton, Stein, farbigen Fliesen oder einem Mosaik aus Glasscherben bestehen; im Grunde genommen ist jede Form der Verkleidung dekorativ. Ich erinnere mich an einen Urlaub in einem portugiesischen Bergdorf, in dem der örtliche Bach entlang der Hauptstraße mit einem Bett aus Granitsteinen befestigt war. Auf den unebenen Steinen plätscherte das Wasser und glitzerte im Sonnenlicht. Spannend war es, wenn es regnete, denn dann stieg das Wasserniveau, schlängelte sich silbrig bergab und verfehlte nur knapp die Haustürschwellen.

Heute werden Kanäle in Gärten meist als kontemplatives Element angelegt. Die Idee hat aber eine lange Tradition. Obwohl sie mit islamischen Gärten in Verbindung gebracht wird, ist sie tatsächlich viel älter. Die frühesten Kanäle waren rein zweckmäßig und wurden in trockenen Landschaften eingesetzt, um Wasser aus einer Quelle zur Bewässerung der Nutzpflanzen zu leiten. Wasser und Symmetrie waren in den frühen Wüstengärten wichtig, darum wurden Kanäle im rechten Winkel zueinander angelegt, um die Gärten in vier gleiche Abschnitte zu unterteilen. Solche Anlagen gab es schon im 6. Jahrhundert v. Chr. während der Regierungszeit von Kyros dem Großen in Persien. Die frühen Anhänger des Islam übernahmen diesen Stil und gaben ihm eine spirituelle Bedeutung: Gärten wurden zum Sinnbild des Paradieses, das die Gläubigen im Himmel erwartete. Die vier zusammenlaufenden Rinnsale stellten die vier Flüsse des Lebens dar, und Wasser galt in Wüstenländern ohnehin als lebensspendendes und -erhaltendes Element. Die Kanäle sollten beruhigen und das spirituelle Bewusstsein fördern, aber sie kühlten auch die Luft und hielten stechende Insekten ab.

Terrassen-Kanal

Ein Kanal kann einen Garten teilen oder zwei Gartenbereiche miteinander verbinden. Mir gefällt die Idee, eine gerade Rinne quer über die Terrasse von einer Wasserleitung oder einem Fallrohr zu einem kleinen Gartenteich zu verlegen. Die Rinne soll tiefer liegen als die Terrassenplatten und mit attraktiven Fliesen (vielleicht in einem Lapislazuli-Blau) oder mit tiefgrünen Schieferplatten ausgekleidet werden. Darunter muss eine Teichfolie verlegt werden. Die Fugen zwischen den Fliesen oder Schieferplatten bewirken, dass sich das Wasser kräuselt. Eine Pumpe im Teich sorgt für die Rückführung des Wassers zum Anfang der Rinne, und zusätzliche Rohrleitungen ermöglichen es, Regenwasser vom Dach aufzufangen und den Teich so auf natürliche Weise aufzufüllen. Ein oder zwei Kübelpflanzen an beiden Enden des Kanals verdecken die Technik: Kunststoffrohre, Pumpe, Teichfolie … Für ein orientalisches Thema empfehle ich blau glasierte Kübel und azurblau blühenden *Agapanthus*.

Kanäle sollten beruhigen und das spirituelle Bewusstsein wecken.

---

50 | Bienenweide
Einjährige Blüten
für fleißige Bestäuber

In den letzten Jahren wurde viel über Bienen, Schmetterlinge, Motten, Schwebfliegen und andere Bestäuber gesprochen – vor allem über deren Ausbleiben. Solche Insekten sind besonders zahlreich auf traditionellen Wiesen, in Moor- und Heidelandschaften, in Kleingärten und in der Nähe einiger Bäume wie Linde *(Tilia)* und Weide *(Salix)* zu finden, aber sie suchen auch in Blumengärten nach Nektar und Pollen. Die Vorlieben der Insektenarten hängen von der Form der Blüte ab, und von der Wahrscheinlichkeit, eine Belohnung – Nektar – für ihren Besuch zu erhalten. Es gibt viele mehrjährige Blühpflanzen, die Bestäuber unterstützen. Wer keinen Garten hat, sollte Einjährige nutzen, um die Insekten anzulocken, denn sie lassen sich leicht in Blumenkästen und Töpfen auf Balkon oder Terrasse ziehen.

Für Bienen und andere Bestäuber brauchen wir Pflanzen, die in erster Linie Pollen und Nektar liefern. Bei der Zierpflanzenzucht sind diese (eigentlich lebenswichtigen) Bestandteile verloren gegangen, oder die Blüten sind so stark gefüllt, dass die Insekten die Staubblätter nicht erreichen können. Aus diesem Grund sind ungefüllte Blüten die bessere Wahl. Besonders gut geeignet sind Blumen, deren Blüten wie Kinderzeichnungen aussehen: ein nektarreiches Zentrum mit einem Kranz aus Blütenblättern am Rand. Beispiele sind Sonnenblumen *(Helianthus annuus)*, Ringelblume *(Calendula officinalis)* und Schmuckkörbchen *(Cosmos bipinnatus)*. Gute Insektenweiden sind auch Kapuzinerkresse *(Tropaeolum majus)*, Borretsch *(Borago officinalis)* und Kornblumen *(Centaurea cyanus)*. Das zarte Gespinst des Schleierkrauts *(Gypsophila elegans)* setzt einen schönen Formkontrast und bietet gleichzeitig den Bienen Nahrung.

Auf Beobachtungsposten

Wer genau hinschaut, kann auf Blumen verschiedene Bienenarten ausmachen. Die meisten Menschen kennen die Honigbiene und die großen Hummeln, aber es gibt noch viele andere Arten. Allein in Deutschland sind 560 Wildbienenarten bekannt, in Nordamerika mehr als 4000 Arten, von denen viele für ihren Lebensunterhalt zu »arbeiten« scheinen. Während Honigbienen zu den Staaten bildenden Insekten gehören, leben viele Wildbienenarten als Einzelgänger. Da gibt es die Sandbienen, die im Boden nisten. Blattschneiderbienen zerbeißen Blattstückchen, um daraus ihre Nester in Mauerritzen oder rissigem Holz zu bauen. Mauerbienen nisten gern in Mauerritzen und losen Mauerwerksfugen. Holzbienen finden ihre Nistplätze in abgestorbenem Holz, und Pelzbienen graben Niströhren in Böschungen und Steilwände.

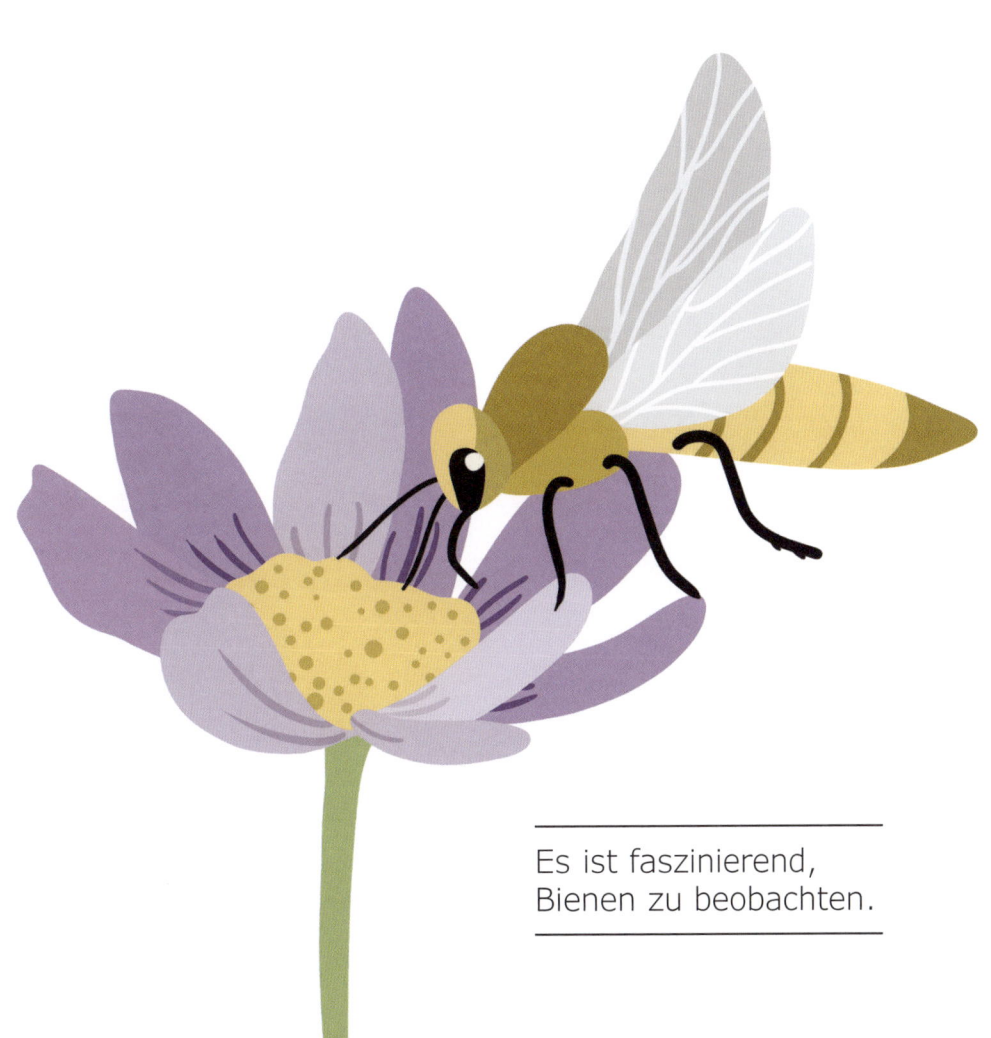

Es ist faszinierend,
Bienen zu beobachten.

Kurzlebige Stauden

Wer ohnehin in Töpfen und Kübeln gärtnert, kann die »Nektar-Tankstelle« aus Einjährigen durch einige kurzlebige Stauden ergänzen. Gute Kandidaten sind Lavendel *(Lavandula angustifolia)*, Salbei *(Salvia)*, Ehrenpreis *(Veronica)* und Witwenblumen *(Knautia)*. Man kann diese Pflanzen überwintern, aber die meisten verwenden so viel Energie für die Blüte, dass sie nur drei oder vier Jahre lang leben. Die meisten lassen sich leicht durch Teilung (einige neue Seitentriebe mit einem Stück Wurzel von der Basis abtrennen) oder durch Stecklinge vermehren.

Es ist faszinierend, Bienen zu beobachten (siehe Seite 123). Beim Summen ihrer Flügel denkt man an sonnige, entspannte Sommernachmittage im Garten. Tatsächlich arbeiten die Bienen aber hart für ihren Lebensunterhalt, während wir mit einem kühlen Getränk im Liegestuhl sitzen. Die Honigbiene ist ein Hochleistungsbestäuber. Sie kann bis zu 700 verschiedene Blumendüfte erkennen, doch um Zeit zu sparen, konzentriert sie sich auf eine einzige Blumenart. Da die Bienen lernen müssen, Pollen und Nektar in jeder Pflanzenart zu finden, ist es für ein Individuum sinnvoller, sich auf eine Blütenart zu spezialisieren. Diese Damen (Arbeiterinnen sind weiblich) arbeiten im Akkord und müssen daher so schnell wie möglich in jede Blüte hinein- und wieder herauskommen.

Für die Bienen wäre es ideal, wenn alle Blüten wie Sonnenblumen geformt wären, damit sie das Nektartanken sekundenschnell erledigen können. Die Pflanze hat jedoch ein Interesse daran, dass die Biene etwas länger auf der Blüte verweilt, denn sie will der Biene möglichst viel Pollen mit auf den Weg geben. Darum haben Arten wie Löwenmäulchen *(Antirrhinum majus)* und Eisenhut *(Aconitum napellus)* komplexere Blüten, auf denen die Bienen bis zu zwei Minuten zu tun haben. Für diese Mühe werden die Bienen entschädigt, denn solche Blüten spendieren ihnen mehr oder gehaltvolleren Nektar.

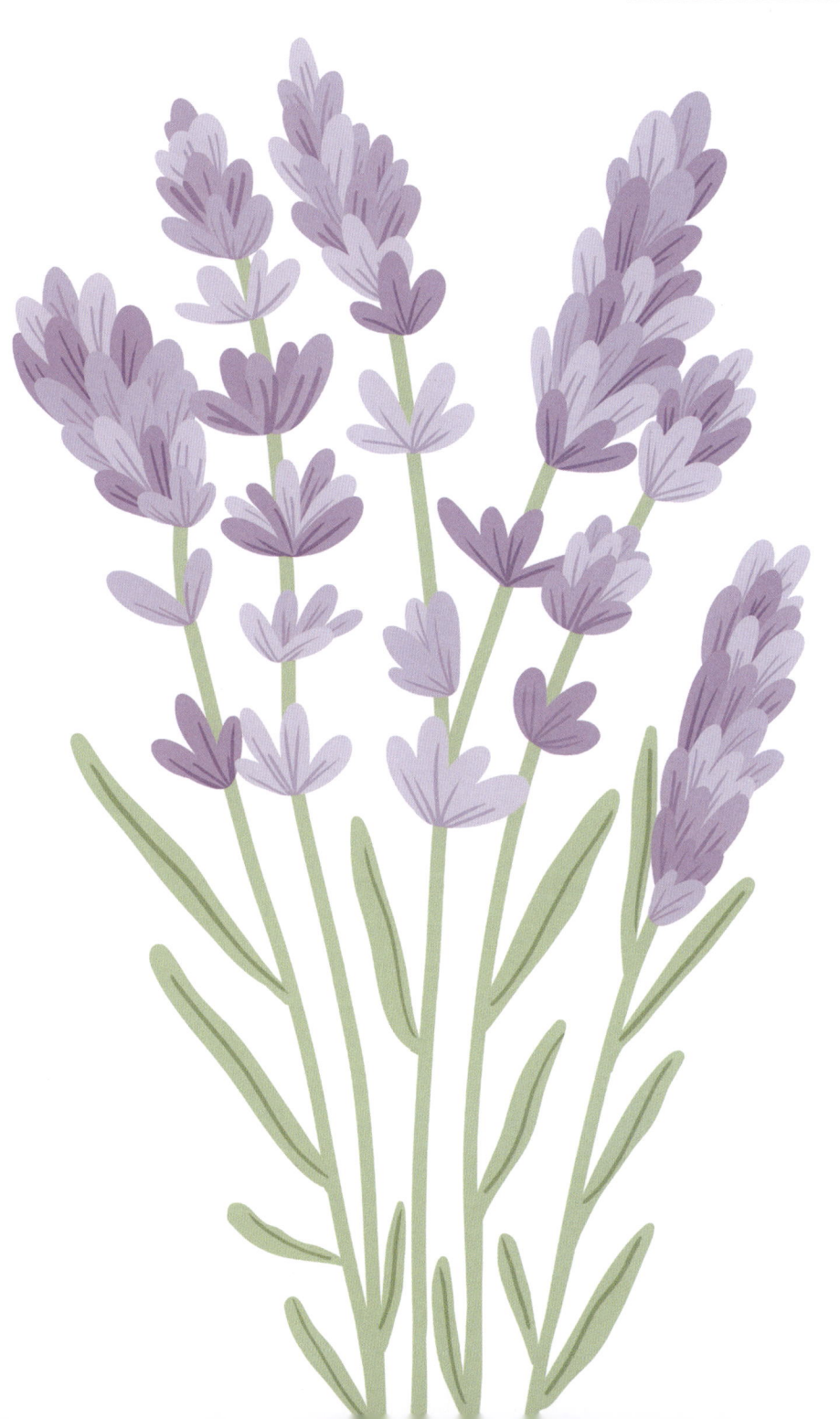

Einfache, ungefüllte Blüten sind für Bestäuber günstiger als gefüllte.

Schlusswort

K önnen Pflanzen also Ihr Leben retten? Das müssen Sie selbst herausfinden. Ich denke, sie können es, wenn auch nicht so unmittelbar wie ein Sanitäter oder Chirurg. Pflanzen können sicherlich das Leben verlängern und, was vielleicht genauso wichtig ist, seine Qualität verbessern. Für eine stattliche Anzahl von Menschen sind sie ein wesentlicher Bestandteil des Lebens und machen das Leben wirklich lebenswert.

Eine der überzeugendsten Theorien beruht auf der Vorstellung, dass der Umgang mit Pflanzen und die Freude an ihnen manchen Menschen Ablenkung bietet und ihnen so ermöglicht, einen Weg zur Genesung zu finden. »Grüne« Therapiemaßnahmen (Aktivitäten im Freien, einschließlich gemeinschaftlicher Gartenarbeit und der Pflege von Lebensräumen für Wildtiere) ermöglichen es den Teilnehmern, eine konfrontationsfreie Umgebung zu erleben, sich von alltäglichen Dingen und Aktivitäten faszinieren zu lassen, sich körperlich zu betätigen (was an sich schon ein Segen für die psychische Gesundheit ist) und dabei ihre eigenen Probleme zu relativieren. Solche Aktivitäten können auch das Selbstvertrauen und das Selbstwertgefühl stärken, vor allem, wenn die Aktivität ein soziales Element hat und konstruktives Feedback, Wertschätzung und Freundschaft dazugehören. Sicherlich bieten Pflanzen (und die Natur generell) für manche Menschen einen Weg zur Genesung, das hängt aber auch davon ab, welche Art von psychischen Problemen oder Traumata die Menschen im Einzelfall erlebt haben. Die Fähigkeit zur Genesung kann auch mit dem Konzept der Kompatibilität zusammenhängen, d.h., ob die Aktivität zu den Werten und Interessen der Person passt.

Für Menschen, die aktiv, also durch Handeln lernen, kann das Gärtnern auch ein Weg zu breiteren Bildungsinteressen und letztlich zu besseren schulischen Leistungen sein. Kinder, die das herkömmliche Klassenzimmer als langweilig oder stressig empfinden, erbringen unter Umständen hervorragende Leistungen, wenn ihr Unterricht in einer natürlichen Umgebung stattfindet. Waldschulen haben bewiesen, dass sich so vor allem die Aufmerksamkeitsspanne von leicht ablenkbaren Schülern verlängern lässt.

Ich bin außerdem der Überzeugung, dass Pflanzen und Natur Schutz bieten. Wenn wir uns den menschlichen Körper als Stadt aus verschiedenen Organismen mit einer genetischen Infrastruktur vorstellen, wird klar, dass die äußere Umgebung großen Einfluss haben muss. Es werden gerade Theorien bestätigt, die bis vor Kurzem noch als Spinnerei galten – etwa, dass Waldboden das Darm-Mikrobiom stärkt. Das offensichtlichste Beispiel für einen Zusammenhang Mensch–Natur ist unsere Ernährung. Wenn wir ständig »praktische« Fertigprodukte konsumieren, statt Lebensmittel zu essen, für die unser Körper »geschaffen« ist (Beeren, Früchte, Wurzeln und kleine Fleischportionen), ist es nicht verwunderlich, dass wir gesundheitliche Probleme bekommen. Als Folge einer unausgewogenen und unangemessenen Ernährung gerät unser Darm-Mikrobiom aus dem Gleichgewicht, was wiederum das Immunsystem schwächt, Entzündungskrankheiten begünstigt und die psychische Gesundheit gefährdet.

Die Zusammenhänge zwischen Phytonziden oder nützlichen Mikroorganismen und unserer Gesundheit müssen noch weiter untersucht werden. Es gibt einige überzeugende Ansätze, aber wir wissen noch zu wenig darüber, wie diese Stoffe oder Mikroorganismen tatsächlich unsere Gesundheit beeinflussen. Das ist nicht einfach, wenn man bedenkt, wie viele verschiedene Mikroben es gibt und wie sie untereinander und mit der Umwelt interagieren. Um die symbiotischen Beziehungen zwischen Menschen und Mikroorganismen zu verstehen, benötigen wir eine Vielzahl von Informationen. In meinem Berufszweig, dem ökologischen Gartenbau, müssen wir beispielsweise genauer erforschen, welche Arten und Qualitäten von Grünflächen für den Menschen besonders förderlich sein könnten und warum. (Dies ist ein aktueller Schwerpunkt meiner Forschungsgruppe.)

Wir sollten allerdings bedenken, dass der Mensch trotz seines Selbstbewusstseins, seiner Leistungen, seiner Kultur und seiner Vorstellung von seinem »rechtmäßigen« Platz im Universum immer noch ein nackter Affe ist. Von der Informationstechnologie sind wir seit rund 40 Jahren mehr oder weniger abhängig, von industriellen Produktionsmethoden seit etwa 300 Jahren. Zum Vergleich: Wir betreiben seit 12 000 Jahren Landwirtschaft und sind seit 2,6 Millionen Jahren Jäger und Sammler.[20] Unsere Gehirne mögen sich weiterentwickelt haben, um sich an das moderne Leben anzupassen, aber unsere Physiologie kommt so schnell nicht nach, sie ist wahrscheinlich immer noch auf das Leben als Jäger und Sammler ausgerichtet. Daher sollte uns doch eigentlich der gesunde Menschenverstand sagen, dass wir von der Natur abhängig sind und dass die Interaktion mit ihr von Vorteil ist.

Dass Pflanzen und Gärten wohltuend wirken, ist nicht neu. Schon im Paläolithikum haben die Menschen Pflanzen vermutlich nicht nur als Nahrungsmittel, sondern auch als Heilmittel verwendet. Obwohl die moderne Pharmaindustrie einen langen Weg hinter sich hat, hat sie ihre Wurzeln in der Kräutermedizin und den Arzneigärten des 17. Jahrhunderts. Es entbehrt nicht einer gewissen Ironie, dass ausgerechnet während der Industriellen Revolution auch öffentliche Parks, botanische Gärten, Vorstadtgärten und bepflanzte Hinterhöfe entstanden. Schon damals wussten die Menschen, dass Grünflächen und die Liebe zu Pflanzen Erholung und Stärkung nach der harten Arbeit verhießen, von der der neue Wohlstand abhing.

Denken wir auch daran, dass Gärten in vielen Kulturen und Religionen eine zentrale Rolle spielen, da sie mit dem Paradies, mit Frieden, Ruhe und tieferen Gedanken assoziiert werden. Auch heute fühlen manche Menschen eine spirituelle Verbindung zu ihrem Garten oder einer Landschaft, die sie besonders lieben. Und wer hat nicht schon einmal Blumen verschenkt, um Liebe, Dankbarkeit, Freude oder Mitgefühl auszudrücken?

Alles in allem tun uns Pflanzen also gut, und vielleicht konnte ich mit diesem Buch gute Argumente dafür liefern, dass sie unter bestimmten

Umständen unser Leben bewahren können. Leben, wie wir es kennen, gäbe es ohne Pflanzen nicht. Die Pflanzen in unseren Wohnungen und Gärten stehen aber auch stellvertretend für die globale Artenvielfalt und die komplexen Ökosysteme, die Leben erst möglich machen. Wir müssen sie mehr schätzen und besser schützen, wenn wir selbst überleben wollen. Mit der Zerstörung von Regenwäldern, der Intensivierung der Landwirtschaft, dem Verschwinden von Wildnis und dem Klimawandel gefährden wir unser aller Lebensgrundlage. Pflanzen können *unser* Leben nur dann gewährleisten, wenn wir im Gegenzug ihr Überleben sichern. Unsere Beziehung zu den Pflanzen muss auf Gegenseitigkeit beruhen, Ausbeutung ist keine Option. Nutzen Sie also die Gartenarbeit als eine Möglichkeit, Pflanzen und andere Lebensformen besser kennen- und schätzen zu lernen. Sie werden davon profitieren.

Gärtnern Sie nachhaltig und überlegen Sie genau, welche Ressourcen Sie nutzen und woher diese stammen. Verwenden Sie Produkte mit einem großen CO_2-Fußabdruck? Falls ja, gibt es nachhaltigere Alternativen? Setzen Sie auf grüne Energie oder auf manuelle Werkzeuge (was ohnehin gesünder ist). Der Garten sollte ein Ort des Lebens sein, wo die chemische Keule keinen Platz hat. Eine sterile Toilette ist eine Sache, eine sterile Terrasse eine ganz andere. Wenn Sie ein Schädlingsproblem haben, laden Sie natürliche Fressfeinde in den Garten ein, statt Pestizide zu verwenden (insbesondere nicht selektive, die sowohl Freund als auch Feind schädigen können).

Der Nutzen des Gärtnerns hängt von der Einstellung ab. Wer mit der Natur im Einklang lebt (mit Höhen und Tiefen, das gehört dazu), wird insgesamt zufriedener sein. Das ist letztlich der Sinn der Gartenarbeit: Freude und Zufriedenheit, trotz oder gerade wegen aller Unwägbarkeiten.

Fußnoten

Alle Fußnoten beziehen sich auf Werke, die in der Bibliografie aufgeführt sind.

1. Redondo-Bermúdez et al., 2021.
2. Hirose et al., 2015.
3. Fan et al., 2010.
4. Chalmin-Pui et al., 'Why Garden?'.
5. Cameron et al., 2015.
6. Cameron et al., 2020.
7. Ifeanyi Obeagu, 2018.
8. Chalmin-Pui et al., 'It Made Me Feel Brighter in Myself'.
9. Ulrich, 1984.
10. Cameron und Hitchmough, 2016.
11. Cameron et al., 2014.
12. Cameron et al., 2017.
13. Kaplan, 1995.
14. Robinson et al., 2020.
15. Roslund et al., 2020.
16. Balling und Falk, 1982.
17. Hoehl et al., 2017.
18. Li, 2010.
19. Abbasi et al., 2020.
20. Pretty, 2012.

Bibliografie

Behzad Abbasi et al., 'Subjective Proximity to Green Spaces and Blood Pressure in Children and Adolescents: The CASPIAN-V Study', *Journal of Environmental and Public Health* (Dezember 2020)

John D. Balling und John H. Falk, 'Development of Visual Preference for Natural Environments', *Environment and Behavior*, 14/1 (1982), S. 5–28

Ross Cameron und James Hitchmough, *Environmental Horticulture: Science and Management of Green Landscapes* (Wallingford, 2016)

Ross Cameron, Jane E. Taylor und Martin R. Emmett, 'What's "Cool" in the World of Green Façades?', *Building and Environment*, 73 (März 2014), S. 198–207

Ross Cameron, Jane E. Taylor und Martin R. Emmett, 'A Hedera Green Façade: Energy Performance and Saving under Different Maritime-Temperate, Winter Weather Conditions', *Building and Environment*, 92 (Oktober 2015), S. 111–121

Ross Cameron, Jane E. Taylor und Emad Salidh, 'To Green or Not to Green! That Is the Question', *Acta Horticulturae*, 1189 (2017), S. 209–215

Ross Cameron et al., 'Where the Wild Things Are!', *Urban Ecosystems*, 23 (2020), S. 301–317

Lauriane Chalmin-Pui et al., "'It Made Me Feel Brighter in Myself'", *Landscape and Urban Planning*, 205 (Januar 2021), S. 103,958

Lauriane Chalmin-Pui et al., 'Why Garden?', *Cities*, 112 (2021), S. 103–118

Yang Fan et al., 'The Investigation of Noise Attenuation by Plants and the Corresponding Noise-reducing Spectrum', *Journal of Environmental Health*, 72/8 (April 2010), S. 8–15

Joe Harkness, *Bird Therapy* (London, 2019)

Asuka Hirose et al., 'Tomato Juice Intake Increases Resting Energy Expenditure and Improves Hypertriglyceridemia in Middle-aged Women: An Open-label, Single-arm Study', *Nutrition Journal*, 14/34 (April 2015)

Stefanie Hoehl et al., 'Itsy Bitsy Spider … : Infants React with Increased Arousal to Spiders and Snakes', *Frontiers in Psychology*, 8 (2017), S. 1710

Stephen Kaplan, 'The Restorative Benefits of Nature', *Journal of Environmental Psychology*, 15/3 (September 1995), S. 169–182

Qing Li, 'Effect of Forest Bathing Trips on Human Immune Function', *Environmental Health and Preventive Medicine*, 15/1 (Januar 2010), S. 9–17

Emmanuel Ifeanyi Obeagu, 'A Review on Free Radicals and Antioxidants', *International Journal of Current Research in Medical Sciences*, 4 (Februar 2018), S. 123–133

Jules Pretty, *The Earth Only Endures: On Reconnecting with Nature and our Place in It* (Abingdon, 2012)

María del Carmen Redondo-Bermúdez et al., '"Green Barriers" for Air Pollutant Capture', *Environmental Pollution*, 288 (2021), S. 117,809

Jake M. Robinson et al., 'Vertical Stratification in Urban Green Space Aerobiomes', *Environmental Health Perspectives*, 128/11 (November 2020), S. 117,008

Marja I. Roslund et al., 'Biodiversity Intervention Enhances Immune Regulation and Health-associated Commensal Microbiota among Daycare Children', *Science Advances*, 6/42 (Oktober 2020), eaba2578

Roger S. Ulrich, 'View through a Window May Influence Recovery from Surgery', *Science*, 224/4647 (April 1984), S. 420–1

Edward O. Wilson, *Biophilia* (Cambridge, MA, 1984)

Register

A

Ablenkung 39, 66, 67, 148, 196
Ahorn *(Acer)* 44, 72, 148, 163, 176
Allergien 79, 120, 136–137
alpine Pflanzen 86–87, 113–115, 132, 180–183, 185
Ampfer *(Rumex)* 52, 144
Amphibien 51, 96, 97
Anspannung reduzieren 7, 8, 43, 160, 162
Anthocyane 56, 57, 79, 138, 140, 141
Antioxidantien 32, 77, 79, 138, 141, 155
Apfel *(Malus)* 30, 106, 126, 149, 171
Arbeit, Erholung von/bei 12, 39, 85, 92, 97, 122–123, 198
Artenvielfalt 39, 46–53, 121, 143–144, 199
ätherische Öle 9, 32–33, 69, 70, 71, 165, 167, 169, 172–173
Aufmerksamkeit 9, 15, 17, 19, 21, 22, 23, 29, 31, 35, 37, 39, 47, 49, 51, 61, 73, 75, 82, 83, 84, 89, 91, 93, 113, 115, 122–123, 125, 127, 143, 145, 159, 161, 163, 169, 181, 183, 189, 191, 193, 195
Ausdehnung 9, 23, 39, 47, 49, 51, 73, 75, 123, 143, 145, 159, 160, 161, 181, 183, 189, 191
Augen, Gesundheit der 26, 41, 56, 59
Azaleen *(Rhododendron)* 63, 175, 177

B

Ballaststoffe 41, 76, 77, 79, 138, 155
Bambus 45, 121, 174, 178, 184
Bäume (und Sträucher)
  - als Schattenspender 54–55
  - Beeren tragende 106, 126
  - in der Landschaft 147–149
  - Obstbäume 28–30, 139–141;
  - Wolkenschnitt 176–177
  - *siehe auch* Apfel *(Malus)*, Kirsche *(Prunus)*
Beeren 16, 44, 77, 106–109, 126–127, 138–139, 144, 197

Bestäuber 29–30, 36, 51, 64, 89–91, 116, 144, 169, 192–195
Bewegung (bei der Gartenarbeit) 9, 10, 53, 98–99, 100–101, 103, 110, 127, 141, 159
Bienen 22, 36, 117, 188, 192–194
Biophilie *siehe* Liebe zum Lebendigen
Biophobie 149, 156
blaue Pflanzen 73–74, 130
Blaukissen *(Aubrieta)* 115, 183
Blutdruck, Regulierung 77, 175
Blutzucker, Regulierung 77, 155
Bodengesundheit 52–53, 97
BREATHE, Projekt 121
Brennnessel *(Urtica dioica)* 50, 66, 80, 144
Butterblumen/Hahnenfuß *(Ranunculus)* 101, 143, 170

C

Carotin(oide) 56, 77, 155
Cholesterin 32, 77, 79
Christrose *(Helleborus niger)* 73, 188
Clematis 45, 48
Cortisol 7, 85

D

Dachwurz *(Sempervivum)* 83, 115
Dahlia 63, 83, 129, 130, 152
Darm, Gesundheit 7, 9, 52–53, 76, 79, 98, 197
Demenz 8, 77, 98, 99
Depressionen/Stimmungseintrübung 8, 32, 62, 169, 188
Diabetes 76, 77, 98
Duft 32, 33, 53, 69, 72, 88–91, 148, 172
Dünger 71, 78, 80, 101, 169

E

Eberesche *(Sorbus)* 106, 126, 152
Efeu *(Hedera)* 66, 72, 120–121, 127
Ehrenpreis *(Veronica)* 96, 102, 194
einjährige Pflanzen 36, 51, 55, 117, 129, 130, 171, 192
Elfensporn *(Diascia)* 113, 152
entzündliche Erkrankungen 76, 77, 79, 118
Erdbeere *(Fragaria × ananassa)* 28, 138, 171

Ernährung, gesunde 9, 33, 41, 57, 59, 76–81, 139, 141, 155
Eskapismus 180
essbare Blüten/Blätter 104
Evolution des Menschen 89, 147, 156–157

F

Farbe, Wirkung 19, 72–74, 129–130, 132, 164–166
Farne 22–23, 27, 164
Faszination 9, 15, 17, 29, 31, 35, 37, 61, 93, 113, 115, 123, 125, 127, 153, 193, 195
Fetthenne *(Sedum spectabile)* 50, 66, 115
Fichten 148, 166, 183, 185, 189
Flavonoide 32, 138, 140, 155
Flüsse 19, 21
freie Radikale 32, 76, 79, 138, 140, 141
Früchte 28–31, 40, 138–141
Frühjahr 188–189
Füchse 47, 48, 163
Fuchsie *(Fuchsia)* 17, 55, 72, 113
Funkie *(Hosta)* 21, 73, 166

G

Gartengestaltung
 - minimalistisch 150, 174, 179
 - Symmetrie 82–83, 190
 - zwanglos 82, 175, 176
Gedächtnis 68, 88–90
Gehirnaktivität verbessern 32, 82, 92, 158, 162, 176
Geißblatt/Heckenkirsche *(Lonicera)* 44, 55, 88, 91, 148
Genesung 75, 85
Geranie *siehe* Pelargonie
Geräusche, natürliche 19–20, 45, 85, 123, 162–163, 187, 190
giftige Pflanzen 40, 93
Gladiole *(Gladiolus)* 161
Glück 9, 62, 85
 - *siehe auch* positiver Affekt
Gräser 36–37, 96, 167
 - Bewegung 184–187
 - Lebensräume schaffen 50, 66, 101, 135, 143

 - Wiese 36–37, 50, 66, 101, 102
 - Ziergräser 49, 148, 187
Grasnelke *(Armeria maritima)* 112
grüne Pflanzen 72–73, 164
grüne Wände 113–115
Grünflächen
 - körperliche/physische Gesundheit 75, 85, 106, 109, 172–173, 197
 - psychische Gesundheit 7, 9, 85, 118, 172, 175, 176, 198
Grünlilie *(Chlorophytum comosum)* 27, 93

H

hacken/umgraben 52–53, 103
Hartriegel *(Cornus)* 16, 44, 48, 83, 149, 164
Hecken 44, 118
Herbst 44, 54, 106–109, 117
Herz, Gesundheit 24, 41, 42, 56, 76, 77, 79, 110, 138
Herz-Kreislauf-Erkrankungen 24, 41, 79
Himbeere *(Rubus)* 63, 138, 139
Hochwasserschutz 94–97
Holunder *(Sambucus)* 48, 127
Hormonhaushalt, Regulierung 7, 136
Hülsenfrüchte 77, 171

I

Immunsystem 31, 76, 77, 79, 105, 136–137, 197
Insekten 34–37, 48, 49, 50–51, 101, 127, 192–194
 - *siehe auch* Bestäuber, Käfer

J

japanische Gärten 174–179
Jasmin *(Jasminum officinale)* 55, 90

K

Käfer 96
Kakteen 152, 183
Kanäle 190–191
Kapuzinerkresse *(Tropaeolum)* 55, 104–105, 192
Kartoffel *(Solanum tuberosum)* 154–155
Keimung 14–15, 28–29, 30

Keukenhof, Niederlande 134, 135

Kiefer *(Pinus)* 120, 148–149, 166, 175–176

Kiesgarten 174, 176

Kirsche/Zierkirsche *(Prunus)* 54, 63, 126, 138, 139, 141, 171, 177–178

Kirschlorbeer *(Prunus laurocerasus)* 44

Kleingärten 97, 196

klettern, auf Bäume 158–159

Kletterpflanzen 44–45, 48, 55, 72

Klimawandel 55, 94, 102, 109, 110, 199

Kohl 77–81, 96

Koniferen 22, 48, 83, 148, 166, 167, 183

Kornblume *(Centaurea cyanus)* 36, 50, 192

Krankheiten, Vorbeugung 32, 41, 76–77, 79

Kräuter 32–33, 85, 192

Krebs, Vorbeugung 32, 41, 56, 76, 77, 79, 138, 141, 172

Kreuzblütler *(Brassica) siehe* Kohl

Krokus *(Crocus)* 87, 102, 160, 183, 188

Kübel, gärtnern im 23, 27, 58, 69, 78, 154–155, 181, 182–183, 194

Kuckuck 162

L

Landschaft, Beziehung des Menschen zu 147, 156–157, 173

Lavendel *(Lavandula)* 33, 45, 85, 88, 90, 121, 148, 194

Lebender Stein *(Lithops)* 61

Lebensräume schaffen 34–37, 47–51, 53, 66, 101, 127, 135, 192–194

Libellen 35, 36, 87

Liebe zum Lebendigen (Biophilie) 9, 34–35, 143–144, 147–148, 149, 156–157, 162

Lilie *(Lilium)* 160–161

Lobelia 74, 96, 113

Löwenmäulchen *(Antirrhinum majus)* 74, 194

Luftfeuchtigkeit 17, 19, 26, 27, 38

Luftqualität 7, 8, 24–27, 118–121

Lunge 24, 121

   - *siehe auch* Luftqualität

M

mähen, Gras 100, 101–103, 135, 143

mediterranes Klima 68

mentale Erschöpfung 22, 67, 122–123

Mikrobengemeinschaften

   - Boden 52–53, 169

   - menschlicher Darm/Mikrobiom 7, 9, 52–53, 136–137, 155, 172–173, 197

Mineralien 76, 77, 79, 155

Miniaturlandschaft 179–183

Mohn *(Papaver)* 16, 21, 36, 51, 144

Möhren 56–59

Moos 21, 176

N

Nachtfalter 91

Nadelgehölze 22, 48, 83, 148, 167, 183

Nahrung (für Menschen) 41, 76–77, 155

Narzissen *(Narcissus)* 73, 87,132, 189

Natur-Defizit-Störung 109

Nelke *(Dianthus)* 115, 152, 153

O

orangefarbene Blüten 129–130

Orchideen 38–39, 102, 152, 164

Osteoporose 79, 99

P

Palmen 92

Palmfarne 22, 23

Panaschierung 64, 93, 126, 166–167

Pelargonium 68–71, 161

Pestizide, Einsatz verringern 35, 47, 51, 199

Pfingstrose 179, 189

Pflanzen anbauen 41, 56–57, 58, 76–81, 154–155

   mit/für Kinder 56, 58, 104–105, 109

Pflaume *(Prunus)* 126, 138, 149

Phylogenese 170–171

Phytonzide 172–173

   - *siehe auch* ätherische Öle

Pollenallergie 120

positiver Affekt 7, 9, 62–63, 86, 87, 129–130, 162, 170

prähistorische Pflanzen 22–23

Prärie-Sonnenhut *(Ratibida pinnata)* 129

Primula 21, 83, 144, 152, 153, 188, 189

psychische Gesundheit, Verbesserung 9, 14, 62, 99, 106, 121, 169

R

Rasen 100–102, 134–135, 143, 147, 163, 170

Raupen 37, 50, 91

Regengarten 94–97

Resilienz, Stärkung 7, 62, 106, 129

Rhododendron 21, 47, 151, 161, 167, 177, 189

Ringelblume *(Calendula officinalis)* 130, 192

Rosen 16, 34, 44, 47, 48, 88–90, 117, 152

Rosengewächse *(Rosaceae)* 171

Rosenkohl 78, 81

Rosmarin *(Salvia rosmarinus)* 33, 171

Rot-Eiche *(Quercus rubra)* 54

Rote Johannisbeere *(Ribes rubrum)* 16, 138

Rückschnitt (Bäume/Sträucher) 54, 166

S

Salbei *(Salvia officinalis)* 33, 90, 183, 194

Samen, Anzucht aus 14–15, 28–30, 56–58,

sammeln, Pflanzen 39, 151–153, 171

Schädlinge 34, 36, 46, 51, 58, 199

Schlaf 42, 43, 106

Schlaganfall, Vorbeugung 76, 77

Schlüsselblume *(Primula vulgaris* und *P. veris)* 83, 144, 188

Schmerzen, Umgang mit 75, 85

Schmetterlinge (Tagfalter) 35, 36, 50, 64–67, 192

Schmetterlingsflieder *(Buddleia davidii)* 50, 64, 66, 120

Schneeball *(Viburnum)* 44, 72, 109, 118–120, 126

Schneeglöckchen *(Galanthus)* 102, 188

Schwertlilien *(Iris)* 86–87, 178, 183

Sedum 50, 66, 83, 115

Seidelbast *(Daphne)* 90, 147

Selbstaussaat 21, 36, 117, 104, 144

Sichtschutz, Pflanzen als 118–121

Sick-Building-Syndrom 26–27

silbernes Laub 167, 183

sitzende Tätigkeiten 98–99, 109, 159

Sitzgelegenheiten 45, 54, 147–148, 179, 184

Sonnenblume *(Helianthus annuus)* 120, 129, 130, 192

Sonnenbraut *(Helenium)* 129

Sonnenhut *(Rudbeckia)* 129

Spiritualismus 190, 191, 198

Sprechen mit Pflanzen 168–169

Stadtentwässerung, nachhaltige 94–97

Stecklinge, Anzucht aus 14, 15–17, 194

Steinbrech *(Saxifraga)* 114–115, 183

Steingarten 49

Stickstoff (Pflanzennährstoff) 78, 80

Stiefmütterchen/Hornveilchen *(Viola)* 74, 116–117, 143, 144, 152, 189

Stimmungsaufhellung 32, 62, 85, 88–90, 94, 148, 169

Storchschnabel *(Geranium)* 68, 144

Stress
– abbauen 7, 9, 22, 39, 48, 67, 84–85, 123, 160, 162, 179
– Anzeichen für 7, 43, 85, 118

Südafrika, Pflanzen aus 61, 68–71, 144, 161

Sukkulenten 49, 60–61, 113, 183

Superfoods 78–79

T

Taglilie *(Hemerocallis)* 96, 129, 130

Tannen 44, 83, 166, 176, 185

Tausendschönchen/Gänseblümchen *(Bellis)* 102, 189

Teiche 19, 35–36, 48, 87, 157, 191

Telomere 118

Temperaturregulierung 9, 54–55, 110–111, 115

Textur (Blätter) 164

Tiere anlocken 34–37, 47–51, 97, 101, 127, 192–194
– *siehe auch* Artenvielfalt

Tiere, winzige 34–37, 50, 101
– *siehe auch* Insekten, Käfer

Tomate *(Lycopersicon esculentum)* 17, 40–41, 96

Tulpe *(Tulipa)* 87, 102, 132–135, 153, 183

U

Ulrich, Roger 75, 84
Umweltbelastung
 - Lärm 9, 42–45
 - Luftverschmutzung 24–25, 118, 120–121
Unkraut 36, 49, 52, 53, 103, 143–144

V

Veilchen *siehe* Stiefmütterchen
Verbena bonariensis 66, 121
veredeln 17, 30, 139
Vereine 85, 152, 153
Vitamine 30, 31, 41, 52, 59, 76, 77, 79, 106, 155
Vögel 34–35, 47, 48, 124–127, 162–163
 - beobachten 127
Vogelbeere *(Sorbus)* 126

W

Wald 9, 158, 172, 173, 176, 197
waldbaden 9, 172, 197
Wald-Scheinmohn *(Papaver cambricum)* 21
Waldschulen 176, 197
Wasser 19, 20, 21, 36, 87, 94–97, 123, 156–157
 - Artenvielfalt 35–36, 48
 - Gartengestaltung 19–20, 45, 190–191
 - *siehe auch* Teiche, Geräusche
Wasserspiele 19–20, 45
Wechseljahre 41
Weide *(Salix)* 17, 44, 63, 75, 163, 167, 180, 192
weiße Pflanzen 73, 74, 130
Wetter 88, 184–187
Wiesen 36–37, 48, 50, 66, 101, 102, 134–135, 143
Wilson, Edward O. 156
Wind 184–187
Winter 21, 73, 81, 90, 106–109, 117, 126, 148
Wirbellose, Lebensraum für 36, 53, 97, 101, 127, 144
Witwenblume *(Knautia)* 144, 194

Z

Zeder *(Cedrus)* 44, 149
Zellen, menschliche 9, 32, 56, 68, 76, 79, 118, 137, 138, 141
Zimmerpflanzen 26–27, 38–39, 47, 92–93, 102, 164, 169
 - *siehe auch* Sukkulenten
Zitronen(baum) 28–31, 45, 90
Zitronengras 85
Zwergmispel *(Cotoneaster)* 106, 126

Der Autor

Dr. Ross Cameron ist Leiter der Forschungsabteilung am Institut für Landschaftsarchitektur an der Universität Sheffield. Hauptsächlich beschäftigt er sich mit der Frage, wie Pflanzen der menschlichen Gesellschaft nützen können. Er hat über 80 wissenschaftliche Artikel veröffentlicht und Beiträge zu zahlreichen Büchern über Landschaftsplanung und städtische Grünflächen geschrieben. Er ist Mitautor von *Environmental Horticulture: Science and Management of Green Landscapes* (2016) und Berater des britischen Agricultural und Horticultural Development Board sowie der Royal Horticultural Society.

Dank

Ich danke Romy Palstra für die wunderbar lebendigen Illustrationen sowie Mark Fletcher, Kevin Hobbs und Kerry Enzor für die ursprüngliche Idee und die anschließende Beratung. Großer Dank gebührt den Organisationen, die ein Forum für die Diskussion über den Wert von Pflanzen und Gärten geschaffen und die Forschung in diesem Bereich gefördert haben, darunter die Horticultural Trades Association (Plant for Life), die Royal Horticultural Society, die Gartenbau-Therapiegruppe THRIVE sowie UK Research and Innovation (Valuing Nature Programme).

Das Buch basiert auf der engagierten Arbeit vieler Forscher, darunter einigen, die ich selbst betreut haben. Ihnen allen möchte ich danken: Jo Birch, Tijana Blanusa, Lauriane Chalmin-Pui, Simone Farris, Eun Hye Kim, Veronica Love, Meghann Mears, Madalena Vaz Monteiro, Maria del Carmen Redondo-Bermúdez, Jake Robinson, Emad Salidh, Jane Taylor, Xuezhu Zhai und Liwen Zhang. Und schließlich danke ich meiner Lebensgefährtin Gesa und meiner Tochter Sia für all die lebhaften Diskussionen, die wir über praktische Gartenarbeit führen.

Laurence King Verlag GmbH
Jablonskistraße 27, 10405 Berlin
www.laurencekingverlag.de

Erstmals erschienen bei Greenfinch in Großbritannien 2023

Greenfinch ist ein Imprint von
Quercus Editions Ltd
Carmelite House, 50 Victoria Embankment
London EC4Y 0DZ

Ein Unternehmen von Hachette UK

Text: Dr. Ross Cameron
Gestaltung: John Round Design
Umschlaggestaltung und Illustrationen: Romy Palstra

Für die deutsche Ausgabe
Übersetzung: Wiebke Krabbe, Damlos
Lektorat und Satz: Lesezeichen Verlagsdienste, Köln
Projektleitung: hauffe publishing, Dortmund

ISBN: 978-3-96244-334-4

1. Auflage 2023
Gedruckt in China

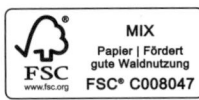

www.laurencekingverlag.de

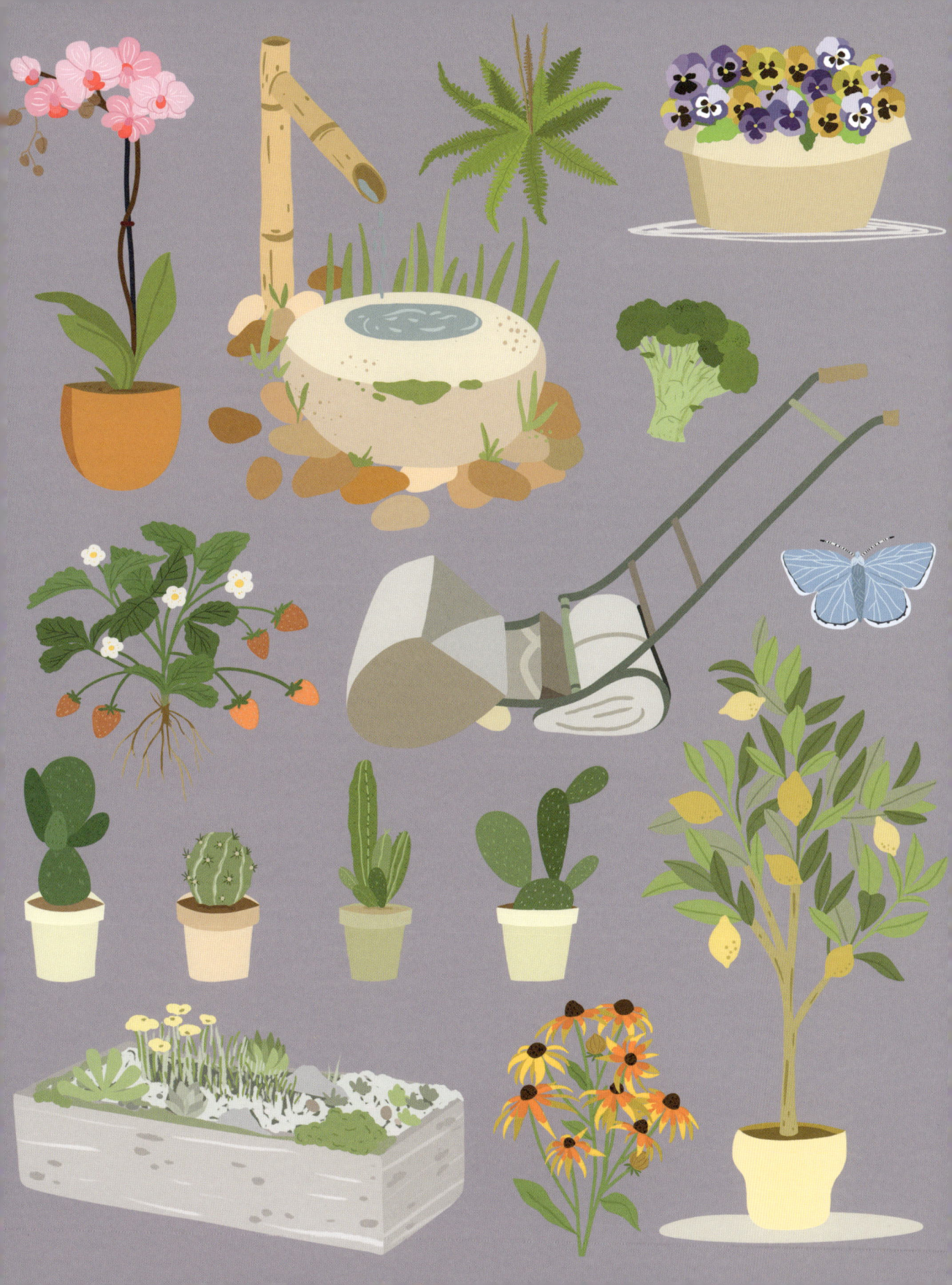

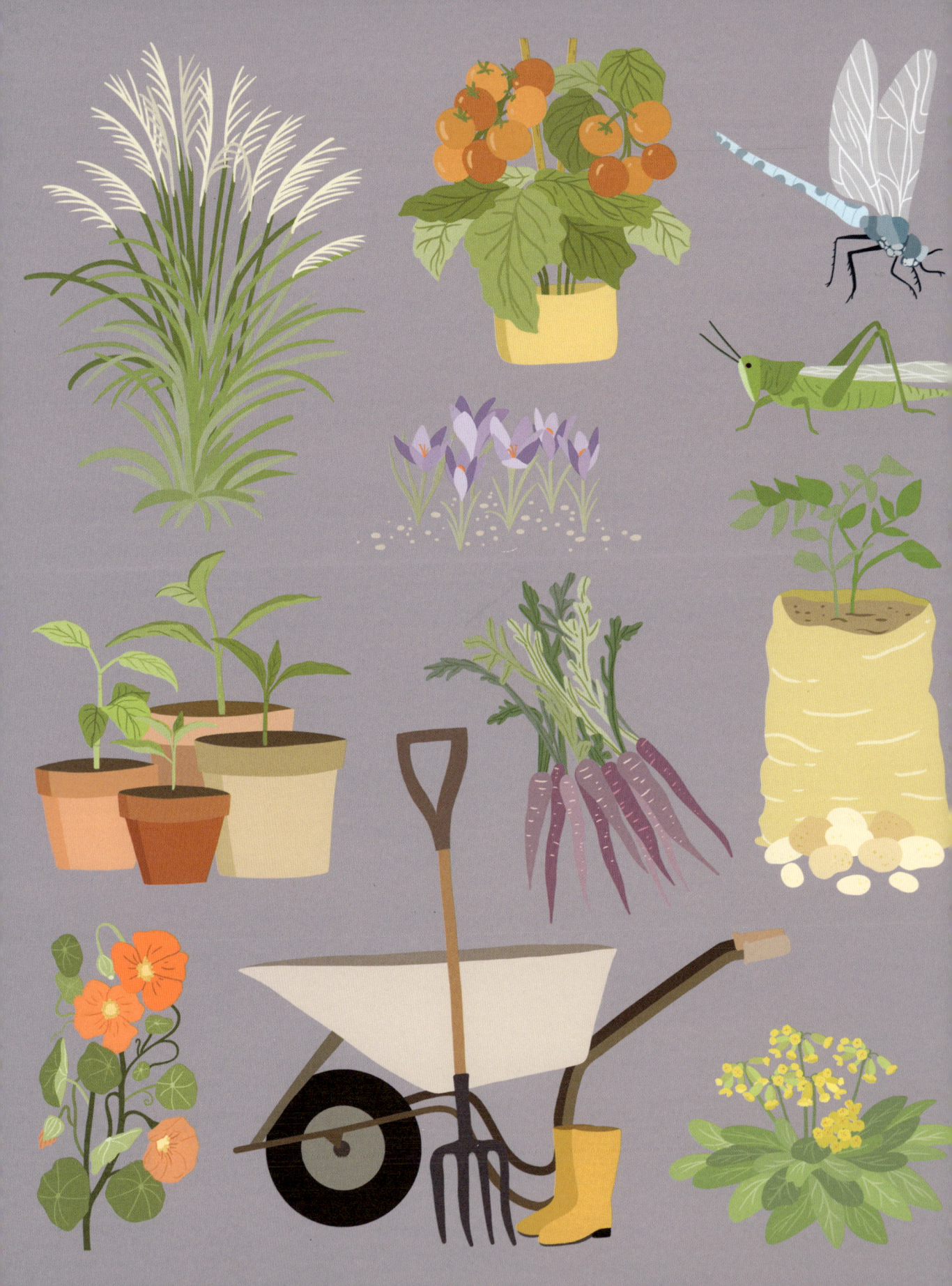